OPTIMIZA *tu* CEREBRO

OPTIMIZA *tu* CEREBRO

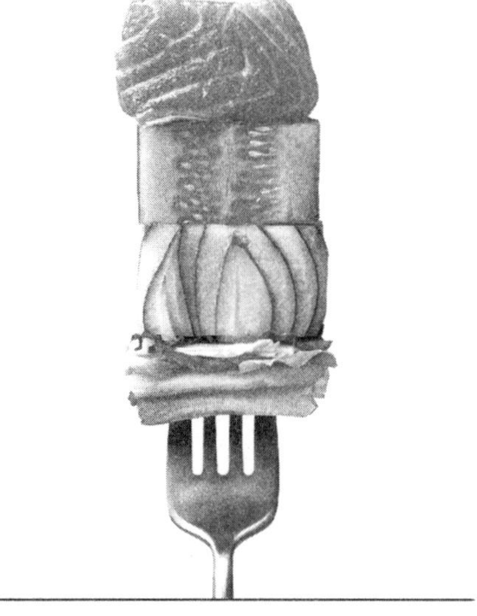

Ocho pasos para mejorar
TU ESTADO DE ÁNIMO, MEMORIA Y DESCANSO

Patrick Holford

Traducción de Mariano Ezequiel Rodríguez

Urano

Argentina – Chile – Colombia – España
Estados Unidos – México – Perú – Uruguay

Título original: *Upgrade your Brain*
Editor original: Thorsons, an imprint of HaperCollins*Publishers*
Traducción: Mariano Ezequiel Rodríguez

1.ª edición: septiembre 2025

ISBN: 978-84-18714-92-4
E-ISBN: 978-84-10495-85-2
Depósito legal: M-12.782-2025

Fotocomposición: Urano World Spain, S.A.U.

Impreso por: Liberdúplex, S.L. – Ctra. BV 2249 Km 7,4
Polígono Industrial Torrentfondo – 08791 Sant Llorenç d'Hortons (Barcelona)

Impreso en España – *Printed in Spain*

*Este libro está dedicado al Dr. Linus Pauling,
dos veces premio nobel, y al Dr. Abram Hoffer, quien, en 1968,
definió la «psiquiatría ortomolecular», enfoque que este libro
recoge; al profesor Michael Crawford, que puso en el mapa los
alimentos marinos y el omega-3 como elementos esenciales del
cerebro; y a los profesores David Smith y Helga Refsum, cuya
exhaustiva investigación sobre las vitaminas del complejo B y
la homocisteína, probablemente el factor más crítico en la
prevención de la demencia, es digna de un Premio Nobel.
Su extraordinaria y, trágicamente, ignorada investigación
ha sentado las bases de la medicina del mañana,
cuya prioridad debe ser siempre la nutrición.
Solo así podremos evitar el tsunami cerebral
que tanto inocuo sufrimiento está provocando.*

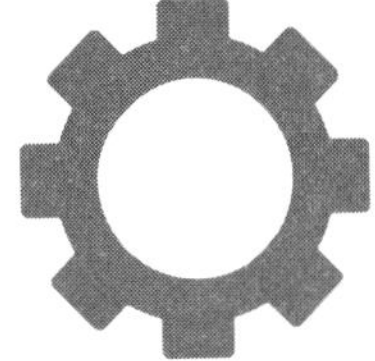

Sobre el autor

Patrick Holford

Patrick Holford, licenciado en Ciencias, diplomado por el Instituto de Nutrición Óptima (Reino Unido), miembro de la Asociación Británica de Nutrición y Medicina del Estilo de Vida (FBANT) y profesional inscrito en el Registro de Profesionales de Terapias Nutricionales y Complementarias (Reino Unido), es una de las voces más destacadas en materia de nutrición y salud mental. Asimismo participó en la creación de la fundación Food for the Brain, el programa VitaminC4Covid y el ya mencionado Instituto de Nutrición Óptima, una organización benéfica que ofrece formación acreditada en terapia nutricional.

Con una formación inicial en Psicología en la Universidad de York, Holford participó en un innovador proyecto de investigación que demostró que los complejos multivitamínicos pueden aumentar el coeficiente intelectual de los niños, investigación que dio pie a un documental del programa *Horizon* en la década de los ochenta. Holford se convirtió en uno de los principales impulsores de la importancia del zinc, las grasas esenciales, las dietas de baja carga glucémica y las vitaminas del grupo B, cuya acción reduce la homocisteína, así como de su relevancia para la salud mental y la prevención del alzhéimer, en estrecha colaboración con David Smith, catedrático emérito de Farmacología de la Universidad de Oxford. Además de dirigir la fundación Food for the Brain, es el director de su campaña «El alzhéimer se puede prevenir» y presidente de su Consejo Científico Asesor.

Ha publicado artículos y 47 libros, traducidos a más de 30 idiomas, incluidos el *best seller The Optimum Nutrition Bible, The Low-GL Diet Bible* y *The Low-GL Diet Cookbook, Optimum Nutrition for the Mind, Food Is Better Medicine than Drugs, The Ten Secrets of Healthy Ageing* y *The Hybrid Diet* (en coautoría con el galardonado periodista médico Jerome Burne), así como *The Alzheimer's Prevention Plan, The Feel Good Factor, How to Quit without Feeling S**t* y *The Stress Cure* (en coautoría con Susannah Lawson). Con más de 40 años de investigación y experiencia en el campo de la nutrición y la salud mental, Patrick es profesor visitante jubilado en la Universidad de Teeside y forma parte del Salón de la Fama de la Medicina Ortomolecular y del Consejo Editorial del Orthomolecular News Service.

Índice

PARTE 1:
Tormenta cerebral

PARTE 2:
Los ocho aspectos esenciales

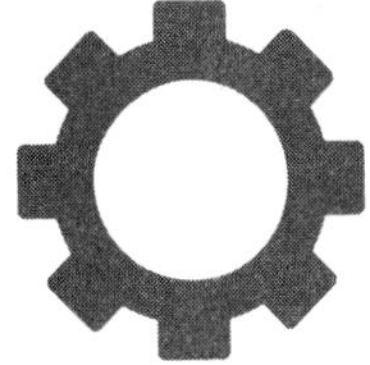

Agradecimientos

En este libro conoceréis a numerosos expertos de renombre mundial, la mayoría miembros voluntarios del Consejo Científico Asesor de nuestra organización benéfica, a los que estoy inmensamente agradecido por su inteligencia, investigación, compromiso y generosidad al dedicarme su tiempo. Entre ellos se encuentran el profesor David Smith, el profesor Michael Crawford, el profesor Jin-Tai Yu, la profesora Julia Rucklidge, el profesor Robert Lustig, el profesor Stephen Cunnane, el profesor Jeremy Spencer, el profesor adjunto Tommy Wood, el profesor adjunto David Vazour, el Dr. Simon Dyall, el Dr. William Grant y la Dra. Gill Hart, de quienes tanto he aprendido.

También quiero expresar mi más profundo agradecimiento a los cientos de científicos cuyas investigaciones he citado y de las que he aprendido, y que, en gran medida, pasan desapercibidas para el gran público; a menudo, no ven los frutos de sus investigaciones aplicados a las políticas y estrategias sanitarias. Espero que se sientan satisfechos al ver que sus investigaciones son, hoy, de dominio público. Entre ellos destaco a la profesora Helga Refsum, el profesor John Read, el profesor Alessio Fasano, y los doctores Chris Palmer, David Perlmutter, Alex Richardson y Paul Shattock.

Susannah Lawson, mi compañera en la escritura de *The Stress Cure* ('La cura del estrés'), os agradezco a ti y al equipo del Instituto de HeartMath vuestra ayuda y apoyo. También a Jerome Burne:

nuestras discusiones y tus consejos editoriales son siempre esclarecedores. Mis antiguos maestros, el Dr. Linus Pauling, el Dr. Abram Hoffer y el Dr. Carl Pfeiffer, son, por supuesto, los gigantes sobre cuyos hombros me apoyo.

Entre bambalinas, el equipo de Food for the Brain —Kim, Steffan, Kezia, Cath y Joyce— nos ayudó a llegar a miles de personas a través de la prueba de función cognitiva y COGNITION. También quiero agradecer a Ros y al equipo de patrickholford.com, que a diario nos ayudan, también, a llegar al mayor número posible de personas.

Por encima de todo, mi más sincera gratitud para mi maravillosa esposa, Gaby, que siempre me ha apoyado al cien por cien durante las largas jornadas y madrugadas que requiere escribir un libro, así como durante los largos días en la carretera durante las giras para impartir conferencias.

Por último, gracias a vosotros por vuestro interés y espero que hagáis llegar este libro a muchas otras personas para ayudarlas a descubrir cómo nuestra salud, tanto mental como física, depende de nosotros.

Os deseo mucha salud y felicidad,
Patrick Holford

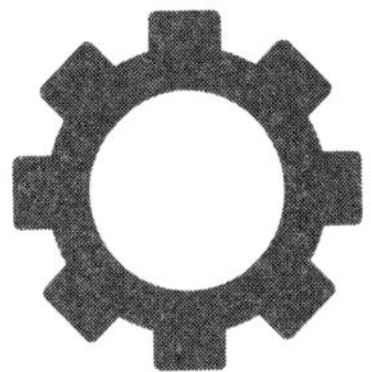

Guía de abreviaturas y medidas

1 gramo (g) = 1.000 miligramos (mg) = 1.000.000 microgramos (mcg o μg). La mayoría de las vitaminas se miden en miligramos o microgramos. Las vitaminas A, D y E también se miden en unidades internacionales (ui), una medida diseñada para estandarizar las diferentes formas de estas vitaminas de distinta potencia.

1 mcg de retinol (mcg RE) = 3,3 iu de vitamina A
    (RE = equivalentes de retinol)
1 mcg RE de betacaroteno = 6 mcg
100 ui de vitamina D = 2,5 mcg
100 ui de vitamina E = 67 mg
1 libra (lb) = 16 onzas (oz)
2,2 lb = 1 kilogramo (kg)

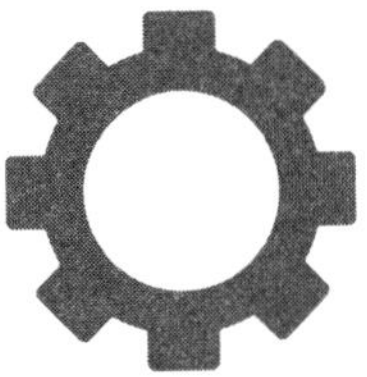

Referencias y fuentes de información adicionales

En la redacción de este libro se han consultado numerosas referencias de la literatura científica más prestigiosa. Las referencias se indican con un número en el lugar correspondiente del texto. Para ahorrar papel (hay más de 400 fuentes citadas), he dejado los detalles correspondientes a esos estudios y los enlaces correspondientes en el sitio web www.patrickholford.com/upgrade-your-brain, para que el lector pueda profundizar si así lo desea.

Aclaración importante

Este libro no pretende sustituir el diagnóstico ni el tratamiento médico. Toda persona que padezca una enfermedad que requiera atención primaria debe consultar a un médico o terapeuta cualificado. Las recomendaciones que se incluyen en este libro tienen una finalidad exclusivamente educativa e informativa y no deben tomarse como consejo médico. Ni el autor ni la editorial asumen responsabilidad alguna por los lectores que opten por automedicarse. Por favor, no cambiéis de medicación sin consultar a vuestro médico.

Introducción

¿Os sentís a menudo agotados o excesivamente negativos? ¿Pasáis los días cansados y con los nervios a flor de piel? ¿Las tardes con una copa en la mano? ¿Las noches sin dormir? ¿Os despertáis ansiosos y estresados y necesitáis un café para poneros en marcha? ¿Olvidáis lo que estabais haciendo, los nombres de las personas o, peor aún, dónde habéis puesto las cosas?

En 2010, realicé una encuesta[1] entre las más de 55.000 personas que habían realizado mi «chequeo médico completo» en línea en patrickholford.com. Estos fueron los resultados:

El 82% se impacienta rápidamente

El 81% sufre de falta de energía

El 76% tiene menos energía que antes

El 67% siente que tiene demasiadas cosas que hacer

El 66% se pone ansioso o tenso con facilidad

El 63% necesita dormir más de ocho horas

El 63% tiene SPM/STPM (solo mujeres)

El 55% se enfada con facilidad

El 48% sufre depresión

El 47% tiene dificultades para concentrarse o se confunde con facilidad

El 39% tiene mala memoria o dificultades de aprendizaje

El 39% se siente generalmente nervioso o hiperactivo

¿Os recuerda a alguien? Algo deprimente le está ocurriendo a la humanidad y, posiblemente, a vosotros. Lo que nos hace humanos, es decir, nuestro cerebro y nuestra inteligencia, está sufriendo un rápido declive. Aunque compartimos el 98,5 % de los genes con los chimpancés, aquello que nos diferencia radicalmente de ellos, cuyo cerebro no alcanza los 0,4 kg, es nuestra inteligencia, que se refleja directamente en el mayor tamaño de nuestro cerebro. Este gradual aumento del tamaño del cerebro, impulsado por una dieta favorable, y no por los genes, es el rasgo distintivo único del *Homo sapiens* desde hace 6 millones de años. Pero tanto el tamaño del cerebro como la propia inteligencia están disminuyendo: en el caso del cociente intelectual, se estima que a un ritmo del 7 % por generación. El tamaño medio de nuestro cerebro, que alcanzó un máximo de 1,6-1,7 kg hace 30.000 años, es ahora inferior a 1,35 kg de media. Esto significa que hemos perdido literalmente el 20 % de nuestro cerebro en los últimos 30.000 años, y todo indica que esta degeneración cerebral no hace más que acelerarse.

Todo ello coincide con un preocupante aumento de las enfermedades mentales a lo largo y ancho del mundo. Los diagnósticos de ansiedad, depresión, demencia, TDAH y autismo crecen a un ritmo alarmante. Uno de cada seis niños es considerado «neurodivergente» y solo las tasas de autismo se han cuadruplicado en 20 años, mientras que uno de cada cuatro mayores de 80 años padece deterioro cognitivo leve (DCL), también conocido como predemencia. Aún más preocupantes son las evidencias del encogimiento cerebral en los adolescentes y del deterioro de la memoria en los treintañeros. Se trata de la mayor amenaza para la salud a la que nos hemos enfrentado, según la Organización Mundial de la Salud (OMS).

De hecho, se trata de un fenómeno global cuyo ritmo de aceleración es alarmante. La depresión es la principal causa de incapacidad y, solo en el Reino Unido, a uno de cada seis adultos se le recetaron antidepresivos el año pasado. De nuevo en el Reino Unido, en el día de ayer se diagnosticó demencia a un total de más de 800 personas, es decir, el equivalente a nueve autobuses de dos pisos. Pero, entonces, ¿qué demonios está fallando y qué podemos hacer para remediarlo?

«Nos adentramos, poco a poco, en una idiocracia», afirma el profesor Michael Crawford, director del Instituto de Química Cerebral, un profesional cuyas investigaciones en el Hospital de Chelsea y Westminster son capaces de predecir qué mujeres embarazadas darán a luz a bebés prematuros y más propensos a padecer, por ende, problemas de desarrollo. Si nada cambia, es probable que en 2080 la mitad de los niños tengan algún grado de deficiencia en su desarrollo neurológico.

Es, sin duda, un hecho aterrador, porque nuestra propia humanidad está en declive, como demuestran los discursos de odio, el extremismo, los tiroteos masivos y los suicidios, que se han convertido, a escala mundial, en un asesino más letal que todas las guerras y asesinatos juntos. Está claro que el hombre moderno, el *Homo sapiens*, no es ni sabio ni feliz. Estamos perdiendo literalmente nuestra avanzada inteligencia cerebral: el control emocional, el sentido de la conexión, la agudeza cognitiva, el propósito y la felicidad que nos era innata. Y, sin embargo, la inteligencia es algo de lo que necesitamos cada vez más, no menos, a medida que nos enfrentamos a los retos de la superpoblación, el cambio climático y la contaminación. Necesitamos trabajar juntos de forma inteligente, no tambalearnos de guerra en guerra, malgastando los finitos recursos de la tierra.

Y no es solo mi opinión, sino la de un selecto grupo de científicos de todo el mundo, la mayoría de ellos eminentes profesores y expertos en su campo, cuyas entrevistas en este libro son clave para desentrañar por qué nuestra salud mental está en declive y qué podemos hacer para invertir esta tendencia.

Afortunadamente, hay cosas que podemos hacer, individual y colectivamente, para recuperar nuestro cerebro, para optimizarlo.

La optimización de nuestro cerebro puede experimentarse como una rápida recuperación del estado de ánimo, como descubrió Gabrielle, una paciente con depresión. En sus palabras: «Llevaba 25 años intentando sentirme así, ¡es realmente fantástico!». Una optimización que puede traer, también, una reducción del estrés, como afirma Andrew, gerente de una tienda: «Mi energía está por las nubes, ya no me siento estresado y pude volver a dormir». También puede ayudarnos a recuperar la capacidad de pensar con claridad, como relató Stephanie, abogada: «Al cabo de una semana, la niebla cerebral y el cansancio comenzaron a desaparecer». Os hablo de una optimización capaz de aliviar los efectos de una enfermedad mental grave, como descubrió Liz, una joven diagnosticada con esquizofrenia: «Volví a estar bien». En las partes 2 y 3 de este libro leeréis sus historias y descubriréis qué fue lo que marcó la diferencia. Lo realmente asombroso es que todas ellas son personas corrientes, como vosotros o como yo, a quienes la vida se les hizo insoportable a causa de una alteración de la función cerebral, pero que consiguieron volver a la normalidad al adoptar una serie de medidas concretas.

Mi interés por este campo surgió en los setenta, cuando comencé a interesarme profundamente por la condición humana. De adolescente, leí a Jung y a Freud y recuerdo pensar que, allí, en la psicoterapia, encontraría mi vocación. Ingresé en la universidad para formarme en ella y pronto me vi fascinado por el cerebro, su funcionamiento y sus fallos. Desde entonces me dedico a analizar tanto la inteligencia como las enfermedades mentales.

En los ochenta fundé el Instituto de Nutrición Óptima (ION, por sus siglas en inglés) junto con el profesor Derek Bryce-Smith, el químico británico que luchó por eliminar el plomo de la gasolina tras descubrir que reducía el cociente intelectual de los niños, y el Dr. Linus Pauling, dos veces premio nobel, como patronos. Desde entonces he formado a miles de terapeutas nutricionales en lo que ahora es una profesión titulada y con prestigio.

En 1968, el Dr. Linus Pauling y el Dr. Abram Hoffer escribieron, en un artículo trascendental en la revista científica *Science*, que «el suministro individual de las concentraciones óptimas de los más importantes constituyentes habituales (nutrientes) del cerebro puede ser el tratamiento idóneo para muchos pacientes con enfermedades mentales». Allí se acuñó la expresión «psiquiatría ortomolecular». Yo llamo a este enfoque «nutrición óptima» y otros lo conocen como «medicina funcional». El Dr. Pauling se pasó los últimos 38 años de su vida investigando la vitamina C y sus efectos en la salud mental, la adicción, las infecciones víricas, el cáncer y las enfermedades cardíacas, situando la nutrición en el centro de la atención sanitaria. Si sus palabras hubieran sido tenidas en cuenta, tal vez no tendríamos que enfrentarnos a este terrible tsunami cerebral. «Las enfermedades cerebrales se han convertido en una emergencia sanitaria mundial», declaró el año pasado la Federación Europea de Sociedades de Neurociencia[2].

En 1985, cuando supervisaba a Gwillym Roberts, uno de mis primeros estudiantes y director de un instituto de secundaria, nos preguntamos si una ingesta óptima de vitaminas y minerales podría mejorar el cociente intelectual. Pronto diseñamos un experimento y contratamos a un escéptico, el profesor David Benton, de la Universidad de Swansea, para que lo llevara a cabo, a la vez que invitábamos al personal de la serie documental de la BBC *Horizon* a que lo filmara. Treinta niños de la escuela de Gwillym Roberts recibieron un multivitamínico y un mineral; otros treinta, una píldora placebo inofensiva, y otros treinta, nada en absoluto. El estudio descubrió que el cociente intelectual no verbal aumentó un 7% (cifra que equivale aproximadamente al descenso medio intergeneracional, según los investigadores escandinavos, como veremos en el capítulo 3) en los niños que tomaron el multivitamínico y el mineral. Además de ser objeto de un documental de *Horizon*, este estudio se publicó en la revista médica *The Lancet* y llegó a los titulares de los periódicos nacionales, despertando el interés por la nutrición y la salud mental. Si entonces hubiéramos sabido lo que hoy sabemos, estoy seguro de que incluso estas mejoras podrían haberse potenciado. En la década de 1990, creé el Centro Brain Bio en Londres, en el Instituto de Nutrición Óptima, para tratar a personas que padecían una amplia variedad de problemas de salud mental.

A lo largo de los últimos 40 años, he tenido la oportunidad de estudiar con verdaderos expertos en materia de salud mental, desde el difunto Dr. Abram Hoffer, director de Investigación Psiquiátrica en Canadá, que trató con éxito a más de 6.000 pacientes esquizofrénicos, hasta David Smith, profesor emérito de Farmacología de la Universidad de Oxford, y Helga Refsum, profesora de Nutrición en la Universidad de Oslo, cuyos impecables estudios sobre el tratamiento nutricional han demostrado una atenuación de hasta el 73 % en el encogimiento de las zonas cerebrales afectadas por el alzhéimer en un año, y la eliminación efectiva de la pérdida de memoria en personas con prealzhéimer, lo que supone una gran ventaja con respecto a cualquier tratamiento farmacológico contra el amiloide.

Conoceréis a muchos otros expertos de talla mundial en otras esferas relacionadas con la salud cerebral, como el Dr. Robert Lustig, profesor emérito de Pediatría en la División de Endocrinología y miembro del Instituto de Estudios de Política Sanitaria de la Universidad de California, San Francisco, quien ha desentrañado cómo la comida basura y ultraprocesada, el marketing sofisticado y la tecnología nos han enganchado a sus productos manipulando el vetusto «sistema de recompensas» del cerebro, lo que se traduce en una terrible espiral de depresión, ansiedad y desesperanza. O, también, al profesor adjunto Tommy Wood, de la Universidad de Washington, que ha estudiado cómo «ejercitar» el cerebro para obtener más energía. He entrevistado a muchos otros profesionales, como el profesor asociado David Vazour, experto en la superautopista que une el intestino, el microbioma y el cerebro; el Dr. Simon Dyall y el profesor Michael Crawford, expertos en omega-3 que estudian la importancia de las grasas cerebrales adecuadas; el profesor Jeremy Spencer, que conoce a la perfección qué alimentos ricos en polifenoles ayudan al cerebro a funcionar; y también el profesor Stephen Cunnane, experto en «cetoterapia»: cómo pueden usarse las cetonas, producidas a partir de la grasa, para aumentar la energía cerebral. Estos y otros destacados académicos forman parte del Consejo Asesor Científico de la fundación benéfica Food for the Brain. Cada uno de estos destacados docentes, sumamente inteligentes, comprometidos y vanguardistas, contribuye a explicar por qué nuestras funciones cerebrales y nuestra salud mental están en franco declive, y nos presenta, además, una parte de la solución. Este libro pretende unir esas piezas y hacer evidente qué debéis hacer para optimizar vuestro cerebro y convertiros en parte de la solución, no del problema.

Los psicólogos, que a menudo ignoran la importancia de la nutrición para la salud cerebral, os dirán que los problemas de salud mental obedecen a factores psicológicos, y los psiquiatras ensalzarán las virtudes del más reciente antidepresivo o somnífero, mientras que los sociólogos argumentarán que todo tiene que ver con las presiones derivadas de la era digital e industrial en la que vivimos, pero, evidentemente, este declive generalizado de la salud mental no se debe a la falta de conexión social ni a la carencia de fármacos, y, aunque veréis cómo la combinación de comida basura, contenidos basura y la adicción a la tecnología contribuye a un embrutecimiento general, tampoco es esa toda la historia.

En este libro descubriréis qué ha provocado esa tormenta perfecta que azota nuestros cerebros en estos momentos:

- En la parte 1, aprenderéis los motivos que explican esta particular «fuga de cerebros» y por qué no se os dice toda la verdad.

- En la parte 2, conoceréis los ocho pasos que habéis de dar para optimizar vuestro cerebro y restablecer su plena función.

- En la parte 3, encontraréis capítulos específicos dedicados a las «acciones» que podéis tomar para mejorar vuestro estado de ánimo, acabar con la ansiedad y el insomnio, aumentar la resistencia al estrés, superar las adicciones, agudizar la mente y la memoria, y, en última instancia, reconectar con vuestro sentido y propósito. También hallaréis un capítulo sobre cómo maximizar la atención, la concentración, la creatividad, la inteligencia y el potencial de vuestros hijos. Si deseáis saltar a dichos capítulos y empezar por allí, hacedlo, pero dedicad algo de tiempo a la lectura de los ocho pasos, ya que se aplican a todo el libro y porque eso también os motivará para hacer los cambios necesarios en vuestra dieta y estilo de vida.

- Por último, en la parte 4, os hablaré de cómo pasar de víctima a agente del cambio: no solo para transformaros a vosotros mismos, sino también para promover el cambio de paradigma que es necesario en la sociedad, situando la nutrición del cerebro en lo más alto de la agenda de la salud y encontrando una forma saludable de vivir en esta era digital de rápidos cambios y avances.

Con todo lo que sabemos ahora, no solo es posible prevenir el deterioro cognitivo, sino también mejorar la función cerebral, la inteligencia, la memoria, la concentración y el estado de ánimo. No os desaniméis.

Os deseo mucha salud y felicidad,
Patrick Holford

PARTE 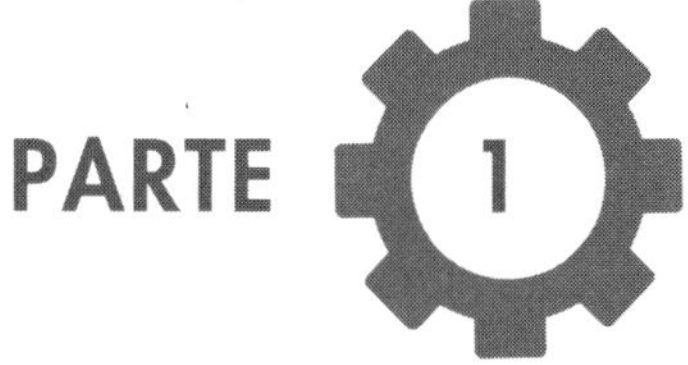

TORMENTA CEREBRAL

El cerebro se encoge, el cociente intelectual disminuye y los problemas de salud mental no hacen sino aumentar. Uno de cada seis niños es diagnosticado de «neurodivergencia», posiblemente autismo o TDAH, mientras que uno de cada cuatro mayores de ochenta años padece predemencia, precisamente cuando el deterioro cognitivo empieza a afectar a muchas personas a partir de la treintena. Uno de cada seis adultos toma antidepresivos. Nuestro cerebro es lo que nos hace humanos. Es literalmente nuestra humanidad lo que está en juego. ¿Qué está fallando, entonces? Y, más importante, ¿cómo lo recuperamos?

1. Aquello entre vuestras orejas: la última frontera
2. Volviéndonos *Sapiens*
3. ¿Por qué se encoge nuestro cerebro?
4. Han secuestrado vuestro cerebro… con basura, tecnología y estimulantes
5. Mitos de la mente: de los genes a los fármacos
6. Otro tipo de fuga de cerebros

Aquello entre vuestras orejas: la última frontera

El espacio exterior es considerado, a menudo, la última frontera, pero más importante es, en verdad, el espacio entre vuestras orejas. Entender el funcionamiento del cerebro es la clave para mejorar la inteligencia, la concentración, el estado de ánimo y la resistencia al estrés, como así también para protegeros del deterioro de la memoria asociado a la edad y minimizar el riesgo de padecer enfermedades mentales. El cerebro es la parte más importante de vuestro cuerpo.

Si vuestra dieta y estilo de vida son adecuados para vuestro cerebro, también lo serán para vuestro cuerpo. Si vuestro cerebro funciona bien, pensaréis con más claridad y tendréis más probabilidades de estar de buen humor. Aunque vuestro estado de ánimo también está determinado por otras cosas que ocurren en la vida, como las tensiones laborales y económicas, las relaciones, perseguir un objetivo en la vida o actuar sin rumbo, por ejemplo, si el cerebro no funciona correctamente, todos estos asuntos «psicológicos» empeoran. Si no tenéis suficiente energía cerebral, no tendréis el poder de resolver problemas y ajustar vuestra vida de modo que os sintáis felices, motivados y al mando, con vuestras necesidades satisfechas. Puede que hayas leído libros sobre cómo desintoxicar el hígado, proteger el corazón, reforzar el sistema inmunitario, equilibrar las hormonas o mantener sanas las articulaciones. Puede que incluso haya sido uno de los míos. Pero incluso vuestra capacidad para fortalecer o curar una parte del cuerpo requiere la participación de vuestro cerebro.

Los humanos tenemos un cerebro muy grande. Exceptuando a los elefantes, solo los mamíferos marinos, que siguen una dieta pescetariana, poseen cerebros tan grandes o más que el nuestro. En términos de tamaño, el cachalote es el vencedor, con un cerebro seis veces mayor que el nuestro.

Los delfines tienen aproximadamente el cerebro del mismo tamaño que nosotros. Tanto los delfines como los cachalotes manifiestan un lenguaje complejo y signos de una inteligencia apreciable. Físicamente, el tamaño importa y, psicológicamente, el CI es un indicador bastante aceptable de la inteligencia. Es vital comprender por qué hemos evolucionado para tener cerebros tan grandes. Solo eso os brindará los medios necesarios para saber cómo optimizar vuestro cerebro.

Pero, primero, echemos un vistazo a lo que hay entre vuestras orejas. Una vez que hayáis aprendido cómo funcionan sus partes, veréis, en capítulos posteriores, cómo encajan todas las piezas necesarias para potenciar vuestro cerebro. Las palabras posiblemente nuevas para vosotros aparecen en cursiva, pero os aseguro que pronto formarán parte de vuestro vocabulario cerebral.

Sí, el cerebro es, fundamentalmente, grasa

Lo primero que debéis saber es que el peso en seco del cerebro (excluyendo su contenido en agua) está compuesto por un 60 % de grasa. Es decir, un porcentaje muy superior al de cualquier otro órgano. El tipo de grasas que ingerimos, que luego pasan a formar parte del cerebro, cambia cómo pensamos y sentimos. Para daros un ejemplo, si una mujer embarazada carece de grasas esenciales omega-3, el cerebro de su bebé se desarrollará utilizando una grasa sustitutiva, el ácido oleico, que es principalmente lo que hay en el aceite de oliva, lo cual no da tan buenos resultados[3]. La medición del ácido oleico en la sangre de las mujeres embarazadas se utiliza hoy para predecir el riesgo de que surjan problemas en los bebés recién nacidos.

¿Dónde residen estas grasas? Las encontramos en gran parte en la membrana o en las capas externas de las células cerebrales, popularmente denominadas *neuronas*, lo que hace que la membrana sea resistente al agua y, por tanto, mantenga la cantidad adecuada de agua dentro y fuera de las células. Esto es especialmente importante en el cerebro, ya que cada célula cerebral produce miles de *dendritas*, conexiones semejantes a tentáculos dotadas de un cable eléctrico en el centro, llamado *axón*, que les permite llegar a otras células y comunicarse con ellas. Para ello, las dendritas deben estar rodeadas de una capa de grasa que las mantenga aisladas y evite los cortocircuitos.

Cuando dos neuronas se encuentran, pueden comunicarse entre sí a través de un canal llamado *sinapsis* y mediante unos mensajeros químicos conocidos como *neurotransmisores*. En cierto sentido, las membranas grasas son como los «oídos» de las células cerebrales.

Cada uno de nosotros tiene unos 86.000 millones de neuronas y aproximadamente el mismo número de células «de apoyo», llamadas *células gliales*[4], que ayudan a suministrar combustible a las neuronas, ya sea en forma de glucosa o de cetonas, un combustible cerebral fabricado a partir de la grasa. Aproximadamente 170.000 millones de células, dotadas de dendritas enroscadas como tentáculos, componen en gran parte eso que conocéis como vuestro cerebro, que, a su vez, contiene sobre todo grasa.

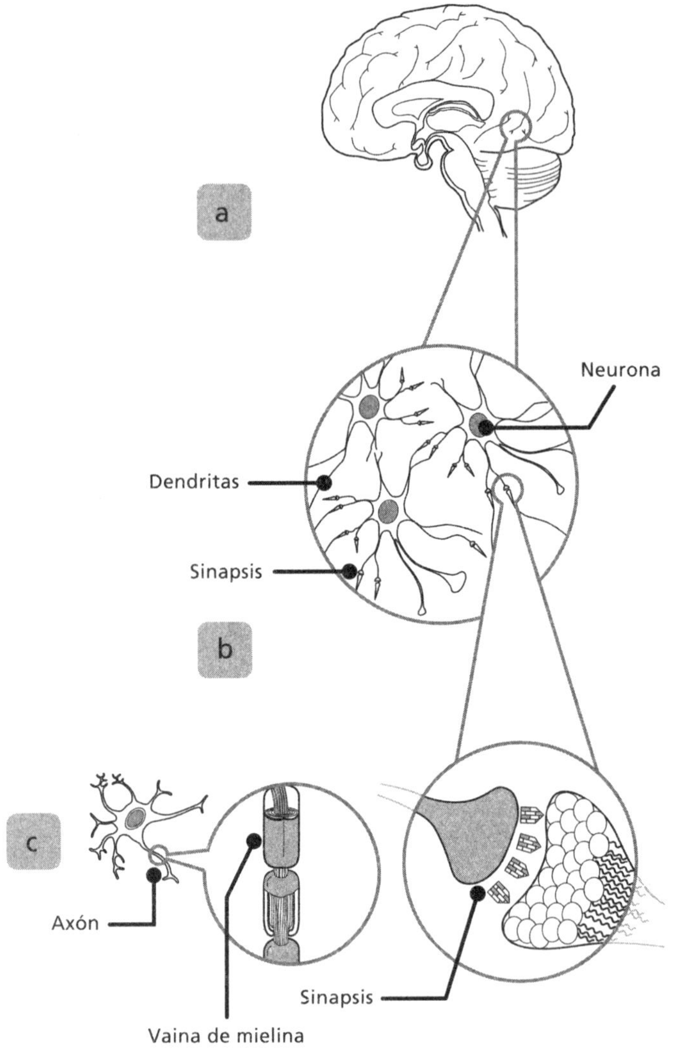

Fig. 1. a) el cerebro; b) una red de neuronas interconectadas; c) la sinapsis en donde dos neuronas se conectan.

No todo es blanco o negro: el gris merece respeto

Probablemente habréis oído hablar de la «materia gris» y la «materia blanca». Cuando se escanea un cerebro, uno puede ver, precisamente, materia gris y blanca.

La materia blanca es principalmente una proteína grasa llamada mielina, que aísla los tentáculos dendríticos.

La materia gris está formada por las neuronas, en las cuales existen otros elementos interesantes, como un mayor número de proteínas en el núcleo central, donde se almacenan las instrucciones genéticas del ADN.

En pocas palabras, una reducción de la materia gris significa que vuestro cerebro se está encogiendo y una reducción de la materia blanca significa que existen menos conexiones funcionales, es decir, que la red se está desintegrando. Así, por ejemplo, las personas con demencia muestran una atrofia de la materia gris (menor tamaño del cerebro) y una pérdida de integridad de la materia blanca; en otras palabras, problemas en el «cableado». La esclerosis múltiple se caracteriza por la ruptura de la vaina de mielina grasa, de modo que las señales se interrumpen y quien la sufre empieza a perder el control de los músculos.

Los dos rasgos distintivos del alzhéimer, una forma de demencia que supone dos tercios de las enfermedades degenerativas mentales, son la presencia de «ovillos neurofibrilares», esto es, de una maraña de cables desordenados capaces de acumular una proteína anormal llamada *p-tau*; y, por otro lado, la acumulación excesiva de *proteína amiloide*, lo que da lugar a depósitos o placas amiloides que se encuentran sobre todo en las sinapsis o puntos de unión entre las neuronas.

El tratamiento de estos dos aspectos —la p-tau y el amiloide— es el objetivo principal de la nueva generación de fármacos contra la demencia. El problema es que los fármacos antiamiloides no funcionan tan bien, a pesar de reducir los niveles de amiloide (véase la página 98), y tienen unos terribles efectos secundarios: un tercio de los pacientes sufren hemorragias e inflamaciones cerebrales, a veces mortales. Pero, un momento, ¿la causa de la demencia es la placa amiloide o los ovillos inducidos por la p-tau? Pensad en vuestros dientes. Entonces, ¿la causa de la caries es la placa? Aunque cepillarse los dientes y que el odontólogo raspe la placa ayuda, ¿de dónde proviene? Pues de una mala dieta, rica en azúcar y baja en grasas. El mismo concepto se aplica al alzhéimer, que puede prevenirse con una dieta y una nutrición adecuadas, tanto como la caries dental.

Más adelante, os mostraré cómo hacer que vuestro cerebro funcione a prueba de todo tipo de demencia —impidiendo que se acumulen la proteína amiloide y la p-tau— y otras formas de asegurarnos de que no padecéis esta enfermedad prevenible, pero no realmente reversible.

Atacar el amiloide y la p-tau con la nueva generación de fármacos «anticuerpos» es combatir la consecuencia, pero no la causa, de la degeneración cerebral. Lo mismo ocurre con prácticamente todos los fármacos contra las enfermedades mentales. Las benzodiacepinas (Valium, Librium, etc.) bloquean el interruptor de la adrenalina, haciendo que os calméis. Pero ¿qué es lo que hace que se active el interruptor de la adrenalina en primer lugar? Abordaremos las verdaderas raíces de estos problemas.

Un tema de conexión

Un recién nacido ya cuenta con al menos 100.000 millones de células cerebrales y, a los 18 meses, su número apenas habrá aumentado. No obstante, estas células cerebrales pueden morir si no hacemos las cosas bien y no hay posibilidad de sustituirlas. La regeneración de las neuronas es un proceso extremadamente lento. Sin embargo, podemos mejorar su función y su capacidad de producir energía, ya sea poniendo a punto sus plantas energéticas, llamadas *mitocondrias*, o mejorando su suministro de combustible (el cómo se explica en los capítulos 11 y 12). Pero lo que sí podemos hacer a cualquier edad es aumentar el número de *conexiones* entre las células del cerebro. De hecho, en eso consiste aprender. Ahora mismo, al leer este libro, estaréis haciendo nuevas conexiones en vuestro cerebro.

El proceso de cableado del cerebro humano implica también la poda de las conexiones obsoletas. Podríamos decir que, en este caso, «o se usa o se pierde», y por eso es importante llevar un estilo de vida activo física, social e intelectualmente.

Como hemos visto, las neuronas se comunican enviando y recibiendo neurotransmisores, que están hechos de aminoácidos, con la excepción de la *acetilcolina*, que es fundamental para la memoria y está hecha de un tipo especial de grasa llamada *fosfolípido*. Los fosfolípidos son una parte vital de la membrana de las células cerebrales, lo que constituye más de la mitad de esta. Es necesario que los fosfolípidos se unan al omega-3 DHA para formar la membrana, un proceso que depende enteramente de las vitaminas B. Ahondaremos en este tema en el capítulo 9, pero podéis ver cómo funciona el proceso en el vídeo de un minuto «Cómo seguir construyendo células cerebrales a cualquier edad» *(How to Keep Building Brain Cells at Any Age)* en foodforthebrain.org/building-brain-cells/.*

Neurotransmisores: la química de la comunicación

Hasta ahora, os he explicado cómo se envían los mensajes a través del cerebro y cómo se reciben en la sinapsis cuando atraviesan la membrana. Podríamos decir que esto equivale a la parte de la «escucha» en este proceso. Pero ¿cuál es, entonces, la parte de «habla»? Aquí es donde entran en juego los neurotransmisores: las sustancias químicas de la comunicación.

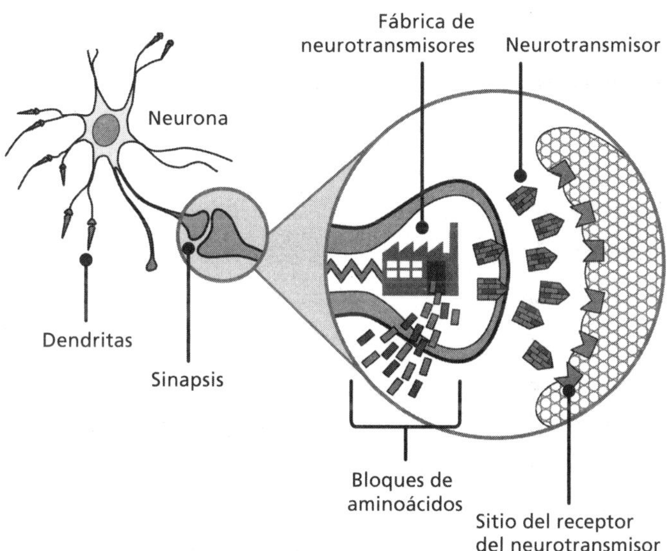

Fig. 2. El funcionamiento de los neurotransmisores.

---

* Nota del editor: Algunos de los recursos externos citados en esta obra podrían estar disponibles exclusivamente en inglés.

La mayoría de los neurotransmisores se fabrican a partir de aminoácidos, que son los componentes básicos de las proteínas. Existen ocho aminoácidos esenciales que debemos incluir en nuestra dieta, indicados en los recuadros blancos de la figura siguiente, y a partir de los cuales podemos fabricar los principales neurotransmisores, reflejados en los recuadros negros.

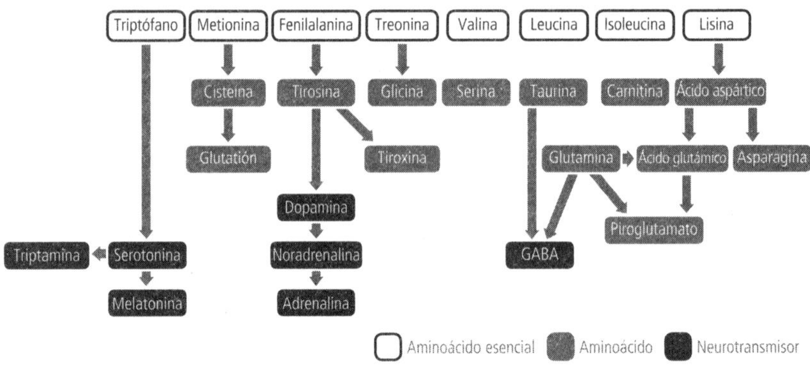

Fig. 3. Cómo se fabrican los neurotransmisores a partir de los aminoácidos.

Existen algunos más que no aparecen aquí, como las *endorfinas* y las *encefalinas*, que forman parte de las señales de «recompensa» del cerebro. Se liberan, por ejemplo, después del ejercicio, de ahí el «subidón del corredor».

Como ya se ha mencionado, también hay un actor clave que no se fabrica a partir de los aminoácidos, la acetilcolina, que se fabrica a partir de un fosfolípido muy importante llamado fosfatidilcolina, abundante en huevos y pescado.

Los neurotransmisores afectan a nuestra forma de pensar y sentir. Por ejemplo, un nivel bajo de *serotonina* se correlaciona con episodios depresivos; un nivel alto de *adrenalina* se correlaciona con sentimientos de estrés y ansiedad, y la falta de *melatonina* dificulta enormemente la conciliación del sueño.

Todos los neurotransmisores son estimulantes o inhibidores. Si son estimulantes, hacen que algo se active. Esto significa que, cuando el neurotransmisor se libera, atraviesa el espacio y choca con el receptor de la célula cerebral contigua para indicarle que se «active» y transmita el mensaje. Esto es lo que ocurre con la adrenalina, que despierta a las neuronas contiguas como si de una poderosa luz se tratara.

Por otro lado, si los neurotransmisores son inhibidores, ocurrirá lo mismo que si la luz se apagara. La serotonina y el ácido gamma-aminobutírico (GABA) son inhibidores. La primera nos hace sentir felices: le dice a la neurona siguiente que se vaya a descansar. El GABA desconecta la adrenalina, lo que lleva a la relajación. El alcohol estimula temporalmente la producción de GABA, lo que provoca que nos relajemos después de beber.

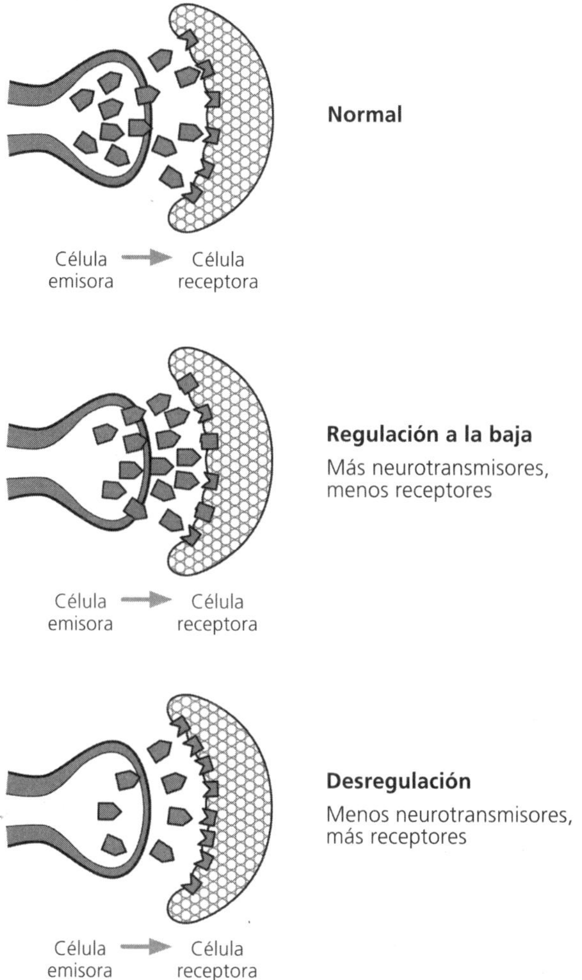

Fig. 4. Cómo la sobreestimulación conduce a la regulación a la baja.

La liberación excesiva de neurotransmisores estimulantes, como la dopamina o la adrenalina, hace que el cerebro empiece a «regular a la baja» o a cerrar los receptores, de forma parecida a cuando nos tapamos los oídos si la música está demasiado alta. Entonces ansiamos más de lo que estemos consumiendo o experimentando para sentirnos bien: más azúcar, más carbohidratos, más café, más compras, más cocaína, más anfetaminas. Con el tiempo, el estimulante deja de funcionar correctamente. A esto se le llama tolerancia. Finalmente, los receptores se desactivan. En este caso, se habla de adicción.

Una sustancia o comportamiento adictivo, como el juego, imita básicamente lo que hace un neurotransmisor natural hasta que dejamos de producirlo y dependemos de la sustancia o comportamiento adictivo. Podemos volvernos adictos en la búsqueda del placer y los vendedores lo saben (profundizaremos en ello en el capítulo 4).

En una adicción grave, los receptores de los neurotransmisores pueden quedar literalmente destruidos, pero, si evitamos la sustancia adictiva, podemos recuperarlos o regularlos. Sin embargo, esto lleva unos días o semanas en las adicciones más graves, durante los cuales se necesita una enorme fuerza de voluntad para resistirse al deseo de consumir la sustancia.

Tenéis tres cerebros

Pero ¿dónde ocurre todo ese hablar y escuchar? Por supuesto, en todo el cerebro, pero cada zona es responsable de una función distinta. Nuestro cerebro está dividido en lóbulos con diferentes funciones básicas, como un complejo industrial con diferentes sectores de especialización.

Pero retrocedamos un poco en el tiempo y consideremos la evolución del cerebro. Los más primitivos, aquellos de los reptiles (pensad en los dinosaurios), eran muy pequeños y cubrían funciones instintivas básicas de supervivencia, como respirar, comer y el autoconservarse, pero no producían pensamientos complejos ni emociones. Por eso tener una serpiente como mascota no es una experiencia muy gratificante: realmente no os «quieren» (por favor, disculpadme si ofendo a algún amante de las serpientes.) Este *cerebro reptiliano* yace en el núcleo de nuestro cerebro moderno.

Evolutivamente hablando, la siguiente capa se denomina *cerebro mamífero*. Tomemos como ejemplo el cerebro de un perro. Los perros sienten y, efectivamente, os quieren. Pero no son grandes filósofos. Disponen de gran parte de lo que nosotros tenemos en los *lóbulos centrales medios*, incluido el *hipocampo*. Y ambos son importantes en relación con la adicción y el alzhéimer.

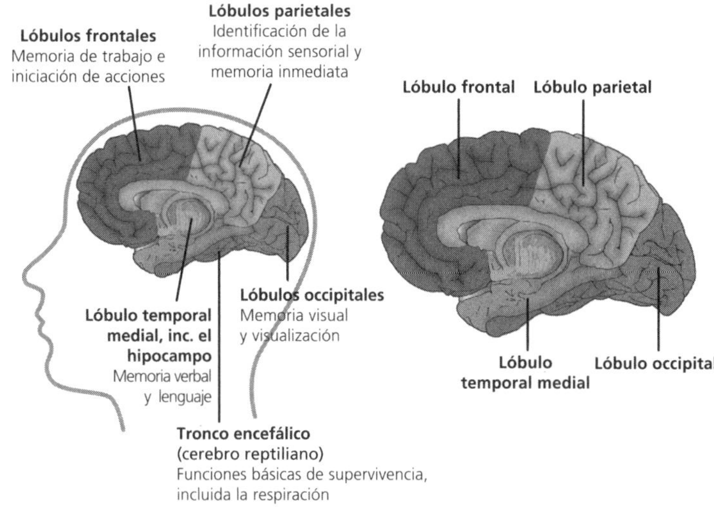

Fig. 5. Anatomía del cerebro.

Luego está la capa externa, el *neocórtex*, la más nueva de todas, que generalmente aumenta de tamaño a medida que ascendemos en la escala evolutiva. La nuestra es mayor que la de un mono, que a su vez es mayor que la de un perro.

Un ejemplo de cómo integramos estas «capas» del cerebro puede extraerse de un simple ejercicio de respiración. La respiración está controlada por nuestra parte más antigua del cerebro, el cerebro reptiliano, o complejo-R; la conciencia de la respiración está en realidad en nuestro cerebro más reciente, el neocórtex. Integramos dicha experiencia centrando, en el gran y reciente cerebro nuevo, la consciencia de las actividades del viejo y pequeño cerebro reptiliano. Solo en ese momento tenemos un funcionamiento cerebral plenamente integrado. Por eso mismo, enfocar nuestra atención en la respiración es una forma de meditar. También hablaremos de ello más adelante.

Algunos dirían que el intestino también es un cerebro, o al menos está conectado a él. Exploraremos esto en el capítulo 14. Después de todo, el pensamiento no es propiedad exclusiva del cerebro: las neuronas son células nerviosas que se hallan por todo el cuerpo y existe un gran nervio, el nervio vago, que une el intestino, el corazón y el cerebro. Además, como hemos aprendido del estudio del microbioma intestinal, esa red de unas 130 cepas diferentes de bacterias de nuestro sistema digestivo, toda la experiencia cuerpo-mente que llamamos «vida», está orquestada no solo por nosotros, sino también por la vasta inteligencia que existe en nuestro interior: en las células, las mitocondrias y el microbioma intestinal.

La integración del cerebro

El funcionamiento integrado del cerebro modifica el patrón de actividad eléctrica en todo el órgano de forma parecida a cuando se cambia de un, digamos, vigorizante *rock and roll* a un tranquilo *blues*. Desde el punto de vista químico, un estado de euforia significa que fluyen por el cerebro más neurotransmisores excitadores —adrenalina, noradrenalina (llamada norepinefrina en EE. UU.) y dopamina—, en un patrón que se denomina *ondas beta*.

En cambio, cuando estamos dormidos y soñando, nuestro cerebro produce *ondas theta*, las cuales se relacionan con la mente subconsciente y la imaginación.

Las *ondas theta* guardan relación con el pensamiento intuitivo y, a menudo, se producen durante periodos de fuerte concentración, por ejemplo, en la creación de arte o música, o en la meditación y en la oración. Suelen ser habituales en niños de hasta 13 años y en personas experimentadas en el arte de la meditación.

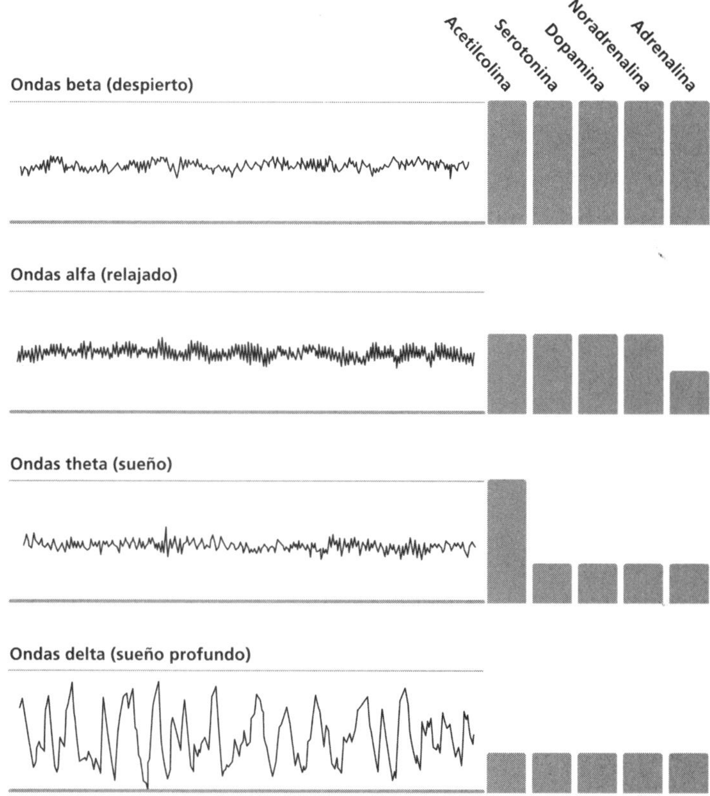

Fig. 6. Ondas cerebrales y su correspondiente actividad neurotransmisora.

Un interesante descubrimiento se desprende de la investigación en pleno desarrollo sobre compuestos alucinógenos, como el LSD, la psilocibina (los hongos mágicos) y la ayahuasca, una poción vegetal amazónica. Todos ellos estimulan la producción de un potente neurotransmisor llamado dimetiltriptamina (DMT), pariente cercano de la serotonina y la melatonina. Según una investigación llevada a cabo en el Centro de Investigación Psicodélica del Imperial College, durante estos viajes el cerebro produce más ondas theta[5]. Además, puede observarse una mayor comunicación entre regiones del cerebro que normalmente no se comunican entre sí.

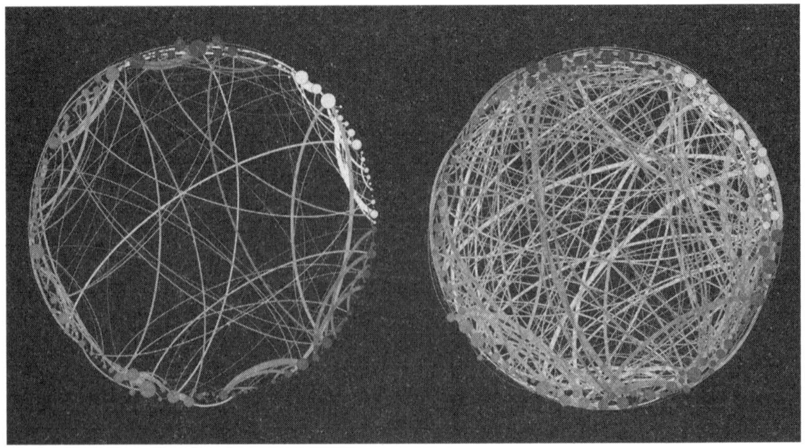

Fig. 7. Conectividad cerebral con placebo frente a psilocibina.

La figura anterior ilustra las conexiones entre las distintas áreas del cerebro bajo la influencia de un placebo (izquierda) y bajo la influencia de la psilocibina (derecha). Las personas con depresión refractaria al tratamiento informan de asombrosos avances en los ensayos clínicos con alucinógenos[6], quizá al desbloquear recuerdos dolorosos y establecer, luego, conexiones más fructíferas. En otras palabras, se produce allí una optimización cerebral. Mi objetivo es mostraros cómo promover más conexiones, y ¡sin psicodélicos! En cualquier caso, la investigación sobre ellos nos enseña mucho sobre cómo funciona el cerebro y cómo las distintas áreas se comunican y dejan de escucharse entre sí, filtrando nuestra experiencia para mejor... o, a veces, para peor.

En resumen, hemos aprendido lo siguiente:

- Nuestro cerebro está hecho de grasas, principalmente omega-3 y fosfolípidos.
- Las células del cerebro, las neuronas, producen energía a partir de glucosa o cetonas, que se derivan de las grasas.
- Las neuronas se comunican entre sí mediante neurotransmisores, que se fabrican a partir de aminoácidos.

- La base de la adicción consiste en la imitación de un neurotransmisor por una sustancia, lo que lleva a que sus receptores se regulen a la baja y, en última instancia, se agoten.
- Los desequilibrios en los neurotransmisores explican muchos aspectos de los trastornos mentales.
- Nuestro cerebro ha evolucionado y sigue evolucionando (e involucionando). Lo que comemos y la forma en que vivimos son determinantes.
- Las distintas zonas del cerebro tienen funciones específicas y los estados de ánimo se reflejan en ondas de actividad eléctrica en todo el cerebro.

Dado que el cerebro es el resultado de millones de años de evolución, comprender cómo nos convertimos en *Homo sapiens* puede darnos pistas fundamentales sobre cómo optimizar nuestros cerebros. De eso trata el próximo capítulo.

Volviéndonos *Sapiens*

Lo que nos hace a los humanos tan diferentes de otros simios es el tamaño de nuestro cerebro, especialmente de la capa externa, el neocórtex. Pero ¿cómo llegamos allí? Y, además, ¿qué podemos aprender de dicho proceso?

La vida comenzó en el océano. Hace millones de años, algo parecido a una célula ocular rudimentaria, probablemente un dinoflagelado, es decir, un tipo de fitoplancton marino, utilizó una grasa específica, el ácido docosahexaenoico (DHA), una grasa omega-3, para convertir la energía de los fotones solares en el primer impulso nervioso eléctrico: una sacudida, un movimiento hacia la comida. Del mismo modo que una descarga eléctrica os hace crisparos, este organismo empezó a crisparse y aprendió a moverse hacia la comida. Ese es el origen de los sistemas nerviosos de todas las criaturas.

En los años ochenta, cuando el profesor de Zoología Michael Crawford analizó los tipos de grasa de los órganos y músculos de distintos animales, descubrió que todos variaban en función de su entorno alimentario, excepto el cerebro y el ojo. También descubrió que el cerebro siempre es rico en grasa omega-3 DHA.

Recientemente, se ha descubierto que el DHA tiene una estructura única, con seis dobles enlaces dispuestos en forma de herradura (véase la figura de la página siguiente), y esto lo convierte en un semiconductor. En otras palabras, no solo es un material aislante, sino que también puede conducir, es decir, enviar y recibir mensajes.

Pero el DHA no solo interviene en la señalización, sino también en la estimulación de la expresión génica en el cerebro, por lo que las abundantes fuentes de alimentos acuáticos disponibles constantemente, día tras día, habrían impulsado el aumento del tamaño y la función cerebrales. Los mamíferos marinos, como las ballenas, las focas, los leones marinos y los delfines, también tienen cerebros excepcionalmente grandes.

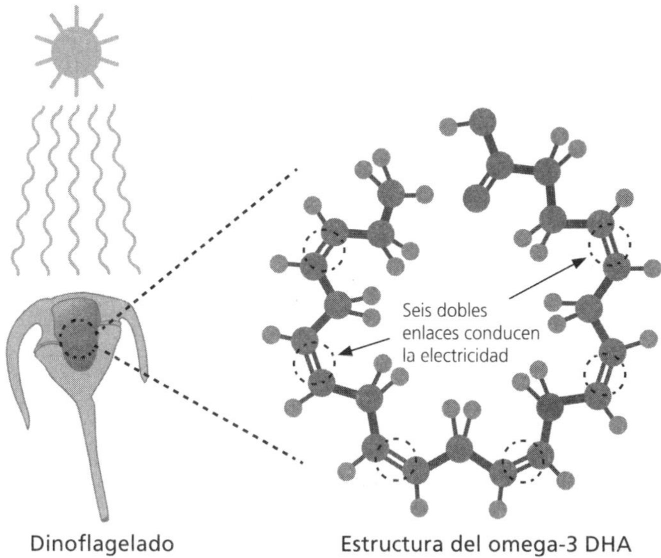

Fig. 8. La estructura del ácido docosahexaenoico omega-3 (DHA).

Los primos cercanos del DHA, el ácido alfa-linolénico (ALA), presente en la chía y el lino, y el ácido eicosapentaenoico (EPA), la otra grasa principal de los aceites de pescado, no poseen esta singular propiedad. Mientras que parte del EPA se convierte en DHA, menos del 1 % del ALA de las fuentes vegetales de omega-3, como las semillas de chía, lo hace. La fuente más rica en DHA son los alimentos de origen marino, como los procedentes de ríos y mares. ¿Qué revela esto sobre nuestro más temprano desarrollo?

Homo aquaticus

Hace más de 6 millones de años, nuestros antepasados homínidos se diferenciaron de otros simios (chimpancés, gorilas y bonobos) para, mucho tiempo después, hace unos 100.000 años, alcanzar el estatus de *Homo sapiens*. Durante este periodo, el tamaño del cerebro aumentó de forma constante hasta alcanzar, hace 30.000 años, una media de 1,66 kg[7], más de cuatro veces el tamaño de un chimpancé, con una masa de 384 g. Está claro que no fueron los genes los que nos hicieron diferentes: compartimos el 98,5 % de nuestro genoma con otros simios. Fue el entorno que exploraron y explotaron nuestros antepasados lo que marcó aquella enorme diferencia.

Pero, antes de examinar de cerca las circunstancias y la dieta que casi con toda seguridad impulsaron nuestra ampliación cerebral e intelectual, echemos un vistazo a las diferencias fundamentales entre nosotros y los demás simios.

Estas se han delineado con toda claridad en un estupendo libro, *The Waterside Ape* ('El simio acuático'), de Peter Rhys-Evans, cirujano otorrinolaringólogo que se dedicó a explorar por qué nos mantenemos erguidos y contamos con lo siguiente:

- Ausencia (casi) total de vello corporal y una capa de grasa subcutánea.
- Una capa cerosa e impermeable, el vérnix, al nacer.
- Un reflejo para bucear al nacer, lo que significa que somos capaces de nadar antes de caminar y de aguantar la respiración bajo el agua.
- Una laringe descendida, precursora de la capacidad de desarrollar un lenguaje oral complejo.
- Cavidades sinusales agrandadas.
- Una nariz ideal para mantener el agua fuera mientras nadamos.
- Orejas que, en realidad, forman una protuberancia ósea protectora llamada exostosis en quienes bucean mucho.
- Riñones diferentes en la forma de filtrar la sal y el agua.

- Destreza manual.
- Dedos que tienen la piel arrugada cuando están en el agua durante unos minutos, ideales para atrapar peces.

Por supuesto, la historia que todos hemos oído es que salimos de los árboles para dirigirnos a la sabana, donde finalmente nos erguimos para cazar mejor. Pero cualquiera que haya ido de safari sabrá que a) no tienes ninguna posibilidad de cazar estando erguido: es necesario arrastrarse; y b) todos los buenos cazadores pueden correr mucho más rápido que el ser humano (los leones corren a 80 km/h, los leopardos a 60 km/h, los guepardos a 100 km/h y el hombre a menos de 30 km/h), precisamente porque cuatro patas son mejor que dos. Por lo demás, ¿puede explicarse cualquiera de los otros cambios, por no mencionar nuestro aumento de inteligencia, mediante un traslado de los árboles a la sabana? Y ¿por qué existen ciertas tribus «nómadas acuáticas», como los moken y los bajaus del Sudeste Asiático, que pueden aguantar la respiración hasta diez minutos bajo el agua e incluso dar a luz en el mar? Su bazo, como el de los delfines, se ha adaptado para oxigenar los tejidos y permitir inmersiones prolongadas. ¿De dónde procede esta adaptación evolutiva?

La única hipótesis lógica que he encontrado y que define elocuentemente todas estas adaptaciones es que nuestros antepasados homínidos se dedicaron a explotar las orillas del agua: humedales, pantanos, ríos, estuarios y costas. En el proceso, adquirieron una posición erguida y empezaron a alimentarse con una dieta rica en alimentos marinos, que les proporcionaban los nutrientes esenciales para el desarrollo del cerebro, es decir, omega-3 DHA y fosfolípidos, además de vitamina B_{12}, yodo y todo lo demás, desde el magnesio hasta el selenio. Después de todo, las orillas y costas estaban repletas de comida fácilmente obtenible: mejillones, ostras, langostas y pequeños peces capturados en los charcos de las olas. Existen pruebas claras, que se remontan a hace casi 200.000 años en Pinnacle Point, situado en la costa sur del Cabo sudafricano, de que nuestros antepasados comían y cocinaban alimentos marinos. Desde esta perspectiva, examinaremos brevemente las diferencias entre nosotros y los demás simios mencionados anteriormente:

- Una posición erguida es mejor para vadear el agua. No obstante, con el tiempo, nuestra anatomía muestra señales de adaptación, por lo que somos propensos a los problemas derivados de la verticalidad, por ejemplo, en las caderas y las rodillas, ya que dicha posición es anatómicamente inferior a la marcha a cuatro patas, que distribuye mejor el peso.
- La ausencia de vello corporal y la presencia de una capa de grasa subcutánea, al igual que los mamíferos semiacuáticos, lo que nos permite flotar y aislarnos del agua.
- La existencia de una capa cerosa e impermeable, el vérnix, desde el momento del nacimiento: no se encuentra en ningún mamífero terrestre, solo en mamíferos semiacuáticos, como las focas, y es químicamente idéntica a la de estos animales[8].
- Un reflejo para bucear, lo que significa que nacemos con esta capacidad innata, aunque no sepamos caminar.
- Una laringe descendente, un requisito previo para el lenguaje oral complejo; estar erguidos y bucear podrían haber conducido a esta adaptación vital.
- Una gran cavidad sinusal que ayuda a mantener la cabeza por encima del agua, pero con orificios de drenaje en el lugar equivocado; es decir, son buenos si estamos en el agua, pero poco eficientes si estamos erguidos, lo que explica nuestra propensión a los problemas sinusales.
- Una forma de nariz que es buena para mantener el agua fuera al nadar.
- Unas orejas que, en realidad, forman una protuberancia ósea, una exostosis, en personas que pasan mucho tiempo buceando, es decir, bajo el agua.
- Si nadáramos, tendríamos las manos «libres», y abrir conchas de mar habría desarrollado, así, la destreza manual.
- Unos dedos capaces de arrugarse al permanecer unos minutos en el agua, perfectos para atrapar peces.

Parte de la teoría de la «sabana» sostiene que la comida empezó a escasear debido a los cambios climáticos, lo que nos llevó a cazar. Sin embargo, hasta hace poco, la orilla del agua estaba llena de alimentos fácilmente accesibles. De hecho, hace más de 300 años, en 1706, Daniel Defoe escribió lo siguiente en relación con el estuario del Forth: «Frente al estuario de Pentland, el mar era un tercio de agua y dos tercios de mejillones; la operación de capturarlos apenas podía llamarse caza, pues bastaba con sumergirse en el agua y recogerlos» (en la actualidad, la contaminación ha hecho que los peces de este estuario sean tóxicos y no aptos para el consumo humano; de hecho, hay un cartel que indica a los paseantes que lleven a sus perros con correa debido a la toxicidad del agua). En la década de 1600, el área metropolitana de Nueva York albergaba 350 millas cuadradas de arrecifes de ostras y se la consideraba la capital mundial de las ostras. Nuestros estuarios estaban repletos de mejillones, ostras y cangrejos. A principios del siglo xx, los camareros del East End llenaban sus cubos de ostras del Támesis por la mañana temprano y las servían gratis con la cerveza (véanse los carteles del Museo de Londres).

Históricamente, donde se han encontrado restos de hombres primitivos también se han hallado pruebas del consumo de alimentos marinos, como restos de conchas y espinas de pescado, algo que puede observarse desde en Pinnacle Point, en Sudáfrica, hasta en Gales. Cuando se encontró un *Homo sapiens* de 40.000 años de antigüedad en la península de Gower, las pruebas de ADN sugirieron que casi una cuarta parte de su dieta consistía en alimentos de origen marino. En Escandinavia, hace 10.000 años, la gente se alimentaba de la red trófica marina y de los recursos alimenticios de los ríos, así como, por supuesto, de cualquier mamífero terrestre. En Finlandia se encontró una red de 35 metros de longitud, con plomadas y flotadores, en una ciénaga datada en hace 10.000 años.

Sin embargo, no todo el mundo está de acuerdo con la teoría del simio acuático defendida por el biólogo e historiador natural sir David Attenborough. Tras el éxito de su serie en Radio 4 de la

BBC, allá por el año 2016[9], hubo una fuerte reacción[10], encabezada por Alice Roberts, profesora de Anatomía, que afirmaba que el registro fósil no era coherente con esta teoría. Pero ninguno de los detractores de Attenborough pudo explicar dos de los principales argumentos: por qué solo los humanos y los mamíferos marinos tienen el vérnix ceroso e impermeable al nacer, y por qué nuestras orejas producen exostosis en quienes bucean mucho y, por tanto, pasan tiempo bajo el agua. No conozco ninguna teoría que explique mejor cómo nos convertimos en *Homo sapiens*. Dicha evolución no puede sino ser consecuencia de la exposición a una dieta rica en nutrientes marinos.

En palabras del profesor Michael Crawford: «Resulta interesante que quienes apoyan la visión sabanista de la evolución humana no tengan en cuenta ningún aporte nutricional relevante para el cerebro. La idea de que solo la competencia y la necesidad de cazar conducían a la destreza, etc., carece de fundamento. No hay ningún mecanismo biológico, ¡no hay ciencia allí!».

Y sigue: «El cerebro necesita nutrientes para su desarrollo, del mismo modo que una casa necesita ladrillos. No os equivoquéis, es el cerebro lo que nos diferencia de los demás animales. Para llegar a ser *Homo sapiens*, nuestros antepasados simios tuvieron que comer alimentos que contuvieran los elementos constitutivos del cerebro: es básico y elemental».

En conclusión: «El cerebro evolucionó en el mar, de donde procedían sus elementos constitutivos. Por tanto, *ipso facto*, necesitábamos comer alimentos marinos. En cualquier caso, para cuando fuimos capaces de cazar animales con flechas y lanzas, éramos ya bastante inteligentes».

Como dice sir David Attenborough: «Recoger moluscos es mucho más fácil que perseguir elefantes y ñus por la sabana».

Toda dieta de alimentos marinos fortalece el cerebro

Dejando la prehistoria a un lado, dada nuestra estrecha relación genética con los simios, y asumiendo que debe de haber sido nuestro entorno el que impulsó la evolución de nuestro cerebro, no podemos sino concluir que una dieta basada en alimentos marinos proporciona un alto contenido de nutrientes esenciales para el desarrollo del cerebro, especialmente DHA, fosfolípidos y vitamina B_{12}.

«El dato crucial es que sin una dieta rica en DHA procedente de los alimentos marinos no habríamos podido desarrollar nuestros enormes cerebros. Nos hicimos inteligentes comiendo pescado y viviendo en el agua», tal y como afirma el profesor Michael Crawford.

El peso en seco del cerebro se compone de un 60% de grasa y, específicamente, el DHA constituye la mayor parte de la grasa estructural de las neuronas. La membrana que constituye todas las neuronas está compuesta en gran parte por DHA fosforilado, es decir, DHA unido a fosfolípidos. ¿Cuál es el fosfolípido más abundante? La fosfatidilcolina, que se halla predominantemente en el pescado, los huevos y las vísceras. Su unión se produce mediante un proceso llamado metilación, que a su vez depende de las vitaminas B_{12}, folato y B_6. Mientras que el folato y la B_6 se encuentran tanto en los alimentos vegetales como en los marinos, la B_{12} solo se encuentra en los alimentos de origen animal y es especialmente alta en los de origen marino.

La evidencia existente sugiere que seguíamos una dieta rica en alimentos marinos y vegetales a orillas del agua. En otras palabras, gozábamos de los *fruits de mer*. Y, al parecer, habríamos comido mucho más de lo que comemos hoy, al menos el doble de calorías. El mundo actual, tan lleno de diversas comodidades, ha reducido drásticamente las calorías que necesitamos gastar para cazar y recolectar alimentos, viajar y mantener una temperatura adecuada.

La hipótesis de que comíamos el doble y posiblemente una cuarta parte de nuestra dieta en forma de alimentos marinos tiene sentido si tenemos en cuenta todo lo que sabemos sobre la ingesta óptima de grasas omega-3 ricas en DHA, así como de fosfolípidos y vitamina B_{12}, cuya carencia es la principal causa de la demencia endémica actual. En la actualidad, esto equivaldría a que al menos la mitad de nuestra dieta proviniera de alimentos marinos ricos en grasas, ya que nuestra ingesta calórica se ha reducido a la mitad.

Según Joseph Hibbeln, destacado experto en neurociencia de los Institutos Nacionales de Salud (NIH) de EE. UU., la ingesta óptima de omega-3 (procedente de los alimentos marinos) se estima en 2 g (2000 mg) al día. El Dr. Simon Dyall, uno de los directores de la Sociedad Internacional para el Estudio de los Ácidos Grasos y los Lípidos, estima que una ingesta óptima de DHA se sitúa más cerca de los 1000 mg.

Sea como sea, ambos científicos basan sus cálculos en cientos de estudios que demuestran sistemáticamente los beneficios para el cerebro de una mayor ingesta de las grasas omega-3 presentes en el pescado. Un ejemplo es un estudio publicado en la *American Journal of Clinical Nutrition* en 2023 [11], que concluía que «un nivel de evidencia de moderado a alto sugiere que la ingesta alimentaria de ácidos grasos omega-3 podría reducir el riesgo de demencia o deterioro cognitivo por todas las causas en aproximadamente un 20%, especialmente en el caso de la ingesta de ácido docosahexaenoico (DHA)». Cada incremento de 100 mg de DHA se asoció a un riesgo de demencia entre un 8 y un 10% menor. Esto confirma los resultados de un estudio estadounidense [12] que halló una reducción del 49% del riesgo de demencia en personas con un mayor nivel de DHA (quinto superior) en sus glóbulos rojos, frente al más bajo (quinto inferior) [12], y un estudio del Biobanco del Reino Unido que informó de una reducción del 30% del riesgo de demencia en personas con un mayor nivel de omega-3 en sangre [13].

No nos cabe ya ninguna duda de que aumentar la ingesta de omega-3, ya sea mediante el consumo de pescado azul o de suplementos, reduce el riesgo de demencia. Se ha demostrado que solo comer una ración de pescado a la semana reduce el riesgo de padecer alzhéimer en un 60% [14]. Y cuanto más, mejor.

Una ingesta óptima de B_{12} es probablemente de 10 mcg (hay 1000 mcg en 1 mg, de modo que esto supone una cantidad ínfima). La ingesta óptima de colina, el ingrediente crítico de la fosfatidilcolina, se estima en 400-800 mg (la colina abunda en todos los pescados, pero el DHA solo en el pescado azul, las huevas y el hígado). Para alcanzar estas cantidades, nuestros antepasados habrían tenido que comer al menos una ración de pescado u otros alimentos marinos al día, o incluso más, lo que concuerda con un periodo de nuestra evolución en el que dichos alimentos eran la única fuente de alimentación. Hoy en día, este tipo de ingesta solo puede obtenerse consumiendo pescado y suplementándolo con aceites derivados del pescado. La fosfatidilcolina es rica en cápsulas y gránulos de lecitina que, además, son fáciles de suplementar.

Tened en cuenta que esto no significa que, después de la irrupción del *Homo sapiens*, hace 100.000 años, no existan periodos en los que subsistimos con una dieta diferente. Pero la cuestión aquí es qué hizo que el tamaño de nuestro cerebro se triplicara con respecto al de nuestros antepasados simios. Nada indica que una dieta exclusivamente carnívora o vegetal pudiera haber proporcionado el entorno necesario para semejante salto en el tamaño del cerebro. Este permaneció razonablemente constante de 100.000 a 10.000 años atrás y recién entonces empezó a reducirse. En la actualidad, el tamaño medio del cerebro es inferior a 1,35 kg. Eso es aproximadamente un 20 % más pequeño que el de los primeros cromañones.

Desarrollo de la inteligencia y la autopercepción

Al margen del tamaño del cerebro y, sobre todo, del tamaño o proporción entre el cerebro y el cuerpo, lo que nos diferencia de otros animales es la capacidad de advertir nuestros propios pensamientos y sentimientos, es decir, la conciencia de nosotros mismos. No es algo fácil de medir, pero algunos otros mamíferos, sobre todo delfines, gorilas y chimpancés, tienen cierto grado de autoconciencia. Otros aspirantes son los pulpos y los elefantes, ambas criaturas con un amplio cerebro. Sin embargo, el tamaño no es lo único que importa. Aunque los elefantes poseen cerebros más grandes que el nuestro, tienen un neocórtex más pequeño. Y es precisamente el neocórtex de nuestros antepasados homínidos el que empieza a crecer para añadir esa capa de inteligencia exclusivamente humana a la especie.

El arte rupestre antiguo, así como el uso de herramientas y adornos complejos, podría ser indicio de una inteligencia avanzada. El arte rupestre más remoto —datado en torno al 80.000 a. C.— procede del África subsahariana, que por entonces contaba con una vasta red de lagos, ríos y humedales. Una pintura rupestre de este periodo es especialmente significativa, ya que muestra a un grupo de humanos primitivos nadando. Luego, los patrones climáticos cambiaron, el monzón se desplazó hacia el sur y toda la zona se secó. Todavía es objeto de debate si la desecación del Sáhara estuvo relacionada con la etapa conocida como Dryas Reciente, o Younger Dryas en inglés (véase más adelante), con un cambio en la inclinación de la Tierra o con el exceso de pastoreo[15].

Hace 10.000 años, el Nilo era el único gran río que quedaba en África y también el más largo. Más al norte, el Tigris y el Éufrates, en el actual Irak, eran fuentes de agua igualmente aisladas. Fue a lo largo de las orillas de estos ríos donde empezó a florecer la civilización humana. Incluso hoy, la inmensa mayoría de las grandes ciudades del mundo se encuentran a orillas del agua.

Hogueras en la playa

Sin embargo, no fueron solo las grasas presentes en los alimentos marinos las que determinaron nuestro desarrollo. Otro hito importante fue el descubrimiento del fuego hace unos 1,8 millones de años. A partir de entonces, más aún después del 500.000 a. C., la cocción tuvo un gran impacto en la dieta y la evolución de nuestros antepasados. Gracias a ella, los tubérculos y las judías, que antes eran difíciles de digerir, se volvieron más comestibles y, en consecuencia, pudimos acceder a nuevas y valiosas fuentes de energía gracias a su alto contenido en hidratos de carbono.

Coincidió con el constante incremento del tamaño del cerebro, junto con un aumento simultáneo de la capacidad aeróbica, un acortamiento del intestino y una reducción del tamaño de los dientes.

Todos estos cambios fisiológicos tienen una explicación plausible: la cocción obligaba a nuestros antepasados a dedicar menos tiempo a masticar los alimentos y a digerir y absorber los nutrientes en el intestino. Las verduras, la carne y el pescado sin cocinar requieren bastante masticación.

Los genes apoyan esta teoría. Hace aproximadamente 1 millón de años, las enzimas amilasa que digieren los hidratos de carbono, y que convierten el almidón cocido en glucosa, empezaron a presentar múltiples variaciones. Esto supuso una mayor disponibilidad de combustible tanto para el cuerpo como para el cerebro.

Según Karen Hardy y Jenny Brand-Miller, de la Universidad de Sídney, «el consumo de mayores cantidades de almidón puede haber proporcionado una ventaja evolutiva sustancial a los homínidos omnívoros del Pleistoceno medio y tardío»[16].

El almidón cocido —una rica fuente de glucosa preformada— aumentó enormemente la disponibilidad de energía para los tejidos humanos más exigentes en glucosa, como el cerebro, los glóbulos rojos y los fetos en desarrollo.

Hacia el 20.000 a. C., la dieta del *Homo sapiens* cazador-recolector consistía principalmente en carne magra, pescado y marisco, huevos, verduras y frutas. Es posible que también se comieran algunas lentejas, hierbas, cereales y guisantes silvestres, pero estos alimentos no adquirieron mayor importancia hasta la Revolución Agrícola, más de 10.000 años después, cuando se inició la agricultura terrestre. No existía el consumo de productos lácteos ni, por supuesto, de alimentos procesados.

Mientras tanto, algunos grupos de nuestros primeros antepasados que habían abandonado África y vivían en regiones tan al oeste como Irlanda, al norte como Escandinavia y al este como China y Australia también sufrieron cambios climáticos de proporciones catastróficas. Otro punto álgido de la evolución se encuentra en Asia y China[17].

En Europa, la cultura magdaleniense, caracterizada por su avanzada labor en piedra, existió desde hace 17.000 años, en consonancia con el final de la última Edad de Hielo, hasta hace

12.000 años, en consonancia con el Dryas Reciente, un periodo de enfriamiento extremo que duró unos 1000 años y cuyo inicio posiblemente se debió a una lluvia de meteoritos[18]. Los glaciares empezaron a retroceder hace unos 20.000 años, lo que permitió que «especies vegetales anteriormente confinadas en hábitats protegidos [...] se extendieran mucho más allá de sus regiones de origen», según señala Ivan Crowe en su libro *The Quest For Food* ('La búsqueda de alimentos')[19]. Tales condiciones propiciaron el cultivo de los cereales silvestres que ya comían nuestros antepasados. El trigo, la cebada y las lentejas crecían bien en las orillas del mar de Galilea, donde los arqueólogos han encontrado pruebas de los primeros morteros y mazos, utilizados para moler.

Los máximos exponentes de estos granos son el trigo, el centeno y la cebada, que se convirtieron en pilares de la dieta mesopotámica hacia el 9000 a. C. Entretanto, los cereales menos robustos y relativamente bajos en gluten fueron descartados. No obstante, el gluten es una gran fuente de proteínas.

El cultivo generalizado de cereales, sobre todo trigo, facilitó la formación de aldeas y luego ciudades, a medida que las tribus abandonaban su tradicional estilo de vida nómada y se asentaban. La invención del arado permitió mayores cosechas, mientras que los almacenes de grano proporcionaron más seguridad durante los inviernos y las sequías.

Los animales domesticados empezaron a aparecer hacia el año 6000 a. C., siendo el primero de ellos la cabra. Esto provocó un enorme aumento del consumo de carne y, sobre todo, de productos lácteos. A continuación, se produjo un rápido crecimiento demográfico. Los campesinos sobrevivieron mejor que los cazadores-recolectores y fueron apropiándose de cada vez más tierras fértiles. A medida que el suministro de alimentos se hacía más estable, el ritmo de la civilización se aceleraba. Pero ello tuvo un precio. Nuestros cerebros empezaron a encogerse.

En resumen, hemos aprendido lo siguiente:

- Nos separamos de los chimpancés y los gorilas hace 6-7 millones de años al tiempo que aumentaba el tamaño de nuestro cerebro de 0,4 a 0,5 kg en comparación con el de un chimpancé o un gorila.

- Nos hicimos humanos gracias a una dieta mixta de alimentos marinos y vegetales a orillas del agua, y nos erguimos vadeando el agua. Solo una dieta basada principalmente en alimentos marinos podría haber proporcionado los elementos constitutivos necesarios para el cerebro humano, el cual alcanzó un tamaño máximo de 1,6 a 1,7 kg hace 30.000 años. Hoy se ha reducido a menos de 1,35 kg.

- Hace aproximadamente 1 millón de años, con el descubrimiento del fuego, nuestra dieta cambió cuando aprendimos a cocinar alimentos que antes no eran comestibles, lo que permitió que más nutrientes impulsaran el crecimiento del cerebro.

- Hace unos 10.000 años, amplios sectores de la humanidad empezaron a explotar la agricultura terrestre, con el consiguiente aumento del consumo de cereales, carne y leche. Esto coincide con las evidencias que demuestran lo inverso del crecimiento cerebral: la contracción del cerebro.

¿Por qué se encoge nuestro cerebro?

Tenemos una perspectiva más bien humano-céntrica, que sitúa a la humanidad en lo más alto y supone que la evolución es una constante en nuestra especie.

Pero actualmente las pruebas dejan claro que estamos involucionando y quizá, como los dinosaurios, estamos abocados a nuestra propia extinción, en gran parte como consecuencia de nuestra dieta. La muestra más sencilla de ello es que el tamaño de nuestro cerebro, que se calcula a partir del espacio que hay dentro del cráneo, ha disminuido en un asombroso 20% en los últimos 30.000 años y que la salud mental ha experimentado un declive cada vez más rápido en los últimos 50 años.

Aumento y disminución del tamaño del cerebro

La migración de los homínidos a la costa tuvo lugar hace unos 2 millones de años, según indican los registros fósiles. A partir de entonces, se produjo un crecimiento constante del espacio cerebral de 450 cc.

Tras unos cientos de miles de años de rápido desarrollo mental y físico en la costa de África oriental, el *Homo erectus* emprendió un viaje más lejano, llegando al sur del Mediterráneo, Oriente Próximo,

India y Asia oriental. Para entonces, el cerebro humano ya había duplicado su tamaño hasta alcanzar los 940 cc. Más tarde, aquellos *Homo erectus* que permanecieron en África —o posiblemente regresaron a ella— evolucionaron hasta convertirse en el *Homo sapiens*. Entonces, como sus antepasados antes que ellos, empezaron a extenderse por todo el mundo. Recientes descubrimientos arqueológicos en China, Israel y Marruecos sugieren que nuestra especie llegó a estos lugares hace unos 180.000 años[20].

Hace unos 32.000 años, el hombre de Cromañón poseía un cerebro de 1550 cc (lo que equivale a 1,55 kg). En Dolni Vestonice, República Checa, se descubrieron cráneos de hace 29.000 años con una capacidad de 1660 cc, es decir, más de cuatro veces el tamaño del cerebro de un chimpancé, de 384 g. Hace unos 10.000 años, el tamaño medio del cerebro se estimaba en 1550 cc[21].

Hoy, el tamaño medio de nuestro cerebro es inferior a 1350 cc, o 1328 cc según un cálculo reciente[22]. Eso supone una disminución de más del 20% en 30.000 años, y de más del 10% en los últimos 10.000, lo que coincide con el cambio a una agricultura basada en la tierra, con más carne y plantas y menos pescado, y el abandono de la caza y la recolección en costas y ríos. ¿Podría el cambio en nuestra dieta ser la causa principal de esa reducción, teniendo en cuenta, claro, que para que el cerebro se desarrolle son fundamentales los materiales adecuados para su formación, es decir, las grasas omega-3 y los fosfolípidos? No conozco ninguna explicación más convincente.

La nutrición impulsa la evolución

La historia que hay detrás de las teorías evolutivas de Darwin no es exactamente como la imagináis. Si le preguntamos a personas no especializadas en la materia qué propuso Darwin, seguramente nos hablarán de la «supervivencia del más apto», es decir, de cómo la «selección natural» impulsa la evolución. Esta tergiversación ha alimentado la idea errónea de que solo los miembros genéticamente «superiores» se impusieron a su especie mediante un proceso de selección natural. Pero lo que Darwin en realidad postuló fue lo siguiente:

> El hecho de que las variaciones ocurran con mucha más frecuencia en domesticidad que en estado natural [...] lleva a la conclusión de que la variabilidad está generalmente relacionada con las condiciones de vida a las que ha estado sometida cada especie durante varias generaciones sucesivas. [...] De los dos [factores, es decir, de la selección natural y las condiciones de vida], el segundo es el más importante[23].

Dejadme que lo explique un poco mejor, utilizando como ejemplos dinosaurios, gatos y rinocerontes, porque saber esto no solo permite definir el tipo de nutrición que se necesita para gozar de salud mental, sino también por qué la nutrición es la fuerza motriz de nuestra salud y evolución y debe ocupar un lugar central en la atención sanitaria, así como en la educación y la política. La selección natural, es decir, la supervivencia del más apto, solo interviene tras un cambio en el entorno.

La importancia de los recursos alimentarios

¿Qué llevó a la extinción de los dinosaurios hace 65 millones de años? ¿Fueron víctimas de un terrible impacto espacial? La teoría predominante es que un meteorito golpeó la Tierra y cambió drásticamente las condiciones del planeta. Otra posibilidad apunta a la erupción de un enorme volcán.

Los profesores Michael Crawford y David Marsh, en su trascendental libro *The Shrinking Brain* ('El encogimiento del cerebro'), ofrecen una explicación mucho más sencilla o potencialmente paralela y de enorme contribución:

> Un colapso de los sistemas medioambientales propiciado por el hecho de que los herbívoros más grandes agotaran sus recursos alimentarios podría haber acabado con los dinosaurios

sin necesidad de proyectiles extraterrestres o supervolcanes. De hecho, cualquiera podría haber bastado. Los dinosaurios quizá hayan sido responsables de su propia extinción, del mismo modo que nosotros somos responsables de la actual y masiva extinción de los demás habitantes de este planeta —y, ciertamente, de poner en peligro también nuestra propia supervivencia—.[24]

Por supuesto, Crawford y Marsh se refieren a las 500 especies que han desaparecido en los últimos 100 años por causas relacionadas con la actividad humana, como la sobreexplotación, la destrucción de los ecosistemas o hábitats y la contaminación.

En la era de los dinosaurios, todo adquiría enormes proporciones: gigantescos helechos, plantas y dinosaurios con cerebros diminutos que consumían 46 millones de kilos de alimento vegetal al año. Las plantas crecían más lentamente que los animales, que no hacían más que pisotearlas con sus enormes patas. «Este periodo fue el más caluroso de nuestro planeta —afirman Crawford y Marsh— y puede que los dinosaurios crearan su propio efecto invernadero».

Por qué el omega-6 de las semillas resultó esencial

¿Qué ocurrió a continuación? Después de los dinosaurios, aparecieron plantas más pequeñas y florecientes con semillas protegidas ricas en grasas omega-6. He de señalar aquí que las hojas de las plantas aportan omega-3, pero solo las semillas aportan omega-6, denominado también ácido linoleico. El ácido linoleico puede convertirse con bastante facilidad en ácido araquidónico (AA), que es el segundo componente esencial del cerebro, junto con el omega-3 DHA. Los cerebros de todos los mamíferos contienen tanto grandes cantidades de DHA omega-3 como de AA omega-6. Sin ellos, como ya se ha visto, el cerebro no podría funcionar correctamente. Sin ellos, como ya veréis, es imposible que vuestro cerebro destaque en tamaño.

Los peces son un ejemplo de ello. Obviamente, cuentan con un suministro inmediato de DHA en el océano. De las grasas esenciales presentes en la carne del bacalao, el 47% es DHA. Sin embargo, su carne tiene muy poca grasa, por lo que no es considerado un pescado azul o graso. El bacalao no es una buena fuente de omega-3, al contrario que el aceite de hígado de bacalao.

El pescado azul contiene aún más omega-3. Pero en los océanos no hay plantas con flores, tan solo un poco de omega-6 en las algas de las aguas templadas. Esto no solo limita la capacidad de los peces para desarrollar grandes cerebros, sino que la irrupción de un abundante omega-6 en el escenario es el cambio que probablemente condujo al abandono de la puesta de huevos por la incubación en el útero, lo que supuso un cambio en el juego.

Y la razón, propone Crawford, es simplemente que los cerebros de gran tamaño necesitan corazones y sistemas circulatorios más grandes.

A diferencia de los animales que ponen huevos, desde gallinas hasta reptiles, en los que todos los nutrientes necesarios para el desarrollo fetal han de ser empaquetados en el huevo desde el principio, los mamíferos dependen de una rica red de vasos sanguíneos placentarios que alimentan constantemente un suministro de nutrientes favorables para el cerebro. Un bacalao puede poner 1 millón de huevos. Eso equivale a la nutrición de la madre dividida por 1 millón y es todo lo que el bacalao en desarrollo obtendrá antes de nacer. Un feto humano, en cambio, se baña en un rico suministro de nutrientes durante nueve meses.

El omega-6 también estimula el crecimiento de los vasos sanguíneos, las cadenas de suministro del embrión en crecimiento. ¿Por qué los cerebros de todos los mamíferos contienen grandes cantidades de omega-6 (principalmente AA) y omega-3 (principalmente DHA)? Las grasas omega-6 y las prostaglandinas que producen no solo favorecen la formación de vasos sanguíneos, sino que también son sustancias «pegajosas». Es probable que este cambio en la alimentación provocara que los óvulos empezaran a «pegarse» al útero, lo que supuso el cambio a la reproducción mamífera. He aquí otro ejemplo de las «condiciones de existencia» de Darwin.

El ácido araquidónico es lo que diferencia a los reptiles de los mamíferos, puesto que es indispensable para construir los complejos vasos sanguíneos que abastecen al cerebro. Veintiséis días después de la concepción, el feto humano tiene ya un corazón. Los mayordomos del cerebro, las células gliales que suministran combustible a las neuronas, son excepcionalmente ricas en ácido araquidónico. Disponer de una fuente de alimento acorde, a saber, las semillas de las plantas, resulta esencial para el cerebro.

Pero hay un problema, que los rinocerontes no pueden resolver y que los gatos han solucionado. Como veréis (figura 16, página 157), el omega-6 presente en las semillas aparece primero como ácido linoleico. Unos pasos más tarde, se convierte en ácido araquidónico.

Casi no existe omega-6 en la hierba; únicamente podemos encontrarlo en las semillas. La hierba, en cambio, contiene ácido alfa-linolénico (ALA), que es un omega-3. Tras varios pasos a nivel bioquímico, muy lentamente, un poco de este ácido se convierte en DHA. «Así que, cuanto más rápido crece un animal comiendo hierbas, menos DHA puede producir», explica Crawford. En su lugar, canaliza toda su energía en extraer proteína y fabricar músculo. Como consecuencia, un rinoceronte, cuya dieta se compone efectivamente de hierba, no dispone del suministro de ácido araquidónico ni, sobre todo, del DHA necesario para desarrollar un cerebro voluminoso. Para el rinoceronte, todo es cuestión de fuerza: su cuerpo es 321 veces mayor que su cerebro. El rinoceronte ejemplifica uno de los mayores mitos de la nutrición: que las proteínas son importantes para el crecimiento. De las calorías de los pastos, que constituyen la dieta del rinoceronte, solo el 7% son proteínas. Sin embargo, el tamaño de nuestro cerebro no es resultado de la ingesta de proteínas, sino de la ingesta de grasas. Son las grasas esenciales, más que ninguna otra cosa, tanto el omega-3 DHA como el omega-6 AA, las que nos han hecho humanos.

No obstante, no son los únicos nutrientes imprescindibles para el cerebro. Minerales como el zinc, el magnesio y las vitaminas del grupo B, especialmente la B_6, son necesarios para fabricar las enzimas «desaturasas» que convierten respectivamente el ácido linoleico y el linolénico en AA y DHA. Todos estos nutrientes son igualmente abundantes en los alimentos marinos. El zinc es el más importante y el más copioso entre las ostras, los mejillones y otros ricos alimentos obtenidos a orillas del agua. La falta de zinc implica una menor capacidad para fabricar estas importantísimas grasas[25]. La falta de B_{12}, abundante también en los alimentos marinos, hace que las grasas esenciales no puedan unirse a las membranas celulares fijándose a los fosfolípidos.

Y bien, ¿por qué los gatos no solo son muy inteligentes, sino que, además, gozan de una excelente visión? Porque no pueden convertir el ácido linoleico omega-3 en AA ni el ácido linolénico en DHA. En su lugar, delegan este lento y costoso proceso energético en otras especies, como las ratas y los conejos, de quienes se alimentan. De este modo, ascienden en la cadena alimentaria y obtienen una fuente directa de DHA y AA a través de otras especies. Los leones devoran los órganos ricos en DHA y AA y abandonan el resto. Todo ese DHA, concentrado en sus ojos, hace que los gatos vean muy bien en la oscuridad y tengan ventaja sobre ratones, ratas y conejos. El problema para los gatos es que no pasaron de la tierra al mar, ni ocasionalmente, como nosotros, ni permanentemente, como los delfines, por lo que sus cerebros son más pequeños. Son los mejores amigos de cualquier pescador, ya que aman el pescado. Pero incluso un carnívoro inteligente como un león solo tiene un cerebro de 320 cc, una cuarta parte del nuestro o del de cualquier mamífero marino.

Nosotros, sin embargo, podemos hacer esa conversión que los gatos no pueden y la hacemos sintetizando tanto el AA como el DHA a partir de semillas y hojas. Esto nos permite obtener suficiente AA, aunque lo cierto es que nos resulta muy difícil obtener cantidades comparables de DHA únicamente comiendo hojas, dado que en nosotros eso entraña un lento proceso. Es por eso que el simple hecho de comer semillas de chía o de lino, ricas en ácido alfa-linolénico omega-3, no sustituye a una fuente directa de DHA procedente de alimentos marinos.

Otro problema es que el cerebro necesita una proporción omega-6/omega-3 inferior a 2:1, pero hoy en día la dieta de muchas personas es peligrosamente alta en omega-6 procesado procedente del aceite comercial de colza, girasol, soja y cacahuete, y baja en omega-3, con una proporción de algo así como 20:1 omega-6 a 3. Esta sobrecarga de omega-6 de mala calidad no solo acumula grasa en las células hasta no dejar espacio para la buena, sino que también sobrecarga las enzimas desaturasas y agota los cofactores nutritivos, como el zinc, el magnesio y la vitamina B_6, todos ellos muy escasos en la dieta de la mayoría de las personas, especialmente en la de quienes consumen alimentos procesados ricos en omega-6.

La historia del rinoceronte y el gato no solo nos enseña que necesitamos un suministro directo de DHA (alimentos marinos) y AA (semillas y frutos secos), sino que también ilustra cómo es el entorno nutricional el que impulsa nuestra evolución y por qué tenemos que tomarnos en serio la nutrición en la búsqueda de un óptimo estado de salud. Y eso también se traduce en un óptimo cociente intelectual.

La caída del CI

Los índices de cociente intelectual no han dejado de descender en las últimas décadas y gran parte de la culpa la tienen ciertos factores de nuestro entorno. Un grupo de investigadores noruegos encabezado por Ole Rogeberg, titular del Centro Ragnar Frisch de Investigación Económica, analizó los índices de CI de los hombres noruegos nacidos entre 1962 y 1991 y descubrió que las puntuaciones aumentaban casi 3 puntos porcentuales cada década en el caso de los nacidos entre 1962 y 1975, pero luego descendían de forma constante entre los nacidos después de 1975[26]. Este fenómeno coincide con la demonización de la grasa por parte del desacertado investigador Ancel Keys, quien logró persuadir a las autoridades estadounidenses de que la grasa era la causante de las enfermedades cardíacas y de que todos deberíamos seguir una dieta baja en grasas y, por tanto, alta en carbohidratos. Desde entonces, nuestros coeficientes intelectuales han ido descendiendo alrededor de un 7 % cada generación. Esto equivale aproximadamente al aumento que observamos en nuestro estudio al administrar a niños un multivitamínico de alta potencia frente a un placebo en 1987 (véase la página 349).

Rogeberg afirma: «Estudios similares realizados en Dinamarca, Gran Bretaña, Francia, Países Bajos, Finlandia y Estonia han demostrado una tendencia similar a la baja en cuanto a la puntuación del coeficiente intelectual». Para Rogeberg, dicho cambio no obedece a la genética: «No es que los tontos tengan más hijos que los listos, por decirlo crudamente. Es algo relacionado con el entorno, porque observamos las mismas diferencias en el interior de las familias».

En su opinión, aquello que nos rodea, lo que incluiría los cambios en el sistema educativo y en los medios de comunicación, una menor lectura y una mayor conexión a internet, así como una deficiente nutrición, explicaría semejantes resultados.

En 1972, el corresponsal agrícola Graham Rose predijo en *The Times* que seríamos «una raza de imbéciles» a menos que priorizáramos la nutrición del cerebro.

La definición de un grave deterioro del desarrollo neurológico se establece a partir de un cociente intelectual de entre 90 y 70. Si la actual caída del CI no se revierte, para 2080 entre un tercio y la mitad de la población mundial padecerá un grave deterioro del desarrollo neurológico.

Multiplicación de las enfermedades mentales

Por si fuera poco, según la OMS, a nivel mundial se observa un aumento de las enfermedades mentales, las cuales se están convirtiendo rápidamente en la mayor amenaza para la salud. Las tasas mundiales de depresión, demencia, suicidios y diversos trastornos relacionados con el estrés, como la ansiedad y el insomnio, no dejan de aumentar. Globalmente, el suicidio se ha convertido en la causa más común de muerte violenta, por delante de todas las guerras y asesinatos.

La importancia de la dieta puede verse en el hecho de que las tasas de suicidio[27], homicidio[28] y depresión[29] de un país se correlacionan con la ingesta de alimentos marinos. Los países sin salida al mar tienen las tasas más altas de bebés prematuros y, en el otro extremo de la vida, de demencia. En todo el mundo, cada tres segundos se diagnostica a alguien con demencia.

¿Es de extrañar que la salud mental esté en franco declive, dado que no alcanzamos ni de cerca un consumo parejo de grasas esenciales para el cerebro, fosfolípidos y micronutrientes? Y, con una población en aumento y una disminución de la oferta de alimentos marinos, sumado a la contaminación con metales pesados, PCB y microplásticos, es probable que las cosas empeoren mucho más.

El azúcar favorece el encogimiento cerebral

Se ha demostrado que un consumo elevado de azúcar, tanto en animales como en adolescentes, provoca la reducción del hipocampo cerebral, un factor determinante del alzhéimer (más información en el capítulo 11). Hasta la fecha, la persona más joven a la que se le ha diagnosticado alzhéimer tenía 19 años y era una joven china sin ningún riesgo genéticamente asociado[30]. La región del hipocampo es donde se encuentra el *núcleo accumbens*, sede del sistema de recompensa del cerebro basado en la dopamina, cuyos estimulantes principales son, hoy en día, el azúcar, la cafeína y la adicción a la tecnología, especialmente la basada en recompensas variables, como el botón de «me gusta». El alzhéimer probablemente sea una mala adaptación a lo que podría denominarse la programación genética de la «supervivencia del más gordo». Esta hipótesis la propusieron el profesor Richard Johnson, de la Universidad de Colorado, el neurólogo Dr. David Perlmutter y el Dr. Dale Bredesen (véase la página 335 para conocer sus asombrosos hallazgos sobre la reversibilidad de la demencia), y sugiere que, en épocas de escasez, el consumo de fructosa (azúcar de la fruta), ahora tan abundante en los alimentos procesados, hace que comamos más, ralentiza el metabolismo, provoca una acumulación de grasa, eleva el ácido úrico e induce la resistencia a la insulina, lo que consigue preservar el suministro de glucosa para el cerebro, algo esencial desde el punto de vista evolutivo[31]. Eso está bien si os estáis muriendo de hambre, pero ingerir todo este jarabe de maíz con alto contenido en fructosa añadido a los alimentos procesados cuando no os falta comida podría ser un camino inexorable hacia el alzhéimer. El libro *Baja el ácido,* del neurólogo David Perlmutter, explica por qué el aumento del ácido úrico es consecuencia de un exceso de fructosa y un factor determinante de tantas enfermedades tanto cerebrales como corporales. Sin embargo, los comerciantes han aprendido a utilizar el azúcar, y especialmente la fructosa, para crear adicción a sus productos vendiendo placer a corto plazo, una sensación derivada de la dopamina, camuflada bajo la apariencia de felicidad, que exploraremos en el próximo capítulo. Los ejemplos abundan: la hora feliz (o *happy hour*), la cajita feliz o la idea de la «felicidad en una botella». Todo eso suena muy bien, pero la sobreestimulación del sistema de recompensa acaba agotando la dopamina y provocando la muerte de las células cerebrales, lo que también provoca un descenso de la serotonina, la triptamina asociada a la felicidad, la conexión, el amor, la empatía y otras cualidades esenciales de una sociedad armoniosa: exactamente las cualidades que nos hacen humanos.

Somos testigos, por tanto, de la involución del cerebro y del declive y la caída de la salud mental, como así también del ideal de una sociedad armoniosa, un panorama que probablemente empeorará a medida que se incremente la población. Es urgente encontrar soluciones que permitan nutrir el cerebro adecuadamente.

Desarrollando cerebros sanos

El énfasis en la nutrición del ser humano ha recaído, durante demasiado tiempo, antes en el cuerpo que en la mente. Con el incremento de las proteínas, la carne y los productos lácteos, hemos ganado en altura, pero no en inteligencia. Como ya mencioné, el profesor

Michael Crawford ha sido capaz de predecir con exactitud quiénes tienen más probabilidades de gestar bebés prematuros. El nivel de DHA de la futura madre predice el desarrollo cognitivo del niño. En su ausencia, el índice de una grasa sustitutiva, como el ácido oleico, se eleva para cubrir las necesidades del cerebro neonato[32]. Sin embargo, no se trata de un sustituto adecuado, por lo que el desarrollo cognitivo se ve perjudicado. Los bebés cuyas madres tienen niveles bajos de DHA en sangre, comparados con los de aquellas que toman suplementos de DHA, tienen cerebros más pequeños[33] (el capítulo 22 muestra cómo desarrollar cerebros jóvenes y sanos).

Según Crawford, con una población creciente y un suministro de pescado cada vez menor, debemos fomentar una agricultura marina a gran escala para sobrevivir y proteger el cerebro. En sus palabras: «Sin DHA en abundancia, nos enfrentamos a un futuro de mayores enfermedades mentales y deterioro intelectual. No existe tarea más urgente que enfrentar ese futuro».

Del mismo modo que nuestros antepasados pasaron de ser cazadores-recolectores terrestres a agricultores rurales, nosotros debemos pasar de ser cazadores-recolectores marinos a agricultores marinos. En Japón, Crawford ha desempeñado un papel decisivo en la creación de arrecifes artificiales en los estuarios para recuperar la red trófica marina, desde mejillones hasta crustáceos y peces, así como en el cultivo de algas marinas a gran escala. Al procesar las algas, es posible obtener DHA, la grasa cerebral indispensable y ausente en las dietas basadas en plantas. Pero primero es necesario que saneemos nuestros océanos y repoblemos de forma inteligente la red trófica mediante la agricultura marina, regenerando el lecho oceánico, devastado por la pesca de arrastre, mediante la plantación de hierbas marinas y bosques de algas, como ya hacen en Japón, donde crean arrecifes artificiales que atraen de nuevo a la fauna marina.

De acuerdo con Crawford, «la agricultura marina también nos proporcionaría alimento para el cerebro y despojos para la acuicultura piscícola, en lugar de plumas de pollo y aceites vegetales, mientras que los bosques de kelp proporcionarían alimento y fertilizantes para la agricultura terrestre y fijarían CO_2 de forma similar a los bosques amazónicos, ayudando así a combatir el calentamiento global: un acierto múltiple. Asimismo, se generarían puestos de trabajo, de modo que se obtendrían beneficios económicos, y la necesidad de nuevas infraestructuras, educación, cría e investigación de peces, mariscos y flora marina, con la consiguiente puesta en marcha de una nueva revolución agroindustrial. Por si fuera poco, podríamos autoabastecernos de alimentos y combatir el encogimiento del cerebro, la escalada de las enfermedades mentales y el cambio climático».

No hay que ser un genio. Se trata simplemente de recrear las «condiciones de existencia» favorables para el retorno a una vida marino-alimentaria.

El brillante libro de Crawford expone las soluciones con más detalle desde los puntos de vista político y agrícola, cuestiones que escapan al alcance de este libro. Crawford ha sido condecorado con la Orden del Sol Naciente en Japón. En el Reino Unido apenas se emprende acción alguna al respecto. Sin embargo, a menos que abordemos la cuestión fundamental, es decir, que evolucionemos para prosperar gracias a una dieta compuesta por alimentos salvajes y marinos que no tiene nada que ver con la que seguimos hoy en día, nunca resolveremos esta crisis de salud mental.

Sin cerebros que funcionen plenamente, no tendremos ni la perspicacia ni la cooperación necesarias para afrontar y resolver los retos de una población creciente, un suministro de alimentos cada vez menor y una contaminación, un cambio climático y una demanda energética cada vez mayores. A la edad de 93 años, y utilizando la física cuántica, el profesor Michael Crawford ha resuelto el misterio de la visión: cómo los fotones que entran en el ojo se convierten rápidamente en la imagen precisa de lo que vemos. Todo tiene que ver con el DHA. Sin la cantidad suficiente carecemos de una visión aguda, que es exactamente lo que necesitamos en estos momentos[34].

Lo que la mente humana puede conseguir cuando se lo propone es extraordinario. Después de 18 años y más de 100 millones de horas de trabajo, los científicos e ingenieros de la NASA, con un presupuesto de 8000 millones de libras, están obteniendo imágenes del espacio profundo desde el satélite James Webb, en órbita a un millón de millas de la Tierra. Qué visión tan audaz: una mirada hacia el origen del universo, justo después del Big Bang, cuando nacieron las estrellas.

Sin embargo, aquí estamos, asomados al abismo del deterioro físico y mental, a la reducción de la esperanza de vida y al aumento de la incidencia del cáncer, la diabetes, la obesidad, la demencia y las enfermedades mentales. Y conocemos las soluciones. Lo que falta es que nuestros políticos abran los ojos. Y, mientras tanto, lo que es aún peor, nuestros cerebros han sido secuestrados, como os mostraré en el próximo capítulo.

En resumen, hemos aprendido lo siguiente:

- El cerebro necesita omega-3 DHA y nuestro suministro a partir de los alimentos ha ido disminuyendo, primero como consecuencia del paso a una agricultura basada en la tierra y, más recientemente, debido a los alimentos procesados, ricos en omega-6, pero carentes de omega-3, que no se parecen en nada a la dieta de alimentos silvestres que permitió nuestra evolución.

- Los animales carnívoros, aunque inferiores a los mamíferos marinos en tamaño cerebral e inteligencia, han externalizado la conversión de los omega-3 y 6 de origen vegetal en DHA y AA, algo que ellos no pueden hacer, así que hay que adelantarse a los herbívoros comiéndoselos.

- El paso de la puesta de huevos al desarrollo del útero de los mamíferos necesitó un suministro urgente de omega-6, que construye el rico riego sanguíneo del útero. El cerebro es rico en omega-3 DHA y omega-6 AA.

- No solo se está reduciendo el tamaño del cerebro, sino que el cociente intelectual no ha dejado de disminuir desde los años setenta, coincidiendo con la demonización de las grasas, que llevó a un gran aumento de los alimentos cargados de azúcar y ricos en carbohidratos. Paralelamente aumentan los problemas de salud mental.

- Un exceso de azúcar encoge el cerebro, produciendo el tipo de encogimiento y los déficits cognitivos que se observan en las primeras fases del alzhéimer. La edad más temprana a la que se diagnostica el alzhéimer no genético es 19 años.
- Tener suficiente DHA durante el embarazo es esencial para el cerebro del bebé.
- Tenemos que limpiar nuestros océanos y tomarnos en serio la agricultura marina, recreando las condiciones de existencia para atraer de nuevo la vida marina y la red trófica marina.

Han secuestrado vuestro cerebro... con basura, tecnología y estimulantes

Hasta ahora, hemos explorado el tipo de dieta y entorno que habría permitido el desarrollo de nuestros cerebros de *Homo sapiens* y por qué la dieta que llevamos hoy en día, carente de grasas beneficiosas para el cerebro y otros nutrientes y rica en azúcar y alimentos ultra-procesados, probablemente esté encogiendo nuestros cerebros, aton-tándonos y desencadenando un fuerte aumento de los problemas de salud mental. Pero no es solo la nutrición la que está creando la tormenta perfecta para nuestra debacle mental.

«Necesidades»

La cultura digital en la que nos movemos nos está empujando hacia un nuevo paradigma de estrés permanente, en parte porque los ex-pertos en mercadotecnia han aprendido a hacernos adictos a sus productos aplicando un nivel de estrés y recompensa variable para engañar al sistema de recompensa del cerebro y lograr que «necesi-temos» todo aquello que nos venden.

El psicólogo B. F. Skinner fue quien describió la recompensa variable en la década de 1930. Mientras estudiaba Psicología en la década de 1970, investigué sus trabajos, que, rápidamente, me sorprendieron. Skinner descubrió que los ratones respondían con mayor frecuencia a los estímulos asociados a la recompensa cuando esta se administraba tras un número variable de respuestas, de modo que el animal no sabía cuándo obtendría el premio. Nosotros no somos diferentes; si percibimos que una recompensa se entrega al azar y nos cuesta poco comprobarla, acabamos haciéndolo habitualmente. Así funcionan el botón «me gusta» de Facebook y las notificaciones de mensajes. También constituye la base de la adicción al juego, como ocurre con las máquinas tragaperras. El jugador no dejará de poner un poco de dinero cada vez, con la esperanza de que le toque el premio gordo. Al tirar de la palanca, se activa el circuito de la dopamina, que produce una sensación de bienestar y activa una respuesta de estrés. La recompensa variable potencia esta reacción.

El sistema de recompensa del cerebro se basa en la dopamina y la adrenalina, y los astutos expertos en marketing han aprendido a explotarlo y a hacernos adictos a todo tipo de cosas, incluidos nuestros teléfonos inteligentes y los anuncios a los que nos exponen.

El circuito de estrés/recompensa —uno de los mecanismos más antiguos del cerebro— es fundamental para nuestra supervivencia, pero también nos vuelve más impulsivos, más susceptibles a la manipulación y, efectivamente, más estúpidos. Y, sobre todo, nos convierte en excelentes consumidores.

Vivimos en la era espacial, pero tenemos mentes de la Edad de Piedra y las multinacionales han aprendido a hacernos neuroquímicamente adictos al consumo de sus productos. Nos venden placer disfrazado de felicidad. No es casualidad que los productos que compramos sean, justamente, «bienes».

El problema es que, como dice el profesor Robert Lustig, autor del excelente libro *Hacking the American Mind* (*Jaqueando la mente estadounidense*), «cuanto más placer busquéis, más infelices seréis». ¿Por qué? Porque «la liberación de dopamina suprime la serotonina, el neurotransmisor de la felicidad —explica Lustig—, que entonces provoca una sensación de infelicidad y depresión».

El secuestro de nuestro cerebro es también la razón por la que la depresión, el suicidio y la prescripción de fármacos psiquiátricos se han disparado hasta el punto de que, en el Reino Unido y EE.UU., aunque probablemente también en otros lugares, la cantidad de recetas de estos fármacos supera con creces el número de nacimientos anuales.

«Somos la población adulta más endeudada, más obesa, más medicada y drogada de la historia de la humanidad», afirma Lustig.

Hemos aprendido literalmente a engañar a nuestros cerebros y, al hacerlo, nos hemos engañado a nosotros mismos creando comportamientos y alimentos cada vez más adictivos.

Adicción al azúcar

Un ejemplo de ello es lo que ocurre en nuestro cerebro cuando consumimos azúcar. Al igual que la cocaína y la heroína, el azúcar estimula la producción de dopamina y endorfinas, activa el sistema de recompensa y, si se abusa de él, provoca una deficiencia en dicho sistema.

En 1999, la Dra. Candace Pert, catedrática de investigación del Departamento de Fisiología y Biofísica del Centro Médico de la Universidad de Georgetown, en Washington D. C., y autora del trascendental libro *Molecules of Emotion* ('Las moléculas de la emoción'), fue la primera en señalarlo con total claridad: «Considero que el azúcar es una droga, un producto vegetal altamente purificado capaz de crear adicción. Confiar en una forma artificial de glucosa, como el azúcar, para obtener un estimulante rápido es análogo, si no tan peligroso, como inyectarse heroína»[35]. En aquel entonces, esto se consideró una herejía, pero hoy en día la mayoría de la gente es muy consciente de ello. El guitarrista Eric Clapton aseguró que su problema de adicción comenzó con el azúcar, no con la heroína ni el alcohol[36].

Azúcar y grasas

El profesor Paul Kenny, neurofarmacólogo de origen dublinés, descubrió la importancia de esta combinación en su laboratorio del Hospital Monte Sinaí, en Manhattan, cuando empezó a someter a ratas a diferentes dietas. Al alimentar a un grupo de ratas con muchos alimentos azucarados y a otro con muchos alimentos grasos, ninguno de los dos grupos engordaba demasiado. Podían controlar su ingesta y tardaban más de un mes en aumentar de peso. Sin embargo, cuando se las alimentaba con una combinación de 50 % de azúcar y 50 % de grasa, como la contenida en una tarta de queso, Kenny notaba que las ratas «se zambullían de cabeza en una porción y se atiborraban tan vigorosamente que cubrían su pelaje de manchas. Una imagen para nada agradable». Después del atracón, las ratas seguían mordisqueando la comida, devorándola constantemente, como si el interruptor de apagado que las informaba de que estaban saciadas se hubiese averiado. De pronto, «cambiaron por completo», en palabras de Kenny. Dejaron de hacer ejercicio y ganaron una cantidad considerable de peso en solo siete días. También se convirtieron en adictas[37]. Cuando Kenny les quitó la comida basura y la sustituyó por comida saludable, las ratas se declararon en huelga de hambre.

El profesor intentó impedir que comieran la comida basura aplicándoles una descarga eléctrica en las patas: «Advertimos a las ratas de que recibirían una desagradable descarga en las patas mientras comían, haciendo parpadear una luz. Las ratas que comían el alimento más insípido se detenían rápidamente y se alejaban corriendo, pero una y otra vez las ratas obesas seguían devorando la comida más sustanciosa, ignorando la advertencia de que habían sido entrenadas para temer esa situación. Su deseo hedónico anulaba su sentido básico de autoconservación».

Comer en exceso, había descubierto Kenny, exprimía los sistemas de recompensa en el cerebro, tanto que en ciertos casos anulaba la capacidad del cerebro para indicarles a las ratas que dejaran de comer cuando ya habían saciado su apetito. Al igual que ocurre con los alcohólicos y los drogadictos, cuanto más tenían, más querían.

Y todo tiene que ver con la dopamina, el neurotransmisor cerebral clave de la recompensa y el deseo. Como las ratas, las personas que comen en exceso, al igual que los adictos a la cocaína y la heroína, se vuelven cada vez más resistentes a la dopamina; es decir, los receptores de dopamina de su cerebro se desactivan. Se ha demostrado que las personas obesas, y los drogadictos, tienen, en efecto, menos receptores de dopamina D2 (D2R)[38]. Las personas que nacen con niveles reducidos de D2R tienen un mayor riesgo genético de desarrollar obesidad y drogadicción, por lo que se puede estar genéticamente predispuesto a la adicción.

Los investigadores del Laboratorio Nacional de Brookhaven y del Instituto de Investigación de Oregón han demostrado que el sistema de recompensa de las personas obesas responde débilmente a la comida, incluso a la comida basura[39]. ¿Cómo supera un individuo esta ausencia de placer? Comiendo más alimentos gratificantes para obtener un estímulo temporal, perpetuando así el ciclo. Lo que descubrieron los investigadores fue que las personas obesas suelen comer en exceso solo para experimentar el mismo grado de placer que los individuos delgados disfrutan con menos comida.

Nicole Avena, de la Universidad de Florida, descubrió, junto con otros investigadores, que las grasas o azúcares particulares, los azúcares junto con las grasas y, posiblemente, la sal son las sustancias más adictivas[40]. Un estudio del profesor David Ludwig, del Hospital Infantil de Boston, sugiere que los carbohidratos rápidos altamente procesados y de digestión rápida podrían desencadenar vicios[41]. Pero, en general, las investigaciones indican que ningún ingrediente atiza mejor la adicción a la comida que el combo de grasas y azúcares, ricos en calorías. La naturaleza no fabrica este tipo de alimentos. Solo lo hace la industria alimentaria.

Del mismo modo, los refrescos de cola combinan la cafeína con azúcar y sal para incitarnos a beber más. Cuando se descubrió que los consumidores tendían a beber más al utilizar fructosa en lugar de glucosa, se eliminó la glucosa, que se derivaba del azúcar de caña, y se introdujo el jarabe de maíz con alto contenido en fructosa, que se extrae del maíz. Un ingrediente clave en la comida ultraprocesada de hoy en día.

Pero no solo la comida puede ser adictiva.

¿Adictos a vuestro smartphone?

De todos los cambios producidos en el siglo XXI, la «revolución digital» es el fenómeno que más ha modificado nuestro mundo hasta hacerlo prácticamente irreconocible. Sí, nuestra dieta y nuestro entorno han cambiado mucho, pero lo que realmente ha cambiado, sobre todo en las ciudades, que ahora albergan a la mitad de la humanidad y se calcula que albergarán a un 60 % en 2030, es el ritmo de vida. En todo el mundo, la gente duerme menos, tiene menos tiempo para el ocio, se siente más ansiosa y estresada, y se agota a un ritmo mucho mayor. Esto se refleja en el aumento de la tasa de absentismo laboral, depresión y suicidio, tendencia que se agrava especialmente en las ciudades.

La aceleración de la comunicación a través de correos electrónicos, teléfonos inteligentes y medios digitales implica que debemos reaccionar a las demandas y estamos bombardeados con ellas a una velocidad cada vez mayor. Nos hemos convertido, literalmente, en adictos a nuestros teléfonos[42]. La persona media revisa su teléfono 352 veces al día —más de una vez cada tres minutos— y lo desliza 2617 veces al día[43]. Una encuesta realizada en el Reino Unido informó de que el 62 % de la población no puede pasar la cena sin consultar su teléfono. Casi la mitad de nosotros (42 %) declara sentir ansiedad si no tiene el teléfono o no tiene señal, es decir, sufre «nomofobia»[44]. Nos vamos a dormir con el teléfono y lo comprobamos a primera hora al despertarnos. Una encuesta reveló que uno de cada diez estudiantes universitarios en EE. UU. admitió haber mirado su smartphone ¡durante el sexo!

Ya se trate de Facebook, Instagram, Twitter, Snapchat, LinkedIn o cualquier otra plataforma, su funcionamiento es similar: primero se capta vuestra atención y luego se os muestran anuncios adaptados a vuestros rasgos y comportamientos, información que la tecnología recopila sobre vosotros. Facebook, por ejemplo, ha aprendido a hacerlo mediante indicaciones, invitaciones a deslizar sin límites e iconos rojos que el usuario pulsa sin saber con qué se va a encontrar. ¿Y todo para qué? Básicamente, para vendernos cosas. Claro que tenemos todos nuestros contactos y nuestra vida social organizados en nuestros teléfonos y esa es en parte la razón por la que resultan irresistibles.

Facebook sabe incluso cuándo os sentís «inseguros», «inútiles» y «necesitáis un impulso de confianza» o estáis aburridos, e incluso puede asegurarse de que recibáis una notificación de un «me gusta» justo cuando lo «necesitáis» para manteneros enganchados. Si os sorprendéis comprobando vuestro teléfono a la menor sensación de aburrimiento, por pura costumbre, sabed que los programadores trabajan muy duro detrás de las pantallas para que sigáis haciendo exactamente eso.

«Me siento tremendamente culpable —admitió Chamath Palihapitiya, exvicepresidente de Crecimiento de Facebook, ante una audiencia de estudiantes de Stanford—. Los circuitos de retroalimentación a corto plazo impulsados por la dopamina que hemos creado están destruyendo la sociedad».

Y no solo eso, sino que el uso excesivo y nuestra dependencia están provocando un deterioro de la salud mental. Un estudio realizado con 143 estudiantes universitarios de la Universidad de Pensilvania, en el que se limitó el uso a treinta minutos al día frente a un grupo de control, halló reducciones significativas en los niveles de soledad y depresión entre los primeros[45]. Los investigadores concluyeron: «Nuestros resultados sugieren firmemente que limitar el uso de las redes sociales a aproximadamente treinta minutos al día puede conducir a una mejora significativa del bienestar».

Los problemas empiezan en la juventud. Un estudio realizado en Japón informó de que cuanto más tiempo frente a la pantalla pasan los niños de un año, más se retrasa su desarrollo comunicativo y de resolución de problemas a los dos y cuatro años[46]. El retraso en el desarrollo aumentó a medida que los niños pasaban más de una hora diaria frente a la pantalla. Aquellos niños con cuatro o más horas de tiempo de pantalla frente a los que tenían menos de una hora eran aproximadamente cuatro veces más propensos a los dos años y dos veces más propensos a los cuatro años a tener un retraso en el desarrollo de la comunicación y la resolución de problemas.

La clave está en comprender primero cómo funciona nuestro sistema de recompensa y cómo prevenir su desaparición, para luego tomar medidas que liberen a vuestro cerebro de la adicción, que es lo que os mostraré en el capítulo 20.

El sistema de recompensas del cerebro

Ya sea un mensaje, una notificación o un «me gusta», todos ellos desencadenan una señal de recompensa en vuestro cerebro. Los programadores cronometran y retienen los «me gusta» para dotarlos de esa cualidad extraadictiva que supone una recompensa variable. Como hemos aprendido antes, todo está relacionado con un diminuto órgano del cerebro llamado *núcleo accumbens*, ubicado en la zona hipocampal central. Este es el cuartel general de nuestro sistema de «recompensa» basado en la dopamina.

Cuanta más dopamina liberamos, más receptores se apagan, lo que nos lleva a buscar comportamientos y alimentos cada vez más placenteros. Las apuestas, los videojuegos, el exceso de comida, el sexo, las drogas, la comida rápida y otras adicciones digitales forman parte de ello. Insidiosamente y sin saberlo, nuestro cerebro ha sido secuestrado y los síntomas que sentimos son las consecuencias directas de una adicción deliberada. Con el tiempo, acabamos necesitando una estimulación constante y, para alimentarla, recurrimos a alimentos y bebidas que nos aporten energía instantánea: azúcar y café. Irónicamente, esta conducta nos sumerge en un ciclo de agotamiento mental y falta de energía para tomar decisiones sensatas que cambien nuestro estilo de vida y nos alejen de este camino insidioso que nos arrastra y nos impide dejar atrás los comportamientos adictivos.

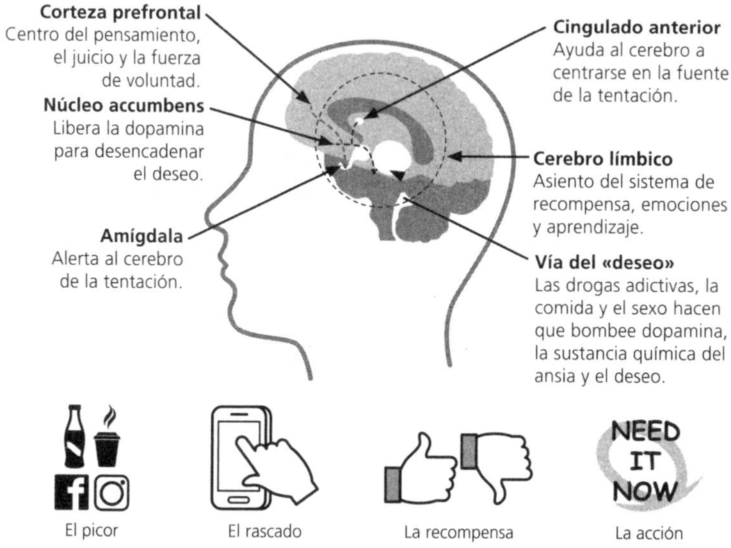

Fig. 9. El sistema de recompensa variable del cerebro.

Alcohol: el opio de las masas

Tanto si os habéis vuelto adictos al azúcar, a la comida, a las bebidas con cafeína, a las redes sociales, a los videojuegos, a los juegos de azar o a la estimulación incesante como si simplemente estáis atrapados en la trampa del estrés, debido a las exigencias laborales y vitales, puede que seáis incapaces de aplacar la sensación de ansiedad y estrés sin alcohol. El alcohol, una neurotoxina extremadamente bien conocida[47], es sin duda el opiáceo preferido de las masas.

También puede convertirse fácilmente en otra adicción. Quien empieza con, digamos, una copa de vino por noche puede descubrir, con el tiempo, que su necesidad de alcohol aumenta: a dos copas, tres, media botella o incluso más. Y, así, el consumo sigue aumentando. Al fin y al cabo, el alcohol es la moneda de cambio de un buen momento, algo normalizado como respuesta al estrés, glorificado en las películas y en el centro de nuestra cultura moderna —con una industria de 1,5 billones de dólares, que se espera que aumente a 2 billones en 2027[48]—, cuya promoción es constante. Mucho más que la religión, el alcohol se ha convertido sin duda en el opio de las masas. Mientras que fumar está ahora mal visto, todo lo que no sea beber en exceso se considera socialmente aceptable. Sin embargo, el alcohol, en el Reino Unido, se encuentra entre las cinco primeras causas de muerte y discapacidad y se ha convertido en la causa más común de muerte en hombres menores de 50 años (y pronto lo será para las mujeres), siendo responsable de una quinta parte de todas las muertes de menores de 50 años y de casi 30.000 muertes al año en total. Semejante situación debería precisarse sin preámbulos. Representa aproximadamente un tercio de las muertes causadas por el tabaquismo y diez veces más que las causadas por los opiáceos (incluidos la heroína y los analgésicos), y está clasificada como la droga más nociva de todas, incluidos los opiáceos [49]. Esta droga tan adictiva está ya tan aceptada socialmente que los Gobiernos evitan los llamamientos de los científicos y de los defensores de la salud para restringir su consumo, por miedo a las represalias de los votantes.

Un hecho que comúnmente se desconoce es que la muerte o la discapacidad provocadas por el alcohol no solo afectan a bebedores empedernidos. El riesgo aumenta exponencialmente con la cantidad de alcohol ingerida, ya sea cerveza, vino o licores. La buena noticia es que pequeñas reducciones tienen grandes efectos positivos en vuestra salud. En la práctica, quienes beben 50 g de alcohol al día (dos tercios de una botella de vino o equivalente) corren un riesgo de muerte prematura del 16 %. Una media de 20 g, dos vasos regulares de vino, sitúa ese riesgo por debajo del 1 %. En términos de mitigación del riesgo grave para la salud, incluida la muerte, el consejo del antiguo asesor del Gobierno británico, el profesor David Nutt, es que las mujeres no consuman más de 15 g y los hombres no más de 20 g al día, y que tengan al menos dos días sin alcohol a la semana. El profesor Nutt fue despedido por decir que el alcohol era una «bomba de relojería» más peligrosa que el éxtasis (MDMA), lo que es evidentemente cierto.

El problema es que, cuando uno se sumerge en un ciclo de búsqueda de recompensas, se fatiga más, se vuelve más ansioso e incluso puede llegar a deprimirse más. Y, en ese caso, es posible que «necesitéis» un estimulante.

¿Adicción a los estimulantes?

La otra gran droga socialmente aceptada y glorificada es la cafeína, principalmente en forma de café, aunque una taza de té fuerte tiene tanta cafeína como una de café normal. Al igual que la nicotina, el azúcar y el chocolate, que también contienen cafeína, el café estimula la liberación de dopamina y provoca una sensación de placer o recompensa. Imaginad un día sin café, té, azúcar, chocolate ni cigarrillos. Si gritáis: «¡No puede ser!», existe una posibilidad muy real de que sufráis algún nivel de adicción a estos estimulantes. Esto puede oscilar entre una adicción leve con la que podréis vivir a gusto y un problema grave que esté controlando vuestra vida.

Sin embargo, sea cual sea el nivel de adicción, la consecuencia neta es siempre menos energía, no más. La cafeína, tanto en el café como en el té, aumenta la liberación de adrenalina, cortisol y dopamina en vuestro cuerpo y cerebro, a la vez que inhibe la acción de la adenosina, una sustancia química calmante a nivel cerebral. La liberación de adrenalina en vuestro sistema os proporciona un impulso temporal, pero con frecuencia os fatiga y deprime más tarde.

Una de mis clientas, Bobbie, ilustra este problema a la perfección:

Bobbie llevaba una dieta sana y seguía un adecuado programa de suplementos vitamínicos y minerales diarios. Solo tenía dos problemas: falta de energía por las mañanas y dolores de cabeza ocasionales. También tenía un vicio: tres tazas de café al día. Tras persuadirla, dejó el café un mes. Para su sorpresa, sus niveles de energía aumentaron y los dolores de cabeza cesaron.

Para llevar a cabo una evaluación precisa de vuestra relación actual con los estimulantes, es necesario que os sinceréis con vosotros mismos sobre cómo los utilizáis. Para ello, rellenad durante tres días el inventario de estimulantes que aparece a continuación (o fotocopiadlo y completadlo). Anotad cuánto café consumís y cuándo, y haced lo mismo con el té, el chocolate, el azúcar (u otro dulce) y los cigarrillos. El alcohol está incluido porque forma parte del ciclo de la adicción.

Inventario de estimulantes

	1 unidad equivale a	Día 1	Día 2	Día 3
Té	1 taza	☐	☐	☐
Café (expreso)	½ cápsula	☐	☐	☐
Café (filtro o instantáneo)	1 taza	☐	☐	☐
Té verde	2 tazas	☐	☐	☐
Cola o bebidas con cafeína	1 vaso	☐	☐	☐
Píldoras de cafeína (por ejemplo, No-Doz, Pro Plus, Excedrin, Dexatrim)	1 pastilla	☐	☐	☐
Chocolate (con leche)	200 g	☐	☐	☐
Chocolate (negro)	70 g	☐	☐	☐
Azúcar añadido	1 cucharadita	☐	☐	☐
Azúcar oculto (es decir, azúcar listado en los ingredientes)	1 cucharadita/5 g	☐	☐	☐
Alcohol			☐	☐
Media pinta de cerveza, lager o sidra (4 %) = 1 unidad			☐	☐
Una medida de 25 ml de bebida espirituosa = 1 unidad			☐	☐
Vasito de vino (125 ml) (12,5 %) = 1,5 unidades			☐	☐
Vaso de vino grande (250 ml) (12,5 %) = 3 unidades			☐	☐
Cerveza, *lager* o sidra		☐	☐	☐
Bebidas espirituosas		☐	☐	☐
Vino		☐	☐	☐
Cigarrillos	1 cigarrillo	☐	☐	☐

Considerad también cuál es vuestra relación con estas sustancias. Por ejemplo, ¿compráis alguna vez dulces y escondéis los envoltorios para que los demás no sepan que los habéis comido? ¿Os derretís ante la carta de postres de los restaurantes y siempre cogéis un caramelo de menta o dos al salir? ¿Soléis añadir kétchup a vuestra comida?

¿Cuánto ansiáis y esperáis esa taza de café por la mañana o una segunda taza a media mañana? ¿Qué importancia tiene esa copa después del trabajo? ¿Sabe realmente todo el mundo cuánto fumáis? ¿Habéis aumentado vuestro consumo de cafeína a bebidas equivalentes a un «expreso doble» consumiendo más café en casa del que solíais consumir? ¿Necesitáis cantidades mayores para conseguir un «subidón», si es que lo tenéis, o ahora el café solo alivia ese difuso cansancio que notáis sin él?

Este tipo de relación con los estimulantes, a menudo envuelta en una actitud que los considera solo algunos de los inocentes placeres de la vida, es indicativa de un desequilibrio químico subyacente que agota vuestra energía y tranquilidad y, en el peor de los casos, alimenta problemas de salud mental.

Café, abstinencia de cafeína y descanso

Si os despertáis sintiéndoos bien y podéis funcionar sin un café, y no tenéis problemas importantes de salud mental, como, por ejemplo, dificultades para dormir, pero disfrutáis de un café al día que os proporcione un subidón de dopamina, eso no es un problema. Si abusáis del café, dicha relación es un buen objetivo al que aspirar. Pero tened en cuenta que las personas que no consumen cafeína declaran estar tan alerta al despertarse como las que beben café después de una taza. Por tanto, lo ideal sería no consumir cafeína en absoluto.

La mejor forma de medir vuestra relación con el café o la cafeína y de determinar si vuestro cerebro ha «desregulado» los receptores de dopamina y adrenalina es lo que ocurre cuando lo dejáis. Si la respuesta es nada, entonces no hay problema. Si, por el contrario, padecéis diversos síntomas de abstinencia[50], como dolores de cabeza, cansancio e irritabilidad, eso significa que vuestros receptores de neurotransmisores se han desregulado y tardarán unos días en volver a la normalidad. Para muchos, una única taza de café al día puede ocasionar síntomas de abstinencia si se interrumpe su consumo[51]. También conviene saber que el café, o la cafeína, consumido seis horas antes de dormir, que es aproximadamente el tiempo que la cafeína permanece en el organismo (aunque algunos metabolizan la cafeína mucho más rápido que otros), se asocia con trastornos del sueño[52] —ya sea dificultad para conciliarlo o despertarse por la noche—, por lo que es aconsejable no consumir cafeína después del mediodía, especialmente si tenéis problemas para dormir.

¿Té o café?

El té también contiene cafeína, pero cuenta también con teanina, un aminoácido con propiedades calmantes que ha demostrado mejorar las capacidades cognitivas[53]. También protege los receptores GABA, que son el interruptor de apagado de la adrenalina del cerebro. En general, el té, con su contenido en teanina y cafeína, es mejor para vuestra salud que el café. El té verde podría tener también algunos beneficios respecto al té negro: está hecho con la misma planta, pero se procesa de forma diferente, por lo que es más rico en antioxidantes y polifenoles.

¿Beneficios o excusas?

Un capítulo entero podría escribirse sobre los aparentes beneficios del té, el café e incluso algunas formas de alcohol. Se habla de los efectos beneficiosos del resveratrol en el vino tinto, de los polifenoles en el café y el cacao, y de otros antioxidantes en el té, e incluso de los posibles beneficios del café en relación con el cáncer de próstata y el párkinson.

Pero no olvidéis que la naturaleza de cualquier dependencia crea un conjunto psicológico de excusas que nos sirven para justificar el consumo del compuesto adictivo. Estas pueden ir desde «Es que es demasiado rico» (el azúcar) hasta «Un poco de lo que nos apetece siempre hace bien», pasando por «Debo concentrarme, necesito un café», «Estoy tan estresado que mi cuerpo pide una copa», etcétera. Por supuesto, todas estas sustancias funcionan; de lo contrario, no nos sentiríamos atraídos por ellas, y su uso consciente en determinadas circunstancias tiene sentido. Por ejemplo, si ocurre algo trágico y os sentís completamente destrozados, tomar una bebida que adormezca la mente es una forma válida y atractiva de sobrellevarlo (aunque en el capítulo 18 aprenderéis otras formas de afrontarlo). Si una de vuestras tareas presenta un plazo inusual y necesitáis trabajar toda la noche, la cafeína puede ayudaros. Pero, cuidado, porque, si ya bebéis mucho café todos los días, entonces pocos beneficios obtendréis.

En resumen, de lo que se trata aquí es de comprender cómo la combinación de azúcar, estimulantes con cafeína, alcohol, adicción a la tecnología y a las redes sociales, compras, apuestas, juegos de azar, etc., puede secuestrar el sistema natural de recompensa de vuestro cerebro para sentirse bien y provocar lo contrario: que os sintáis más cansados, ansiosos, insatisfechos y deprimidos que nunca. Si os ha ocurrido algo así, aquí tenéis unas sencillas sugerencias que, paso a paso, os ayudarán a recuperar todo el potencial de vuestro cerebro para sentiros bien, con energía, lucidez, concentración y determinación:

- *Limitad vuestro tiempo en las redes sociales.* Treinta minutos al día como máximo es un buen objetivo. Dependiendo de cuánto las utilicéis, puede que tengáis que ir reduciéndolo poco a poco. Apagad el teléfono o ponedlo en modo «Avión» al menos una hora antes de acostaros y mantenedlo así al menos una hora por la mañana. O, si debéis tenerlo encendido, no consultéis las redes sociales durante un par de horas después de despertaros. En su lugar, dedicad ese tiempo a algo productivo o que promueva vuestra salud.
- *Limitad vuestro consumo de cafeína a menos de 100 mg al día.* Eso equivale a una taza fuerte de café o dos tazas más suaves de té. Si tomáis una segunda taza, utilizad la misma bolsita de té o tomad un café de filtro «pasado».

- *Evitad toda la cafeína después del mediodía.*
- *Evitad la compra de alimentos que contengan azúcar añadido, dátiles o pasas.* (Los dátiles y las pasas, al contener principalmente glucosa, son similares al azúcar, con una carga glucémica muy elevada. Por eso se utilizan como sustitutos del azúcar en los llamados alimentos «sin azúcar»). Leed la etiqueta. Recordad que 4,5 g de azúcar es una cucharadita de azúcar. Esta es la cantidad máxima de azúcar añadido a la que se debe aspirar. Lo ideal es que solo ingiráis azúcar en frutas enteras. El zumo de fruta también tiene un alto contenido en azúcar, por lo que es mejor evitarlo o limitarlo. (El capítulo 11 os dará toda la información sobre el azúcar).
- *Limitad vuestro consumo diario de alcohol a 20 g, o un máximo de dos copas de vino normales.* Un vaso pequeño de vino tinto (125 ml o 12,5 g) reduce el riesgo de alzhéimer, pero una cantidad mayor lo aumenta.
- *Pasad por lo menos dos días a la semana sin beber alcohol.*
- *Si padecéis otras adicciones —videojuegos, ludopatía, drogas, etc.—, leed el capítulo 20.*

En los capítulos siguientes, profundizaré en cómo podéis potenciar de forma natural vuestro nivel de bienestar, favoreciendo la serotonina frente a la dopamina, es decir, la felicidad frente al placer.

El profesor Lustig explica esa diferencia de la siguiente manera:

- El placer es efímero. La felicidad es duradera.
- El placer es visceral. La felicidad es etérea.
- El placer es tomar. La felicidad es dar.
- El placer se puede conseguir con sustancias. La felicidad no se consigue con sustancias.

- El placer se experimenta en soledad. La felicidad se experimenta en compañía.
- Los extremos del placer conducen a la adicción a sustancias o comportamientos. No existe la adicción a la felicidad.

Mitos de la mente: de los genes a los fármacos

En la antigua Grecia, se culpaba a las enfermedades de ofender a los dioses y se prescribían penitencias para apaciguarlos. Pero todo cambió con la llegada de Hipócrates, que revolucionó la medicina centrándose en las causas subyacentes, cuya clave, según él, era la dieta. Desde el descubrimiento del ADN y la secuenciación del código genético, ha habido una tendencia a atribuir las enfermedades a los genes, especialmente en el caso de aquellas para las que no encontramos cura. Pero ¿y si, otra vez, la clave fuera la dieta?

Los genes son mucho menos relevantes para la salud mental y física de lo que la mayoría de la gente cree. En realidad, lo que comemos y la forma en que vivimos, es decir, «las condiciones de existencia» que Darwin propuso como motor crítico de nuestra evolución, son lo que más influye en nuestra salud. Prueba de ello son los estudios realizados con gemelos idénticos, cuyo material genético es idéntico, y que han servido para observar si comparten o no las mismas enfermedades.

En general, se ha descubierto que el componente hereditario representa alrededor del 20 % del riesgo, dejando el 80 % al «entorno» de la persona[54]. Pero incluso ese 20 % de «heredabilidad» no se debe en su totalidad a los genes, ya que los gemelos también comparten muchos factores externos en su crianza. No obstante, eso no significa que heredar ciertos genes no sea importante, y saber qué genes y variaciones genéticas tenéis puede ayudaros también a personalizar vuestra nutrición perfecta.

Pero, primero, ¿qué son los genes y cómo ejercen su efecto?

Genes

Gran parte de nuestro cuerpo está compuesto por proteínas, que a su vez están formadas por aminoácidos presentes en los alimentos que ingerimos. Nuestro organismo digiere las proteínas hasta llegar a los aminoácidos. Se podría decir que los aminoácidos son los pilares y nuestros genes los constructores, o, más exactamente, el plano. Cada gen es un trozo de «código» que instruye a nuestro cuerpo para ensamblar los aminoácidos en una configuración determinada y fabricar así, por ejemplo, insulina, adrenalina, piel, hueso, etc.

Todos los genes ejercen su influencia en nuestra biología. Esto significa que cambiar nuestra biología, por ejemplo, cambiando lo que comemos, también modifica la forma en que los genes actúan. La influencia de factores externos sobre nuestros genes se denomina *epigenética*.

Variaciones genéticas

La mayoría de las variaciones genéticas —también llamadas polimorfismos, pues existen muchas formas y es posible que no heredéis la mejor— pueden predecir un mayor riesgo de algo, pero no ser su causa. Por ejemplo, ya hemos aprendido que algunas personas han heredado un gen del receptor D2 menos funcional, lo que significa que no fabrican tan bien los receptores del neurotransmisor de la dopamina que nos hace sentir bien y son más propensos, por lo tanto, a desarrollar adicción.

En algunas personas faltan genes y en otras hay un gen de más. Esto es lo que ocurre con el síndrome de Down: tienen un conjunto extra de genes ensartados en un cromosoma en espiral. En la enfermedad de Turner, falta un cromosoma, por ejemplo. Se trata de enfermedades originadas en los genes.

En algunas personas, la presencia de un gen concreto provoca una enfermedad, de forma que todos o casi todos los que lo tienen también la contraen. Por ejemplo, si una persona tiene los genes APP o PSEN (abreviatura de presenilina), tiene, por desgracia, muchas probabilidades de padecer alzhéimer. Afortunadamente, representan menos del 1% de los casos. Si vuestra madre o bien vuestro padre tiene un gen «candidato» de este tipo, entonces vuestro riesgo es del 50%.

Es probable que alguien con síndrome de Down o un raro gen candidato del alzhéimer tenga alguna parte de su biología torcida. Por ejemplo, puede que ciertas enzimas no funcionen tan bien, lo que en gran medida conduce a una mayor oxidación, señal de un envejecimiento prematuro. Pero incluso a estas personas se las puede ayudar con una nutrición adecuada. Me recuerda el trabajo del Dr. Henry Turkell, que obtuvo resultados asombrosos optimizando la nutrición de una persona.

Así sucedió en el caso de Wendy:

Wendy tenía cuatro años, pero su edad mental era de 21 meses. Tenía un cociente intelectual de 44 y estaba diagnosticada con un retraso mental. Cuando empezó la terapia megavitamínica, su capacidad de atención pasó de 10 segundos a 15 segundos y luego a 10 minutos. En tres meses empezó a hablar con frases completas. Tras seis meses de tratamiento, su coeficiente intelectual había subido a 72. A los ocho años, su puntuación de CI era de 85, lo que la clasificaba como ya no retrasada: era un cambio de 40 puntos en cuatro años[55].

Un riesgo genético sobre el que se puede actuar con medidas preventivas es el relacionado con el gen ApoE, concretamente con una de sus variantes, llamada ApoE4.

La ApoE y otras exageraciones

La ApoE contribuye a la producción de colesterol y se encarga de transportarlo, junto con las grasas, por todo el cuerpo. Si heredáis la variante ApoE4, es más probable que tengáis el colesterol más alto y vuestras posibilidades de desarrollar alzhéimer son un 4-6% mayores. Una de cada cinco personas tiene la variante del gen ApoE4 y el actor Chris Hemsworth, quien reconoce tener este gen, afirma estar muy preocupado debido a la posibilidad de desarrollar alzhéimer en el futuro. Sin embargo, os aseguro que, si adopta las medidas adecuadas, como seguir una dieta sana, no tendrá por qué preocuparse.

Un ejemplo de ello es un estudio enormemente significativo publicado en la *British Medical Journal* sobre el deterioro cognitivo relacionado con la edad y la demencia, que descubrió que mejorar la dieta y el estilo de vida reduce nueve veces el riesgo futuro de desarrollar demencia[56]. El estudio también demostró que heredar la variante ApoE4 no suponía ninguna diferencia en la reducción positiva del riesgo que se podía conseguir con simples cambios en la dieta y el estilo de vida.

Según el profesor David Smith, de la Universidad de Oxford, «los genes solo pueden influir a través de mecanismos no genéticos, que suelen ser susceptibles de modificación mediante, por ejemplo, cambios en la dieta. Este estudio demuestra que la dieta y nuestro estilo de vida son mucho más importantes que haber heredado una variante genética, como la ApoE4». Menos del 1% de los casos de alzhéimer están causados directamente por los genes.

Y agrega: «Este estudio demuestra que pasar de un estilo de vida promedio a uno saludable, haciendo especial hincapié en una dieta sana, puede reducir drásticamente el riesgo futuro de una persona de desarrollar deterioro cognitivo y demencia».

Muchas de las recomendaciones que aquí os daré para vuestra salud mental en general actúan también sobre estos genes de «riesgo». El efecto negativo de la ApoE4 se mitiga con una dieta de baja carga glucémica (CG, una medida de la carga de azúcar y carbohidratos) o una dieta más cetogénica (véase la página 200), con elecciones alimentarias específicas del estilo mediterráneo, incluyendo pescados grasos, verduras crucíferas y aceite de oliva, y con un bajo consumo de alcohol. Existen pruebas razonablemente sólidas de que ciertos nutrientes suplementarios amortiguan los efectos negativos de la ApoE4. Se trata del omega-3 DHA, las vitaminas del grupo B (B_2, B_6, B_{12} y folato), las vitaminas D_3 y K_2, la quercetina y el resveratrol[57]. Este tipo de mejoras nutricionales nos ayudan a todos, pero son especialmente importantes para quienes presentan dicha variación genética.

Otro ejemplo de variante genética común en aproximadamente una de cada tres personas corresponde al gen MTHFR y su variante MTHFR677TT. Este gen regula un proceso llamado metilación (más sobre esto en el capítulo 8). Heredar esta variante aumenta el riesgo de padecer muchos problemas de salud mental, como autismo, alzhéimer, depresión, párkinson y esquizofrenia[58], porque la metilación es una piedra angular de la salud mental.

Una metilación deficiente también eleva el nivel de homocisteína, un aminoácido tóxico que daña el cerebro y los vasos sanguíneos. Con ello se multiplica por 17 el riesgo de sufrir enfermedades cardíacas, derrames cerebrales y desajustes circulatorios en el cerebro, lo que se denomina disfunción cerebrovascular[59].

Sin embargo, en los estudios en los que se administraron suplementos de vitaminas B, cuya ingesta reduce la homocisteína y favorece la metilación, el hecho de que una persona tuviera o no este gen defectuoso no supuso ninguna diferencia significativa en la efectividad de las vitaminas B para preservar la memoria o prevenir el encogimiento cerebral. Así pues, lo importante es medir y mantener siempre por debajo de 10 mcmol/l el nivel de homocisteína, independientemente de si se tiene o no la variación genética. Aquellas personas que posean dicha variación genética solo tendrán que esforzarse un poco más para mantener su nivel de homocisteína por debajo de esa cifra.

Tener estos genes candidatos puede compararse con tener un coche con tendencia a una avería concreta. Sin embargo, si el coche se revisa adecuadamente, esta circunstancia no supone problema alguno.

Hacerse una prueba genética (véase la sección «Recursos») que os indique, por ejemplo, si tenéis la variación ApoE4 o la MTHFR 677TT os dirá con qué aspectos de vuestra dieta y estilo de vida debéis tener cuidado. Pero no debería ser motivo de ansiedad la posibilidad de contraer la enfermedad relacionada con dichos genes. Vuestra salud depende en gran medida de vosotros.

Fármacos

Es sabido en todo el mundo que el sistema médico se ha orientado hacia la prescripción de fármacos como solución a los problemas de salud. Cuestionar siquiera esto se considera a menudo una herejía médica.

Por qué los fármacos no atacan la causa y raramente dan en el clavo

Tomemos como ejemplo los fármacos psiquiátricos: cada año aumentan las prescripciones y así también lo hacen los trastornos mentales. Por lo tanto, lo que esté provocando nuestra crisis psicológica no se soluciona, desde luego, con medicación. Hay que tener en cuenta muchos otros factores. Como hemos visto, la tasa de depresión y suicidio de un país sigue la pista de su ingesta de omega-3. Del mismo modo, a medida que la ingesta de azúcar y carbohidratos se disparó a partir de los setenta, también lo hizo la depresión, mientras que la ingesta de B_{12} y folato predice el riesgo de demencia en etapas posteriores de la vida. El aislamiento por la pandemia de covid incrementó también los problemas de salud mental. Las prescripciones de antidepresivos se dispararon. Pero no sirvieron para combatir la soledad.

Incluso si estas enfermedades no os preocupan en sí mismas, constituyen la «punta del iceberg», siendo la causa el colapso casi universal de la energía mental, la claridad, el estado de ánimo y la estabilidad emocional. Comprender lo que hacen o intentan hacer estos fármacos y qué enfoques nutricionales y de estilo de vida son eficaces nos puede ayudar a entender cómo optimizar nuestros cerebros y ganar más resiliencia en el terreno de la salud mental.

Una y otra vez descubrimos que un medicamento a) no ataca la verdadera causa de la enfermedad, b) es mucho menos eficaz de lo que se supone y c) tiene efectos adversos que a veces son tan graves como la condición que está tratando. Sin embargo, muy a menudo un enfoque nutricional y centrado en el estilo de vida aborda la causa real con la misma o mayor eficacia que los tratamientos farmacológicos y, además, no tiene efectos adversos, sino que, en muchas ocasiones, son positivos.

Incluso los fármacos para la esquizofrenia o el párkinson, que suponemos hoy imprescindibles, solo llegan a serlo porque las causas subyacentes han sido ignoradas durante demasiado tiempo.

Los medicamentos para la esquizofrenia son corsés químicos

Antes de que existieran los medicamentos para la esquizofrenia, las personas enfermas eran encerradas en manicomios. Paradójicamente, los psicofármacos son en realidad tranquilizantes o sedantes que actúan como camisas de fuerza químicas y tienen la ventaja de mantener a los enfermos en casa y reducir su riesgo de hacerse daño a sí mismos y a los demás. A pesar de ello, aproximadamente uno de cada veinte acaba quitándose la vida[60]. Los fármacos no «tratan» la enfermedad; simplemente amortiguan los efectos. He aquí la conclusión de un interesante estudio:

Aunque los medicamentos antipsicóticos se han erigido como el tratamiento óptimo para los síntomas positivos, están limitados a la hora de tratar los síntomas negativos. A este inconveniente se suma el hecho de que este tipo de terapia se basa únicamente en la sintomatología y la dosificación suele determinarse mediante un proceso de prueba y error. En las personas que responden a la medicación antipsicótica, los efectos secundarios pueden ser angustiosos e intolerables. A menudo, son necesarios tratamientos farmacológicos adicionales para combatir dichos efectos o para evitar que se produzca una interrupción del tratamiento, lo que conduce posteriormente a una recaída. Asimismo, aproximadamente un tercio de las personas con esquizofrenia no responden a la medicación antipsicótica, ya sea sola o en combinación con asesoramiento psicodinámico y otro tipo de farmacoterapia[61].

El estudio, enmarcado en un máster que financiamos en la fundación Food for the Brain, demuestra que los problemas de metilación (indicados por niveles elevados de homocisteína) y las intolerancias alimentarias son determinantes, y que la suplementación con vitaminas del grupo B, antioxidantes y grasas esenciales es capaz de mejorar la situación. Los ensayos con placebos y vitaminas del grupo B que se han realizado desde hace sesenta años han resultado notablemente eficaces para detener las alucinaciones[62]. Fueron los primeros «ensayos controlados a doble ciego» de la historia de la psiquiatría y los llevó a cabo mi mentor, el Dr. Abram Hoffer, director de investigación psiquiátrica en Saskatchewan, Canadá. Hoffer acabó tratando con éxito a miles de esquizofrénicos, rehabilitándolos a una vida normal y libre de drogas. Estudios más recientes están demostrando que las dietas cetogénicas bajas en carbohidratos son también muy prometedoras (de las que hablaremos en el capítulo 12).

Más adelante, compartiré con vosotros los testimonios de personas a las que previamente se les había diagnosticado esquizofrenia y que ahora no necesitan medicación alguna para vivir.

La carencia de vitamina B contribuye a la aparición del párkinson

En el caso del párkinson, una enfermedad neurodegenerativa muy incómoda, el cerebro se vuelve incapaz de fabricar o transportar dopamina, por lo que es necesario suministrar el fármaco levodopa, que atraviesa fácilmente la sangre y el cerebro, donde puede utilizarse para fabricar dopamina. Pero ¿qué origina este problema en primer lugar?

La dopamina se fabrica a partir del aminoácido tirosina. Para que esto ocurra, deben funcionar varias enzimas que dependen de diversos nutrientes. Las vitaminas B_6, B_{12} y el folato son muy importantes en este proceso, al igual que lo son para la demencia. Si no ingerimos la cantidad suficiente de estas vitaminas, nuestro nivel de homocisteína aumenta. Según un estudio reciente:

> La homocisteína puede estar asociada con el desarrollo y la progresión de la enfermedad de Parkinson. Los niveles plasmáticos de homocisteína en pacientes con párkinson son elevados en comparación con los de individuos sanos. Un nivel elevado de homocisteína favorece el desarrollo y la progresión de dicha enfermedad[63].

Tanto una elevación de la homocisteína como la falta de vitamina B_{12} o de ácido fólico predicen potencialmente la aparición y el desarrollo del párkinson, concluye a su vez otro estudio[64].

Según un tercero: «El tratamiento con levodopa para la enfermedad de Parkinson tiende a elevar aún más los niveles circulantes de homocisteína. Esto plantea la cuestión de si los pacientes con párkinson que toman levodopa deben ser tratados simultáneamente con una terapia continuada de vitaminas B»[65].

Esto no prueba de forma concluyente que el aumento de la homocisteína o la falta de vitamina B_{12} o ácido fólico tengan algo que ver con la aparición del párkinson, pero es altamente probable que así sea. Solo el 3-5 % «depende de los genes», según un estudio reciente de la revista médica *The Lancet*[66].

Ilusiones y engaños del alzhéimer

La ilusión del amiloide

Es posible encontrar depósitos de placa amiloide en el cerebro de las personas con alzhéimer. En los dientes de personas con gingivitis se acumulan depósitos de sarro. El colesterol dañado obstruye las arterias con ateroma. Los espolones óseos son una manifestación de la artritis en las articulaciones. ¿Son estos la «causa» de la enfermedad o la consecuencia? ¿En qué debería centrarse el tratamiento?

Citando un editorial de la *Journal of the American Medical Association*, «aunque muchos investigadores creen que el amiloide está involucrado en la patología del alzhéimer, a fecha de junio de 2023 nunca se ha demostrado que esta proteína sea la causa. En los ensayos clínicos, los fármacos que se dirigían (y reducían con éxito) al amiloide no mostraron ningún beneficio»[67].

Otro editorial, esta vez en la *British Medical Journal*, que analiza el último fármaco antiamiloide, el donanemab, se pregunta: «¿Están estos nuevos tratamientos para la enfermedad de alzhéimer abriendo caminos o solo conducen a ninguna parte?»[68]. En resumen, no se pudo demostrar el beneficio clínico de estos fármacos dentro de un contexto marcado por terribles efectos secundarios e incluso muertes:

> Estas modestas diferencias absolutas son inferiores a las diferencias mínimas clínicamente importantes habitualmente definidas. Se observaron edemas [hinchazón] en el 24% de los participantes tratados con donanemab y hemorragias [sangrado] en el 19,7%, lo que hizo necesario un seguimiento con resonancias magnéticas seriadas y provocó tres muertes.

La tasa de encogimiento del cerebro en su conjunto también aumentó en más de un 20%.

Investigadores daneses que analizaron otro fármaco antiamiloide en la *Journal of Alzheimer's Disease* escribieron:

> Los beneficios del tratamiento con lecanemab son inciertos y pueden suponer un perjuicio neto para algunos pacientes. Los datos no apoyan la hipótesis del amiloide. Observamos sesgos potenciales derivados de la inclusión, el desenmascaramiento, el abandono y otras cuestiones. Dados los considerables efectos adversos y la heterogeneidad de los subgrupos, concluimos que la eficacia del lecanemab no es clínicamente significativa, en consonancia con numerosos análisis que sugieren que el amiloide y sus derivados no son los principales agentes causantes de la demencia de la enfermedad de alzhéimer[69].

Sin embargo, los titulares de los periódicos afirman que los fármacos antiamiloides son un «gran avance», un «punto de inflexión» y el «principio del fin del alzhéimer». A pesar de tanto bombo y platillo, las nuevas inyecciones de anticuerpos «antiamiloides» han producido muy pocas mejoras clínicas significativas, si es que han producido alguna, y alrededor de un tercio de los sujetos de prueba han sufrido hemorragias o inflamaciones cerebrales. Cinco personas murieron en dos ensayos recientes, según se cree, como consecuencia del tratamiento.

Mientras tanto, la combinación de suficientes vitaminas B y omega-3 no solo ha superado el beneficio clínico de estos medicamentos, sino que también ha ralentizado notablemente el ritmo de encogimiento cerebral en dos tercios, y sin ningún efecto secundario.

El engaño de la p-tau

La tau es una proteína estructural que ayuda a construir el esqueleto del cerebro, de forma parecida a las tuberías a través de las cuales llegan los nutrientes y las señales nerviosas a las distintas partes de este órgano. Nuestros cerebros albergan un equilibrio entre la proteína tau y la tau fosforilada, abreviada p-tau. Una acumulación anormal de p-tau hace que estos canales tubulares se enreden y dejen de funcionar, provocando la muerte de las neuronas[70].

Un exceso de p-tau también desordena las mitocondrias, las fábricas de energía de las células, lo que puede provocar fatiga cerebral. Cuanto más se acumula la p-tau, mayor es el riesgo de sufrir problemas cognitivos y de padecer alzhéimer. Se ha demostrado que las personas con deterioro de la memoria tienen relativamente más proteína p-tau que tau.

El siguiente objetivo de los fármacos contra la demencia pasa por reducir la p-tau. Consecuentemente, se están desarrollando y probando fármacos que bloquean la enzima quinasa y activan la enzima fosfatasa[71], que es exactamente lo que hacen las vitaminas B que reducen la homocisteína. Pero hasta ahora no hay ensayos clínicos en humanos que informen de beneficios significativos.

La clave de la prevención es determinar qué impide que una cantidad excesiva de la proteína tau se convierta en la p-tau, que es potencialmente dañina, y qué facilita su restauración a la proteína tau normal.

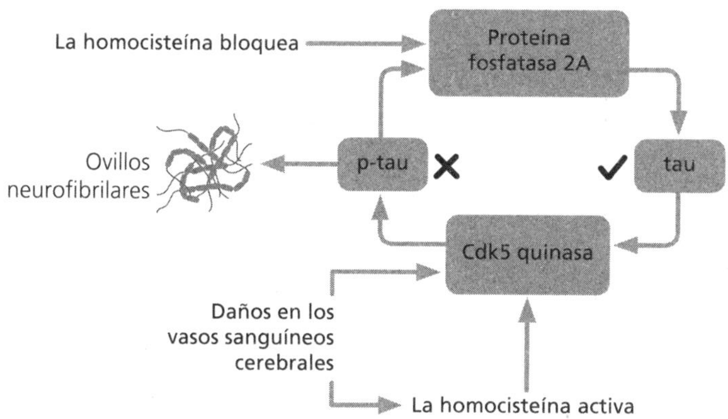

Fig. 10. Cómo la reducción de la homocisteína detiene la formación de la p-tau.

La respuesta es notablemente sencilla: la falta de vitaminas del grupo B eleva los niveles sanguíneos de homocisteína, lo que activa una enzima, la quinasa Cdk5, que añade la peligrosa «p» a la tau y bloquea otra enzima, la proteína fosfatasa A2, que elimina ese peligro[72, 73]. Unos niveles elevados de homocisteína también dañan los diminutos vasos sanguíneos del cerebro, lo que provoca «mini accidentes cerebrovasculares» o ataques isquémicos transitorios (AIT), que elevan aún más los niveles de p-tau. La homocisteína no solo eleva los niveles de la peligrosa p-tau[74], sino que también puede unirse a la tau[75], generando una mayor maraña de ovillos neurofibrilares que desencadenan entonces la muerte de las células cerebrales.

Por lo tanto, la forma más sencilla de detener la formación de p-tau y de ovillos neurofibrilares, y de mantener vuestro cerebro sano, es mantener un nivel de homocisteína en plasma por debajo de 10 mcmol/l. (Los detalles se tratan en el capítulo 8). La mitad de las personas mayores de 65 años tienen un nivel de homocisteína superior a este.

A estas alturas, seguramente os estaréis preguntando por qué no se conocen y se practican comúnmente estos enfoques naturales, sobre todo si son tan buenos, si no mejores, que los tratamientos farmacológicos y no presentan efectos adversos, siendo su coste solo una fracción del de los tratamientos farmacológicos habituales. Por ejemplo, tomar suplementos de vitaminas del grupo B y aceites de pescado omega-3 puede costar 100 libras al año, mientras que los fármacos antiamiloides cuestan alrededor de 20.000 libras al año.

Estoy convencido de que es precisamente este último punto el que explica la anomalía. Los nutrientes que se producen de forma natural no pueden patentarse; solo una invención realizada por el hombre, como un medicamento, puede hacerlo. Tener una patente significa que solo la empresa que fabrica ese producto puede venderlo y determinar su precio. El precio de un medicamento implica un margen sustancial para su comercialización y la creación de todo el bombo publicitario necesario para que vosotros, los medios y la esfera médica se lo crean. Una vez que expira la patente, el precio cae en picado. El precio de una estatina de marca líder, por ejemplo, bajó un 93 %, de cerca de 30 libras a poco más de 2 libras al mes[76]. Eso supone un margen impresionante. Pero, cuando una patente expira, los fabricantes ya están pensando en el «nuevo» medicamento que los hará ricos. Hasta 2022, se han gastado 45.000 millones de dólares[77] en desarrollar los últimos fármacos tan poco eficaces contra la demencia, pero el coste real, incluyendo los ensayos más recientes y la comercialización, podría ser el doble. Es muchísimo dinero el que hay que recuperar.

El deprimente asunto de los antidepresivos

Puede que también os sorprenda saber que los antidepresivos, en su mayoría, no funcionan mejor que los placebos. Según las estadísticas del NHS, uno de cada ocho adultos en el Reino Unido toma antidepresivos[78]. ¿Realmente se ha demostrado que funcionan? La propia base sobre la que se venden carece de fundamento. A muchas de las personas que acuden al médico con un cuadro depresivo se les dice que unos niveles bajos de serotonina pueden ser la causa y, en consecuencia, les recetan antidepresivos ISRS (inhibidores selectivos de la recaptación de serotonina). La idea es que el fármaco elevará sus niveles de serotonina y con ello se sentirán mucho mejor. Pero no existen pruebas al respecto. Un importante estudio de 2022, dirigido por la profesora Joanna Moncrief, del University College de Londres, concluye:

> Las principales investigaciones sobre la serotonina no aportan pruebas consistentes sobre la existencia de un vínculo entre la serotonina y la depresión ni apoyan la hipótesis de que la depresión esté causada por una disminución de la cantidad o de la actividad de la serotonina[79].

Esto no significa que algunas de las personas con depresión no tengan un nivel bajo de serotonina, sino que la mayoría no lo tiene.

Un análisis de seis grandes estudios constató que «la magnitud del beneficio de la medicación en comparación con el placebo [...] puede ser, en promedio, mínima o inexistente en pacientes con síntomas leves o moderados»[80].

Otro artículo publicado en la *British Medical Journal* afirma: «Los antidepresivos de nueva generación no reportan casi ningún beneficio en comparación con el suministro de placebos en la depresión leve a moderada, siendo ligeramente más beneficiosos en la depresión grave, pero solo debido a una menor respuesta al placebo, según ha demostrado un metaanálisis de los datos de los ensayos clínicos»[81]. Los investigadores analizaron el conjunto de los datos disponibles de los ensayos clínicos presentados ante la Administración de Alimentos y Medicamentos de Estados Unidos (FDA) con vistas a la autorización de cuatro inhibidores selectivos de la recaptación de serotonina (ISRS) o serotonina-noradrenalina (IRSN): fluoxetina (Prozac), venlafaxina (Efexor), nefazodona (Serzone) y paroxetina (Seroxat, Paxil). Se trataba de ensayos elaborados por la propia compañía farmacéutica. Aun así, en 2023 se recetaron más de 100 millones de estos medicamentos en el Reino

Unido, para una población adulta que representa cerca de la mitad de esta cifra.

Esto no quiere decir que dichos fármacos no funcionen en absoluto, solo que no son mucho mejores que los placebos en la mayoría de los casos. Si un médico os receta algo de buena fe y vosotros lo tomáis con gran esperanza, es probable que tenga algún efecto beneficioso. Esto se denomina efecto placebo reforzado[82]. Pero también se han notificado efectos adversos por tomar antidepresivos, dos de los cuales son pensamientos suicidas y suicidios reales. Otro estudio de la *British Medical Journal*, llevado a cabo a partir de 702 estudios sobre los antidepresivos ISRS, demostró que las personas que los tomaban tenían más del doble de probabilidades de intentar suicidarse que las que tomaban una pastilla ficticia[83]. Los investigadores también señalaron que es probable que el número real de intentos de suicidio sea mucho mayor, porque muchos de los estudios no recogían información sobre ellos.

Pero la cosa empeora. Cuando una persona intenta dejar de tomar antidepresivos, los efectos de la abstinencia pueden ser terribles.

La estimación más conservadora, basada en la investigación del profesor John Reid y sus colegas de la Universidad de East London, es que el 46 % de las personas que intentan dejar los antidepresivos experimentan síntomas de abstinencia y un tercio de ellas experimentan síntomas de abstinencia graves y debilitantes[84].

Si habéis tomado antidepresivos durante varios años, lo más probable es que experimentéis síntomas de abstinencia. De acuerdo con un estudio, el 61 % de las personas informaron de algún grado de abstinencia y el 44 % de ellas describieron los efectos como «graves». Los más comunes de los seis efectos de abstinencia enumerados fueron ansiedad/pánico (66 %) e irritabilidad (62 %). «Otro» efecto de la abstinencia comunicado espontáneamente fue la tendencia al suicidio (2 %). El 40 % declaró que sentía haber generado una adicción y el 39 % calificó su adicción de «grave». Más de la mitad (55 %) declararon haber tenido algún grado de dificultad para dejarlo, con un 27 % marcando que les resultó «muy difícil» y solo un 11 % «muy fácil». Solo 6 personas de 867 (0,7 %) recordaron que el profesional que les había recetado el fármaco les hubiera dicho algo sobre el síndrome de abstinencia, la dependencia o la adicción[85].

Se calcula que en el Reino Unido hay 4 millones de consumidores de antidepresivos a largo plazo que no pueden dejarlos y no reciben ayuda para hacerlo. ¿Se trata acaso de una adicción? La OMS clasifica los antidepresivos ISRS entre las drogodependencias de máximo grado. Si os proponéis dejar los antidepresivos, tenéis que hablar con vuestro médico, pero probablemente ni ellos mismos sepan cómo ayudaros, porque nunca les han enseñado. En el capítulo 17 os enseñaré algunas formas de minimizar los efectos de la abstinencia y de mantener vuestro estado de ánimo (consultad también la sección «Recursos» para conocer algunas vías de ayuda).

Adicción a los tranquilizantes

Los ansiolíticos más comunes son los tranquilizantes de la familia de las benzodiacepinas, como el Valium (diazepam), el Librium y el Ativan. Son altamente eficaces para reducir la ansiedad a corto plazo, pero altamente adictivos en tan solo cuatro semanas. Por este motivo, se recomienda encarecidamente a los médicos que no los prescriban durante más de cuatro semanas. A pesar de ello, una encuesta realizada por el programa de actualidad *Panorama* en 2001 reveló que el 3% de las personas encuestadas, lo que equivale a un millón y medio de personas en el Reino Unido, había tomado tranquilizantes durante más de cuatro meses. De ellos, el 28% llevaba diez años tomándolos[86]. Un informe del Centro Nacional de Adicciones del King's College de Londres relativo a las prescripciones realizadas hasta 2009 también reveló que un tercio las tomaba durante más de ocho semanas.

En la actualidad, estos fármacos altamente adictivos se recetan con menos frecuencia, ya que han sido sustituidos por otros más nuevos y rentables que no son benzodiacepinas, como el zolpidem, la eszopiclona y el zaleplón, que se comercializan amparados en la idea de que son más seguros.

Pero, incluso dejando a un lado la naturaleza adictiva de estos fármacos, un estudio publicado en la *British Medical Journal* descubrió que los pacientes a los que se les prescribía zolpidem, temazepam y otros sedantes hipnóticos para reducir la ansiedad y conciliar el sueño sufrieron una mortalidad cuatro veces mayor en comparación con los pacientes a quienes no se les prescribieron estos medicamentos[87]. «Incluso los pacientes a los que se les prescribió menos de 18 dosis de hipnóticos al año experimentaron un aumento de la mortalidad, con una mayor tasa asociada a las mayores dosis prescritas», informa el autor, el Dr. Scripps, experto en insomnio de California. También se produjo un aumento global del 35 % en la incidencia de cáncer entre los que recibieron dosis elevadas.

La triste verdad es que los tranquilizantes, al igual que el alcohol, aumentan la ansiedad y la depresión a largo plazo, además de ser adictivos. Con los tranquilizantes, sin embargo, la razón es ligeramente diferente. Los tranquilizantes dilatan los receptores cerebrales del GABA, lo que os hace más sensibles a sus efectos. De modo que, sí, os sentís más relajados, menos ansiosos. Pero al día siguiente es probable que os despertéis con resaca. Cuanto más a menudo toméis los tranquilizantes, más cantidad necesitaréis para obtener el mismo efecto, y, sin ellos, podríais sufrir ansiedad por rebote e insomnio (además de los consejos del capítulo 20, consultad también la sección «Recursos» para conocer algunas vías de ayuda contra la abstinencia).

Por supuesto, una de las adicciones más importantes y perniciosas es la de los opiáceos, sustancias similares a la heroína, entre los que se encuentra el clorhidrato de oxicodona (OxyContin), que ha sido objeto de numerosas películas y series, como *Painkiller*, *Dopesick: Historia de una adicción*, *Esto podría doler*, *El crimen del siglo*, *Recovery Boys*, *Do Not Harm: The Opioid Epidemic*, *7 Days: The Opioid Crisis in Arkansas*, *Heroína*, *El farmacéutico* y muchas más. Sin embargo, a pesar de esta denuncia y exposición masiva por parte de los medios de comunicación, las prescripciones y adicciones relacionadas con la codeína siguen aumentando. De algún modo, simplemente no se está aprendiendo la lección que dejó el escándalo de la OxyContin en relación con los casos de corrupción que afectaron a la empresa que la fabrica, las agencias gubernamentales que se supone que deben protegernos, el sistema médico, los prescriptores y los fármacos psiquiátricos.

Si sufrís de bajo estado de ánimo, ansiedad, insomnio, memoria defectuosa o falta de energía mental y agudeza, nada de esto es consecuencia de la falta de medicación. Aunque la medicación puede proporcionar un alivio temporal, a veces con un alto coste, no se están abordando las causas subyacentes de la disfunción cerebral y el descontento mental.

En la siguiente parte, descubriréis ocho formas esenciales de optimizar vuestro cerebro y, en la tercera parte, os daré alternativas naturales para estos problemas.

En resumen, hemos aprendido lo siguiente:

- Los genes rara vez causan enfermedades mentales.
- Incluso el riesgo aparente de genes «predictivos», como el ApoE4 y los genes que afectan a la metilación, puede mitigarse siguiendo los consejos de este libro.
- No existen medicamentos contra el alzhéimer clínicamente eficaces en la vida real y ninguno que aborde las verdaderas causas del deterioro cognitivo. Además, los que existen conllevan un riesgo significativo de efectos adversos graves, incluida la muerte.
- Los antidepresivos no solo son notablemente ineficaces para la mayoría de las personas con depresión, sino que también conllevan el riesgo real de sufrir importantes efectos de abstinencia que pueden conducir a la dependencia.
- Tanto los antipsicóticos como los tranquilizantes deben prescribirse con extrema precaución, tras explorar otros enfoques eficaces y menos tóxicos, ya que ambos son difíciles de abandonar y no abordan realmente las posibles causas subyacentes de las dispersiones, la ansiedad o el insomnio.

Vivimos en una cultura basada en el principio de «primero, los fármacos». Este libro aboga por un cambio de paradigma basado en el principio de «primero, la nutrición», una estrategia que puede ayudar con todos los trastornos mentales, pero que también reconoce que una de las principales causas de la depresión, la ansiedad y la locura suelen ser esos acontecimientos depresivos, estresantes y absurdos que ocurren en la vida, y que es difícil recuperarse de estas circunstancias difíciles si la química del cerebro ya ha sufrido daños. Tomar medicamentos sin más en tales situaciones es poco probable que ayude a largo plazo y, en algunos casos, puede incluso empeorar las cosas. Por lo tanto, antes de tomar un medicamento, preguntad a vuestro médico cuánto tiempo pensáis tomarlo y con qué facilidad puede dejarse.

Otro tipo de fuga de cerebros

Estamos ante una «tormenta perfecta» que amenaza con llevar a nuestros cerebros a la involución. Cada factor por sí solo puede no parecer gran cosa: la dieta, los cambios en el estilo de vida o las consecuencias de la era digital. Estamos tan cerca de todos estos cambios que, en cualquier caso, resulta prácticamente imposible dar un paso atrás y atar los cabos. Es difícil concebir que todos estos aparentes avances y comodidades estén alimentando un declive de la salud mental, del tamaño del cerebro o incluso del coeficiente intelectual, hasta el punto de que ya nos encontramos en medio de un terrible desastre y nos dirigimos rápidamente hacia un futuro en el que lo normal será tomar antidepresivos y somníferos para, finalmente, perder la cabeza a causa de la demencia, con la posibilidad de que una cuarta parte de nuestros hijos padezca deficiencia mental en 2050.

Pensemos en el caso de China. Tienen 264 millones de personas mayores de sesenta años, es decir, una quinta parte de su población; 14 millones ya padecen demencia, una cuarta parte del total mundial de casos. Para 2050 la predicción es que más de 150 millones de personas tendrán alzhéimer[88], y, si esta proporción continúa, China contará con 37,5 millones de casos y se predice que el coste del tratamiento será de 1,8 billones de dólares.

Recordad que se trata de una enfermedad prevenible, como la diabetes. De hecho, las últimas investigaciones, llevadas a cabo por miembros de nuestro Consejo Asesor Científico, basadas en datos del Biobanco del Reino Unido y publicadas en la revista *Nature*, estiman que hasta el 73% de las demencias podrían prevenirse adoptando las recomendaciones que podréis leer en la segunda parte[89] (estimación que excluye todo lo relacionado con la homocisteína y el omega-3 explicado en los capítulos 7, 8 y 9, por lo que es probable que el porcentaje sea incluso más alto, de hasta el 90%).

Los tres motores de la degradación cerebral

Como dijo Marcel Proust, «el verdadero acto de descubrimiento no es encontrar nuevas tierras [pensad en las drogas], sino ver a través de nuevos ojos». En el contexto de la medicina, esos nuevos ojos ven que todos los riesgos de degradación cerebral afectan:

- la estructura del cerebro y la red neuronal;
- la función del cerebro, incluidos su suministro de combustible y su capacidad para hacer frente al escape de oxidantes, o
- la utilización de la red neuronal y su recuperación, bloqueada por el estrés y la falta de sueño.

Todos esos factores de riesgo aparentemente dispares de enfermedad mental y deterioro cognitivo encajan en uno o varios de estos tres fundamentos, como muestra la figura de la página siguiente.

En la segunda parte, os mostraré cómo encajan estas piezas del rompecabezas a la hora de optimizar la estructura, función y utilización de vuestro cerebro y red neuronal, y cómo podéis experimentar, y experimentaréis, una optimización cerebral simplemente abordando todo aquello que impulsa estos factores de riesgo en la dieta y estilo de vida. La buena noticia es que estos riesgos están literalmente bajo nuestro control.

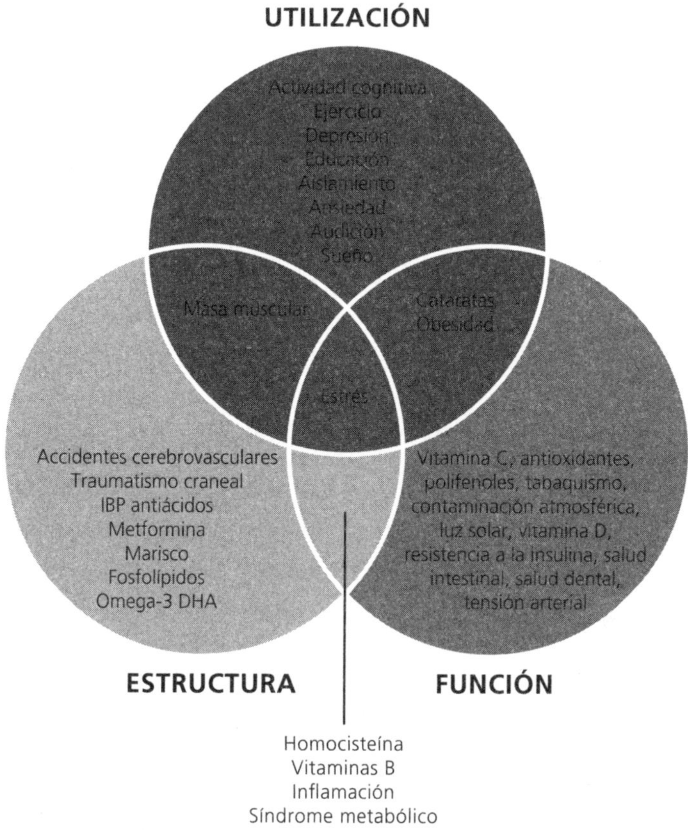

Fig. 11. Estructura, función y utilización: factores de riesgo.

Un enfoque basado en sistemas es la única salida. Nunca existirá una «cura» para la depresión, la demencia o cualquier otra enfermedad mental, porque no hay un lugar, una cosa o una respuesta cuando de salud mental se trata. Ninguna cantidad de dinero o amor asegura la función cerebral. Incluso alcanzar la «iluminación», sea lo que sea, requiere una red neuronal que funcione para poder experimentarla y disfrutarla plenamente. Psicólogos, gurús y filósofos afirman que el secreto de la felicidad está en la mente. Los neurocientíficos y nutricionistas tienen pruebas de que todo pasa por el cerebro y la dieta. La verdad es que una cosa no puede separarse de la otra. Creo que necesitamos toda la energía mental que podamos reunir y una inteligencia perspicaz para resolver los problemas psicológicos que impulsan pautas negativas de comportamiento y para liberarnos de las «normas» culturales que, con demasiada frecuencia, son impulsadas por empresas que preferirían tenernos adictos a sus productos.

Después de todo, no solo comemos por ignorancia, sino también en busca de un efecto estimulante. Puede ser para obtener una recompensa, debido a la liberación de dopamina que se produce, por ejemplo, al comer dulces, algo programado en muchísimas personas durante la infancia mediante su uso como recompensa por hacer algo bueno, como soborno para conseguir que hagamos algo o como consuelo para hacernos sentir mejor («Comeos las verduras, luego vais por el postre»). Usamos el alcohol para interrumpir el circuito de la adrenalina e inducir un nivel de adormecimiento mental para que nuestros problemas y preocupaciones se desvanezcan, al menos temporalmente. Usamos excesos de todo tipo hasta que nos adormecemos y obtenemos un alivio temporal del mundo. Y, como consecuencia, nos volvemos adictos (si este es vuestro caso, el capítulo 20 os mostrará la salida).

La buena noticia es que podéis recuperar el control de vuestra salud mental y, en el proceso, aumentar vuestra energía, desarrollar resistencia contra las enfermedades y ralentizar el proceso de envejecimiento, ya que lo que es bueno para vuestro cerebro es también bueno para el cuerpo.

COGNITION: actualizando el cerebro

A estas alturas, a punto de descubrir los ocho elementos esenciales para optimizar vuestro cerebro en la segunda parte y, después, cómo se aplican a problemas de salud mental específicos en la tercera parte, os estaréis preguntando cuáles se aplican a vosotros, cómo empezar a hacer cambios, paso a paso, y qué es lo que os mantendrá motivados, para que no volváis a caer en vuestros hábitos actuales. Después de todo, el cambio requiere disciplina. Los psicólogos nos dicen que se necesitan tres semanas para romper un hábito, seis semanas para crear un nuevo hábito y 36 semanas para consolidarlo.

Por eso os sugiero encarecidamente que acompañéis vuestro viaje (la lectura de este libro) con una evaluación gratuita en línea, no solo para saber desde dónde empezáis, cognitivamente hablando, sino también cuáles de los ocho aspectos esenciales del cerebro que se explican en la segunda parte son más pertinentes para que os ocupéis de ellos. ¿Cómo?

Paso 1: Evaluad vuestra cognición

En foodforthebrain.org, nuestro sitio educativo, encontraréis una evaluación de función cognitiva en línea, gratuita y homologada. Casi medio millón de personas la han realizado y se han convertido así en «científicos civiles», contribuyendo a que todos sepamos mejor cómo optimizar nuestro cerebro. Lleva unos quince minutos completarla. No es un cuestionario, sino una prueba interactiva que mide vuestra capacidad de recuperación cognitiva, basándose en las tres funciones críticas que evidencian un declive mental y, en última instancia, vaticinan la demencia: la función ejecutiva, la memoria episódica y la atención. Un declive sutil puede detectarse cuarenta años antes del diagnóstico de demencia. Por eso la prueba es más esencial para toda persona a partir de los cuarenta. Obtendréis una puntuación traducida en una escala que va del rojo al naranja y al verde. Si sois jóvenes y sanos, estaréis en la zona verde, pero siempre hay margen de mejora. Realizando la prueba ahora, y de nuevo dentro de seis meses, seréis capaces de seguir vuestros progresos a medida que se inicia y avanza vuestra optimización cerebral.

Esta prueba debe hacerse sin interrupción. Por lo tanto, conseguid tiempo sin interrupciones, apagad el teléfono si estáis haciendo la prueba en el ordenador o en el iPad, y responded a las preguntas.

Paso 2: Completad el cuestionario

A tu prueba de función cognitiva le sigue inmediatamente un cuestionario con preguntas sobre vuestra dieta, estilo de vida, historial médico y cualquier suplemento que toméis (recomiendo tener a mano vuestros suplementos para comprobar las dosis). Se tardan unos diez minutos en completarlo.

Así calculamos el riesgo de deterioro cognitivo futuro. Técnicamente se denomina índice de riesgo de demencia (DIR, según sus siglas en inglés), pero no os dejéis asustar por el término, ya que es igual de relevante para desarrollar resistencia a lo largo de la vida contra cualquier problema de salud mental, incluidas la depresión y la ansiedad (Foodforthebrain lanzará pronto COGNITION para niños y adolescentes; véase la sección «Recursos»).

Si estáis llevando una dieta y un estilo de vida totalmente inadecuados, vuestro riesgo estará en números rojos, siendo el 100% el más alto. Si lo estáis haciendo todo bien, vuestro riesgo será bajo, en color verde, quizá por debajo del 20%, siendo el 0% el mejor posible. Tened en cuenta que esta evaluación se basa únicamente en las cosas que es posible cambiar, por lo que todo el mundo tiene la capacidad de conducir su puntuación DRI hacia cero.

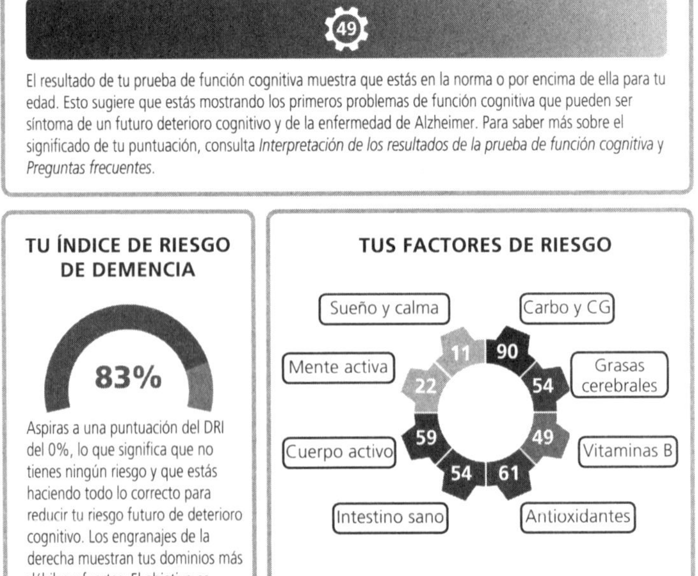

Fig. 12. Ejemplo de resultados de la prueba de función cognitiva.

A continuación, vuestros resultados se desglosarán en una puntuación correspondiente a cada uno de los ocho factores imprescindibles para optimizar el cerebro, que os explicamos en la segunda parte. Hay un ejemplo en la página anterior.

Vuestro gráfico llevará color, por lo que el gris más oscuro será rojo y los blancos serán verdes. En este ejemplo concreto, la persona está al borde del deterioro cognitivo, con mucho margen de mejora. Su DRI es del 83 % y la idea es reducirlo hasta acercarlo al 0 %. Su puntuación más baja se da en el apartado «Carbo y CG», relacionado con la dieta y el azúcar (véase el capítulo 11). «CG» significa «carga glucémica» y es la mejor medida de la carga total de azúcar que el cerebro recibe de todos los alimentos. El otro apartado con la puntuación más baja es «Antioxidantes», que se relaciona con el consumo de frutas, verduras, vitaminas antioxidantes y alimentos ricos en polifenoles (véase el capítulo 13). Su mejor puntuación sale de «Mente activa» (capítulo 15) y «Sueño y calma» (capítulo 16). Si abordáis los aspectos más problemáticos de vuestro día a día, conseguiréis mejorar al máximo vuestra cognición y salud mental.

Paso 3: COGNITION, un programa personalizado para optimizar vuestro cerebro

A continuación, os daremos la bienvenida a COGNITION y se os presentarán vuestros dos apartados más débiles para que elijáis uno. Digamos, por poner un ejemplo, que el vuestro también es «Carbo y CG» y escogéis ese para empezar. Recibiréis correos electrónicos cada tres días en los que se os propondrá algo que leer, ver, escuchar o poner en práctica. Asimismo, recibiréis recordatorios por correo electrónico, o WhatsApp si así lo preferís, para manteneros en el buen camino. Existen grupos de Zoom a los que podéis uniros y un grupo de Facebook para que podáis hacer preguntas, compartir resultados y aprender de otras personas lo que mejor os funcione. Así, paso a paso, y siempre con apoyo a lo largo del camino, os sentiréis alentados y motivados para realizar cambios que lleven vuestra puntuación de «Carbo y CG» a la zona verde, señalada con blanco en el ejemplo anterior.

Estos consejos se verán reforzados si leéis este libro en su totalidad, especialmente el capítulo de la segunda parte que se relaciona con el apartado en el que estéis trabajando. Las acciones recomendadas reflejarán las recogidas en la cuarta parte, donde encontraréis un plan de acción para optimizar vuestro cerebro.

Al cabo de un mes, se os invitará a que volváis a rellenar solo aquellas preguntas del cuestionario relacionadas con el apartado en el que os habéis centrado, por ejemplo, las que os puntúan para «Carbo y CG». Entonces notaréis, con suerte, que habéis pasado de rojo a verde. Acto seguido, se os mostrarán otros apartados más deficientes y podréis seleccionar aquel en el que queráis trabajar.

De este modo, paso a paso, vosotros mismos lograréis optimizar vuestro cerebro. La mayoría de las personas disponen de dos apartados verdes, por lo que el proceso suele durar seis meses. Pasado ese tiempo, se os invitará a repetir la prueba de función cognitiva y a hacer un seguimiento de los progresos que habéis hecho y de cómo ha mejorado vuestra cognición. Todo ello podréis visualizarlo en vuestro panel de COGNITION en línea.

También se os invitará a haceros un análisis de sangre casero mediante pinchacitos para medir la homocisteína (estado de la vitamina B), omega-3, vitamina D y HbA1c (estado del azúcar en sangre). Por qué es tan importante saber esto quedará claro en la segunda parte. En conjunto, ello os permitirá calcular vuestra puntuación DRIfT (Dementia Risk Index functional Test, «prueba funcional del índice de riesgo de demencia»), que es una medida biológica de vuestra capacidad de recuperación cerebral. De nuevo, lo ideal es que todo esté teñido de verde. Encontraréis esta información en vuestro panel de COGNITION en línea.

Food for the Brain y la ciencia ciudadana

Todo lo que necesitáis para poneros en marcha es hacer la prueba gratuita en foodforthebrain.org. Casi medio millón de personas han realizado la prueba hasta ahora. Tus resultados, y los de ellos, son inmediatamente «anonimizados» para proteger la privacidad.

Colectivamente, entre bastidores, el equipo de investigación de nuestra organización explora continuamente qué cambios, y qué combinación de estos, protegen y mejoran en mayor grado la cognición a lo largo del tiempo. Todo lo que aprenden lo comparten con vosotros, tanto para informaros como para motivaros a seguir avanzando en la dirección correcta y crear la resiliencia necesaria en el futuro.

Cada una de estas pruebas, el acompañamiento y la investigación que se lleva a cabo entre bastidores cuentan con el apoyo de personas como vosotros, que colaboráis con Food for the Brain, una organización sin ánimo de lucro que no recibe financiación de intereses ocultos y privados, sino de personas como vosotros. Podéis participar en nuestro enorme proyecto de ciencia ciudadana apoyando y contribuyendo a lo que podría convertirse en el principal programa de salud cerebral y prevención de la demencia del mundo. Con vuestra ayuda, este proyecto permitirá que todos aprendamos lo que realmente funciona en el mundo real para optimizar la salud de nuestro cerebro.

Si hacéis la prueba mientras leéis este libro, os resultará imposible no hacer cambios para optimizar vuestro cerebro. Es como aprender a montar en bicicleta: ¿recordáis cuando «aprendisteis» a mantener el equilibrio? Aunque llevéis una década sin montar en bicicleta, todavía conservaréis esa percepción interna del equilibrio. Al hacer la prueba en línea en foodforthebrain.org y leer este libro, os resultará imposible no introducir cambios de todo tipo, porque aquellas cosas que hacéis inconscientemente y que no son favorables para el cerebro os resultarán, finalmente, obvias.

Y no os preocupéis, no tenéis que cambiarlo todo de golpe. Poco a poco, mes a mes, introduciréis cambios en vuestra alimentación, vuestro estado de ánimo y vuestro estilo de vida que se convertirán, con el tiempo, en nuevos hábitos «favorables para el cerebro». Entonces podréis dejar de lado cualquier temor relacionado con el deterioro cognitivo que os pueda afectar en el futuro, porque sencillamente no será uno de vuestros problemas.

PARTE 2

LOS OCHO ASPECTOS ESENCIALES

Aprended lo esencial para desarrollar nuevas células cerebrales a cualquier edad, alimentad vuestro cerebro para mejorar la memoria y la conexión neuronal, y mantened vuestro cerebro joven y funcionalmente en forma a cualquier edad. Cada capítulo os ofrecerá un «aspecto esencial» para optimizar vuestro cerebro. Algunos pueden ser nuevos para vosotros. Otros ya los tendréis bajo control. En conjunto, forman la base para desarrollar resiliencia frente a los problemas de salud mental, mantener una mente aguda y un buen estado de ánimo, y desarrollar resistencia frente al estrés.

7. Ocho formas de optimizar vuestro cerebro
8. Vitaminas B: las constructoras del cerebro
9. Las grasas que fortalecen el cerebro
10. Omega-3 y vitaminas B: un dúo dinámico
11. ¿El azúcar está acabando con nuestro cerebro? Beneficios de una dieta baja en carbohidratos
12. ¿Es la grasa el mejor combustible para el cerebro? O por qué vuestro cerebro ama las cetonas
13. El poder de los polifenoles: los antioxidantes mantienen el cerebro joven

Ocho formas de optimizar vuestro cerebro

Aunque hay una miríada de razones *bona fide* por las que nuestro estado de ánimo puede decaer, la ansiedad aumentar, la concentración flaquear, etc., que van desde las puramente psicológicas, como que ocurra algo deprimente en nuestra vida o que nos sintamos abrumados por problemas insolubles, hasta las puramente bioquímicas, como la falta de un nutriente o el exceso de un antinutriente, como el alcohol, estos dos ámbitos —el psicológico y el biológico— no están separados. Cada uno afecta al otro.

Casi todos los factores de riesgo conocidos para la salud mental se encuadran en uno de los siguientes ocho dominios o apartados. Cada uno de ellos revela los pasos básicos que deberéis dar para optimizar el funcionamiento de vuestro cerebro y, por lo tanto, vuestra capacidad para optimizar la experiencia misma de la vida y atravesar los momentos difíciles.

Los ocho dominios y los pasos básicos a seguir son los siguientes:

- *Carbohidratos y CG*: seguir una dieta baja en carbohidratos y con baja carga glucémica (CG).
- *Grasas cerebrales*: aumentar las grasas cerebrales, esto es, omega-3, fosfolípidos y vitamina D.
- *Vitaminas del grupo B*: mantener baja la homocisteína con vitaminas del grupo B.

- *Antioxidantes*: comer y beber antioxidantes y polifenoles antienvejecimiento.
- *Intestino sano*: un intestino sano es un cerebro sano.
- *Cuerpo activo*: hacer ejercicio y mantenerse físicamente activo.
- *Mente activa*: mantenerse activo social e intelectualmente.
- *Sueño y calma*: dormir bien, mantener la calma y vivir con determinación.

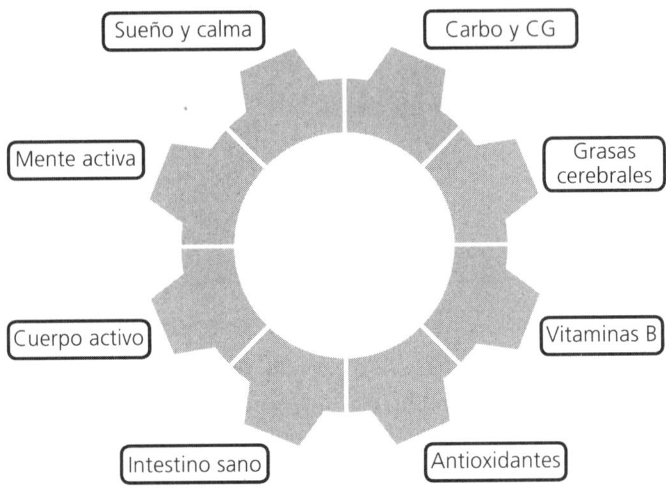

Fig. 13. Los ocho elementos esenciales para mejorar el cerebro.

En la fundación sin ánimo de lucro Food for the Brain, que yo mismo fundé en 2006, invitamos a expertos mundiales en distintos aspectos de la salud mental para que nos ayuden a definir qué significa realmente optimizar nuestro cerebro y minimizar el riesgo de sufrir problemas de salud mental, desde el TDAH en los niños hasta el alzhéimer más avanzada la vida, sin olvidar todo lo demás. Conoceréis a estos destacados profesores de todo el mundo, de Estados Unidos a China, de Nueva Zelanda al Reino Unido, mientras los entrevisto y comparto sus investigaciones en los capítulos que siguen. Como ocurre inevitablemente en el mundo académico y de la investigación, cada uno profundiza en su área de especialidad. Mi trabajo, como presidente del Consejo Asesor Científico, consiste en reunir todos esos conocimientos especializados de forma que vosotros podáis utilizarlos.

Con ese fin, Food for the Brain ofrece ahora una prueba gratuita de función cognitiva, seguida del cuestionario que os adelantamos, que calcula exactamente cuál es vuestro riesgo futuro de tener problemas y os muestra exactamente qué es lo que está provocando ese riesgo y qué hacer al respecto. Completándolo en línea en foodforthebrain.org, sabréis qué factores y capítulos merecen toda vuestra atención. Una vez que hayáis leído este libro y realizado los cambios recomendados paso a paso, podréis volver a puntuaros en la prueba en línea, que también realiza un seguimiento de vuestra mejora a lo largo del tiempo.

Vuestros resultados se muestran en un sistema parecido al de los semáforos; de rojo, naranja, amarillo a verde (un ejemplo de ello se muestra en la página 114 en tonos de negro a blanco), para que podáis ver exactamente qué dominios son vuestro eslabón más débil. A continuación, tendréis la oportunidad de inscribiros en COGNITION, un programa interactivo personalizado que os permitirá elegir el dominio que deseáis transformar. Al hacerlo, recibiréis correos electrónicos, recordatorios de texto y la opción de apuntaros a grupos de Zoom, todo ello diseñado para motivaros y animaros a dar pasos sencillos para modificar vuestro factor de riesgo.

En los capítulos que siguen, aprenderéis cómo y por qué estos dominios son las piedras angulares de la optimización cerebral, no solo para agudizar y preservar vuestra mente y memoria, sino también para mantener un buen estado de ánimo, reducir la ansiedad y el insomnio, y ayudarnos a crear resiliencia al estrés.

«Recuperé a mi marido de la demencia gracias a Cognition»

Pero, para demostrarnos que esto es real, consideremos el caso de Alan, también conocido como Nodge, de Worthing, en el sureste de Inglaterra, un paciente en una fase muy avanzada del proceso de deterioro cognitivo, tal y como nos lo cuenta su mujer, Dorothy:

El pasado diciembre diagnosticaron a mi marido, Nodge, con demencia mixta (vascular y alzhéimer). Perdía constantemente las llaves, la cartera y las gafas. Hacía las mismas preguntas y contaba las mismas historias una y otra vez. No recordaba dónde vivía. Incluso se perdía de camino al baño por la noche. Era incapaz de participar en conversaciones, porque era incapaz de seguirlas. Tampoco podía conducir, porque no lograba pensar en más de una cosa a la vez. Los signos de demencia eran evidentes.

Cuando fuimos a una clínica especializada en memoria en busca de un programa de prevención, nos dieron una palmadita virtual en la cabeza y un montón de folletos deprimentes sobre dónde acudir en busca de apoyo. No había atisbo alguno de esperanza.

Finalmente decidimos ir a la organización benéfica para la prevención del alzhéimer foodforthebrain.org y asistimos a una «clase magistral» de cuatro horas impartida por algunos de los profesores más destacados del mundo en materia de prevención. Fue alucinante. Nodge realizó la prueba de función cognitiva y el cuestionario en línea gratuitos, que calculan el índice de riesgo de demencia e indican las medidas que hay que tomar para reducirlo. La puntuación de Nodge fue del 56 %, cuando debería ser cero.

La prueba no solo evalúa la función cognitiva real, sino que también muestra cuáles son los factores de riesgo en ocho dominios.

Ambos nos quedamos horrorizados ante los resultados amarillo y ámbar y decidimos actuar de inmediato para rectificar cada área, tal y como recomienda el programa de «optimización cerebral» COGNITION, que, de inmediato, te envía correos electrónicos para leer, cosas que vigilar y acciones que emprender. Ahora también existen grupos de Zoom y recordatorios de texto.

En solo tres meses, el cambio ha sido notable. Ambos nos sentimos mejor. Nuestro humor ha mejorado, nuestra energía ha aumentado. Sinceramente, siento que he recuperado a mi marido. Me siento realmente en deuda con Food for the Brain.

Tres meses después, Nodge repitió la prueba en línea. Su función cognitiva mejoró espectacularmente, duplicando con creces su puntuación anterior, y su índice de riesgo de demencia bajó del 56 % al 43 %. Mientras que antes tenía cuatro de los ocho dominios con señales de alarma, ahora solo tiene dos por debajo del verde: «Mente activa» y «Cuerpo activo». Y ya se encuentra trabajando en ellos.

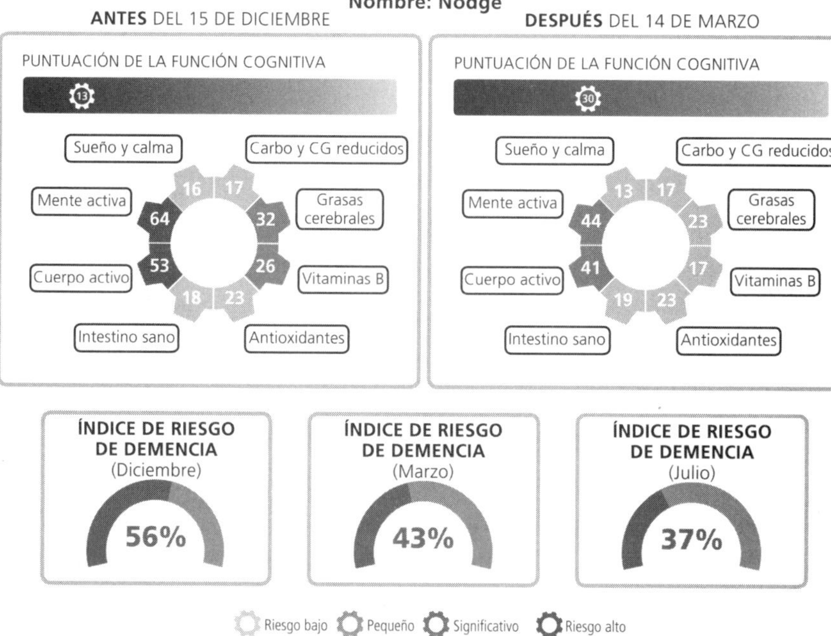

Fig. 14. Resultados de Nodge, antes y después de COGNITION.

Seis meses después, su índice de riesgo de demencia ha descendido al 37 %. Ahora participa en conversaciones, organiza su propio diario, utiliza el ordenador sin ayuda (aún le habla y lo maldice), ha vuelto a ensayar la danza Morris y se ha apuntado a un grupo de apoyo a la demencia para poder mostrarles, con el tiempo, su recuperación.

Nodge también ha vuelto al huerto. «Había olvidado por completo cómo cultivar mi jardín, aparte de cómo hacer compost, en lo que soy un experto —asegura—. Durante más de 35 años había llevado distintos huertos, así que aquello fue verdaderamente un shock. Desde que sigo el programa

COGNITION, he hecho brotar las semillas, he preparado las macetas para plantar y he planificado cuándo y dónde deben ir las cosas.

»No podíamos hablar de planes para la semana o para las vacaciones sin confundirnos y enfadarnos, porque no podía retener una idea de futuro en mi cabeza. Ahora que mi cerebro funciona mejor, podemos, una vez más, planificar juntos. Ha sido realmente emocionante. Y confiamos en conseguir mejoras cada vez mayores.

»Ahora que sabemos que la demencia se puede prevenir, seguiré con el programa a toda costa. Esperamos tener juntos una vejez sana… ¡Sanos de mente y con el cuerpo en forma!».

Lo que es bueno para el cerebro es bueno para el cuerpo

Centraros en estos ocho dominios de vuestra vida y salud no solo os supondrá una optimización mental. Es estupendo para vuestro cuerpo, con beneficios complementarios para la prevención de la diabetes, las enfermedades cardíacas, el cáncer, la artritis y casi todas las enfermedades prevalecientes en el siglo XXI, incluido el aumento de peso.

Por un lado, esto puede sonar demasiado bueno para ser verdad, pero, por otro, si profundizamos en las verdaderas causas de estas enfermedades, nos encontramos exactamente con los mismos motores de fondo, la misma avería gradual en los procesos básicos que afectan tanto a la mente como al cuerpo.

Los siete procesos básicos que rigen vuestra salud

Escribí por primera vez sobre ellos en mi libro *Ten Secrets of 100% Healthy People* ('Diez secretos de las personas completamente sanas'), basado, como he mencionado antes, en un estudio de más de 55.000 personas que habían completado mi «chequeo médico completo» en línea en patrickholford.com. A continuación, los procesos y lo que cada uno supone:

- *Glicación*: controlar vuestro azúcar en sangre al seguir una dieta baja en CG y alta en fibra soluble.
- *Oxidación*: aumentar vuestra ingesta de antioxidantes y polifenoles y reducir la ingesta de oxidantes procedentes del tabaco, las frituras y la contaminación.
- *Metilación*: reducir la homocisteína en sangre con vitaminas B «metilantes» y otros nutrientes.
- *Lipidación*: optimizar vuestra ingesta de grasas esenciales, fosfolípidos y vitamina D.
- *Hidratación*: optimizar vuestra ingesta y la calidad del agua que bebéis.
- *Digestión*: optimizar vuestra digestión y un microbioma sano con enzimas, probióticos (nutrientes que alimentan a las bacterias) y alimentos favorables al intestino.
- *Comunicación*: activar la función de «mando central» de las hormonas, los neurotransmisores y la comunicación del sistema inmunitario con las citoquinas y la regulación de la inflamación.

Estos son los procesos bioquímicos centrales que determinan nuestra salud, con los sistemas de comunicación de mando central superpuestos a todos ellos. El cáncer, por ejemplo, es la ruptura de la comunicación entre las células, de forma que las células cancerosas actúan como vecinos irrespetuosos, creciendo sin control. La inflamación es la superposición del cerebro en un estado de enfermedad. Las características de la inflamación en el cerebro incluyen el aumento de amiloide y p-tau, el objetivo de la próxima generación de fármacos contra la demencia, pero eso no difiere de tomar un fármaco antiinflamatorio cuando a uno le duele algo. La pregunta crítica siempre es: «¿Qué está llevando a la bioquímica de mi cuerpo y de mi cerebro a este estado?». Eso es lo que os mostraré en esta parte, junto con la forma de prevenirlo.

En mi libro *Ten Secrets of 100% Healthy People* ('Diez secretos de las personas completamente sanas'), los otros secretos trataban sobre la importancia del ejercicio y la generación de energía; la salud psicológica y el estrés; y el sentido y el propósito de la vida. Estos se reflejan en los ocho dominios mostrados anteriormente y se evalúan en el cuestionario en línea como «Cuerpo activo», «Mente activa» y «Sueño y calma».

Otras personas que han reflexionado profundamente e investigado sobre lo que realmente impulsa las enfermedades contemporáneas han llegado a la misma conclusión. Un ejemplo de ello lo constituye el profesor Robert Lustig. En su libro *Metabolical* (*Metabolismo*) llega a la conclusión de que hay ocho factores que impulsan esta degeneración metabólica, que es la causa principal de las enfermedades a las que nos enfrentamos hoy en día como consecuencia de nuestra forma de vida y de lo que comemos[1]. Estos son la glicación; el estrés oxidativo; la metilación; la inestabilidad de la membrana, que depende de las grasas omega-3 y los fosfolípidos esenciales; la disfunción mitocondrial, un tema que trataremos con frecuencia; y la resistencia a la insulina, que afecta a la energía cerebral; la inflamación, que atañe a todo, desde la depresión hasta la demencia, y la autofagia, que es el proceso por el cual las células del cuerpo descomponen y reciclan las proteínas y los orgánulos dañados, reconstruyendo las mitocondrias.

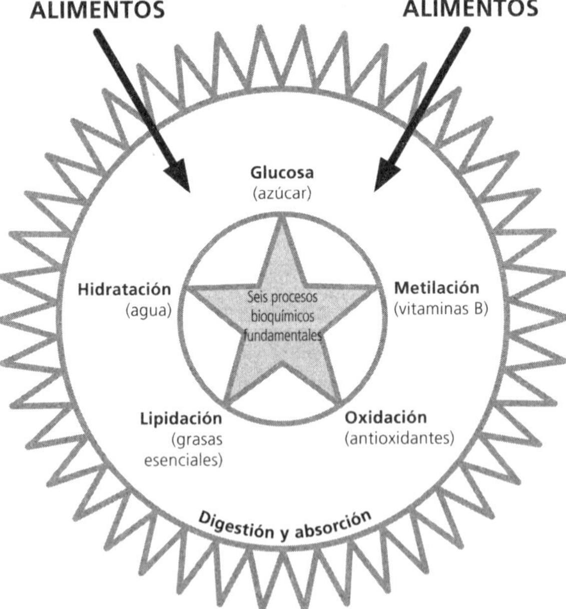

Fig. 15. Seis de los siete procesos bioquímicos básicos necesarios para la salud.

Las enfermedades que afronta la humanidad en el siglo xxi son consecuencia de un fallo en uno o varios de estos ocho procesos básicos que afectan a distintos órganos: el cerebro, en el caso de las enfermedades mentales; el corazón, en el de las cardiopatías; las articulaciones, en el de la artritis; el sistema energético y el hígado, en el de la diabetes y el aumento de peso; y el sistema inmunitario, en el de las enfermedades autoinmunes y el cáncer. No es de extrañar que cada una de estas enfermedades aumente el riesgo de las demás. Y no es de extrañar que todas vayan en aumento.

Otra forma de entenderlas en su conjunto es empezar por una célula, ya sea una neurona o una célula corporal. Todas las células tienen un núcleo central, donde residen las instrucciones del ADN. Pensad en la yema de un huevo. Por supuesto, hay varios «orgánulos» en la clara, nuestro citoplasma, pero por ahora centraos en las mitocondrias, las fábricas de energía —en forma de cigarro— que convierten el combustible de nuestros alimentos (glucosa, cetonas, ácidos grasos, aminoácidos) en energía. Ahora bien, las mitocondrias son mucho más que fábricas de energía.

Como aprendimos antes, la membrana celular, rica en grasas inteligentes, controla la comunicación con el mundo exterior, enviando mensajes y suministros a la célula. Así pues, una célula necesita las grasas adecuadas para fabricar estas membranas. Esto se conoce como *lipidación* (una grasa es un lípido).

Una célula necesita energía. Esto es la *glicación* descrita anteriormente.

Cuando los niveles de azúcar están desequilibrados, ese exceso daña todo tipo de cosas, incluidas las células cerebrales. Esta producción de energía también genera emisiones, que son neutralizadas por los antioxidantes y los polifenoles: pensad en las frutas y las verduras. Esa es la *oxidación*.

Fundamental para todos los procesos vitales es la *metilación*, que depende principalmente de las vitaminas B y otros nutrientes. Hay más de cien enfermedades asociadas a una epigenética defectuosa debida a una metilación desordenada, lo que demuestra lo importante que es este proceso para la salud.

Luego viene la *hidratación*. Seguramente sabréis que aproximadamente dos tercios de vuestro cuerpo son agua, pero no se trata solo de un tema de «fontanería». El hidrógeno y el oxígeno que componen el H_2O son vitales para muchísimas reacciones bioquímicas, y el cambio de estructura del agua alrededor de las membranas celulares forma parte de los procesos de comunicación que se producen entre las células y su entorno.

Estos cinco procesos no pueden tener lugar a menos que vosotros comáis, digiráis y absorbáis los alimentos adecuados. Este es el sexto proceso, la *digestión*, e incluye la compleja interacción que se produce entre los alimentos y nuestro microbioma intestinal.

Luego están las redes de *comunicación* superpuestas a lo largo de todo el sistema, que incluyen los principales neurotransmisores de mensajería del cerebro, así como hormonas y mensajeros inmunitarios con nombres extraños, como IgE e IgG (de los que aprenderemos en el capítulo 14), y citoquinas, como IL6, TNF alfa y otras. Todos ellos forman parte de los sistemas de defensa del organismo, que ponen tanto al cerebro como al cuerpo en un estado de inflamación como una especie de sistema de «advertencia» cuando se reciben demasiados agravios. Y la inflamación es un factor determinante en muchos problemas de salud mental y está estrechamente relacionada con todo tipo de enfermedades, desde la depresión hasta la demencia.

Los enfoques sistémicos funcionan mejor que una medicina reduccionista

Se trata de un enfoque «sistémico» para la salud que, opuesto al modelo reduccionista, refleja mejor cómo estamos diseñados.

El reduccionismo, que lleva un siglo siendo el enfoque dominante en la ciencia médica, supone que, si estudiamos con sumo detalle cada órgano y proceso individual, y luego juntamos todas las piezas, entenderemos lo que está pasando. De este modo, como es lógico, tenemos un departamento diferente en el hospital para cada parte del cuerpo. También la industria farmacéutica se ha apropiado de este enfoque reduccionista gracias a la imperiosa necesidad de ganar dinero de sus accionistas. Así funciona: se identifica, por ejemplo, un indicador de enfermedad, ya sea la proteína amiloide, o p-tau, para el alzhéimer, o el colesterol para las cardiopatías, y luego se intenta bloquearlo o destruirlo con un fármaco. En cierto modo, podríamos decir que este enfoque fracasa de raíz. A pesar de los billones de dólares destinados a la ciencia médica, lo que ha permitido un tremendo aumento de la comprensión de todo lo que ocurre dentro de las células y entre ellas, y a pesar de los gigantescos saltos en genética y de los grandes avances en medicina diagnóstica, así como del aumento masivo del gasto sanitario, cada vez estamos más enfermos.

Lo que es aún más revelador es que los países que gastan más dinero en la llamada asistencia sanitaria, o que tienen más médicos per cápita, suelen tener tasas de enfermedad peores, no mejores. Exploré esto en detalle en mi libro *Food Is Better Medicine than Drugs* ('La comida es mejor medicina que los fármacos'), coescrito junto con el galardonado periodista médico Jerome Burne, para aquellos que deseen profundizar.

Un enfoque sistémico considera que nuestro cuerpo y nuestra mente son un sistema adaptativo complejo, como el medio ambiente en el estudio de la ecología o los mercados financieros en el estudio de la economía. Los sistemas adaptativos complejos suelen tener unos pocos procesos o actores subyacentes clave que determinan la salud del conjunto. En ecología, se denominan especies clave, organismos que ayudan a definir todo un ecosistema. Sin sus especies clave, el ecosistema sería drásticamente diferente o dejaría de existir por completo.

Si en nuestro organismo se avería alguno de los procesos «clave», como la glicación o la metilación, su efecto sobre toda nuestra salud mental y física será total.

Abordajes metabólicos

El metabolismo se define del siguiente modo: «El conjunto de los procesos químicos que tienen lugar en un organismo vivo para mantener la vida». El así llamado «síndrome metabólico» supone una alteración de estos procesos, cuyo diagnóstico depende de «indicadores» clave de cada uno de los procesos mostrados anteriormente.

En la actualidad, está surgiendo un nuevo enfoque en psiquiatría, denominado «psiquiatría metabólica», que contempla la salud mental precisamente desde este enfoque sistémico y que hace de la nutrición el elemento principal de la psiquiatría. Hace casi una década, un grupo de psiquiatras escribió en *The Lancet*, en un artículo titulado «La medicina nutricional como elemento principal de la psiquiatría», que «la medicina nutricional debería considerarse ahora como un elemento principal de la práctica psiquiátrica, con la investigación, la educación, la política y la promoción de la salud apoyando este marco»[2].

La medicina sistémica, la psiquiatría metabólica y la medicina nutricional se parecen más a la agricultura orgánica o regenerativa que a la agricultura industrial y química. En esta última, destruimos las malas hierbas y los bichos con herbicidas y pesticidas, debilitando sin percatarnos el suelo. Luego tenemos que utilizar fertilizantes para revitalizar el suelo y hacer crecer las plantas rápidamente, sobre todo para obtener beneficios económicos, no por motivos sanitarios. Inevitablemente, estas plantas de rápido crecimiento tienen menos nutrientes. En la agricultura regenerativa, se estudia el ecosistema y se aprende qué condiciones nutren el suelo. Principios como la «no excavación», en la que no se ara el suelo para permitir que las redes de hongos presentes en él, a menudo kilométricas, interactúen con las plantas y las nutran, son lo opuesto al uso de pesticidas para la eliminación de los insectos y, por ende, del microbioma en el interior de nuestros intestinos.

Interferencias y la nueva generación de fármacos biológicos

Lo opuesto a la psiquiatría metabólica es el movimiento de la industria farmacéutica, rebautizada como industria biotecnológica, hacia los «fármacos biológicos» y la «inmunoterapia». En efecto, la industria farmacéutica, que tiene que sostener más de un billón de dólares de ventas anuales para mantener contentos a los accionistas, se está quedando sin nuevas vías químicas rentables y patentables que bloquear. Las estatinas, por ejemplo, bloquean la producción de colesterol y los tranquilizantes a base de benzodiacepinas bloquean la producción de adrenalina.

Así pues, la nueva frontera para los beneficios del futuro, a medida que expiren las patentes de los fármacos más antiguos, son los «fármacos biológicos», es decir, los medicamentos y tratamientos que manipulan el sistema inmunológico de alguna manera. Esto incluye la nueva generación de vacunas de ARNm, tratamientos con anticuerpos, como los nuevos fármacos contra el alzhéimer que introducen anticuerpos para destruir la proteína amiloide o p-tau en el cerebro, y los nuevos fármacos de «inmunoterapia» que se están utilizando para las enfermedades autoinmunes, la artritis y el cáncer.

Es sin duda una tendencia preocupante, porque este nivel de interferencia con los procesos inmunológicos más fundamentales y complejos provoca inevitablemente una gran cantidad de efectos adversos no deseados e incontrolables, que a menudo desencadenan la inflamación. En un intento de proteger ese mercado tan lucrativo, con frecuencia se minimizan, niegan o resisten enérgicamente esos efectos adversos. Este riesgo motivó que los fabricantes de la primera generación de vacunas covíricas de ARNm se negaran a venderlas en los sistemas sanitarios sin que los Gobiernos aceptaran la responsabilidad legal por las posibles muertes y efectos adversos. Más de 4000 personas en el Reino Unido han denunciado daños causados por las vacunas. Algunas están demandando ahora a los fabricantes, según informa el periódico *Telegraph*[3]. En julio de 2023, la Oficina Nacional de Estadística había registrado 64 muertes relacionadas con vacunas y el Servicio Nacional de Salud había pagado 12,6 millones de libras por daños y perjuicios[4], pero es probable que esta cifra aumente considerablemente a partir de julio de 2023. El verdadero inconveniente de las vacunas de ARNm, fuertemente vinculadas a la inflamación del corazón (carditis) y potencialmente impulsoras del aumento de la incidencia de la insuficiencia cardíaca y de las muertes cardiovasculares, es un tema candente, con más de 200 estudios científicos de investigación[5].

Un ejemplo clásico de fármacos biológicos son las inyecciones mensuales antiamiloides que tanto se recomiendan para la demencia. Nadie puede negar que aproximadamente un tercio de las personas que han participado en los ensayos hasta la fecha han experimentado algunos efectos adversos bastante graves —principalmente hemorragias e inflamaciones cerebrales— a cambio de un escasísimo beneficio (véase la página 100). Un pequeño número de participantes en los ensayos han fallecido como consecuencia de ello. Por lo tanto, el tratamiento mensual deberá ir seguido de costosos escaneos cerebrales para comprobar si existe algún problema y actuar en consecuencia. En un editorial de la *British Medical Journal* titulado «Los ensayos antiamiloides plantean cuestiones científicas y éticas», David Smith, catedrático emérito de Farmacología y exsubdirector de la Facultad de Ciencias Médicas de la Universidad de Oxford, se pregunta: «¿Está justificado pedir a los pacientes que se sometan a más ensayos de tratamientos antiamiloides?»[6]. Sin embargo, el uso de estos fármacos continúa expandiéndose, con campañas para que se autoricen ampliamente y se introduzcan en el sistema.

Manipular nuestro sistema inmunológico y nuestra biología de esta forma está resultando, como cabría esperar, peligroso. Se trata de interferir en procesos biológicos fundamentales con un afán de lucro que empuja con fuerza contra los principios éticos.

Psiquiatría metabólica «sin contacto»

Al igual que en la agricultura regenerativa, en la psiquiatría metabólica la nutrición es una piedra angular y no un añadido tardío. Se trata de un enfoque menos intervencionista que proporciona al complejo sistema adaptativo el entorno que necesita para estar sano. Asume que el cuerpo y el cerebro son inteligentes y que tienden hacia la salud si se les proporciona el entorno adecuado. Cada vez somos más consciente de lo inteligente que es nuestra biología. Por ejemplo, los miles de mitocondrias dentro de vuestras células no solo producen energía. Forman parte de una compleja red de comunicación que microajusta nuestro metabolismo.

En su libro *Brain Energy* ('Energía cerebral'), Chris Palmer, profesor adjunto de Psiquiatría de la Facultad de Medicina de Harvard, sitúa a las mitocondrias en el centro de todo:

Ciertas mitocondrias contribuyen a la producción y liberación de hormonas y neurotransmisores. Otras sirven como conserjes, ayudando a limpiar las especies reactivas de oxígeno y otros desechos. Algunas se comunican con el núcleo, enviando señales para activar y desactivar los genes. Trabajan juntas y se comunican entre sí: se fusionan las unas con las otras, se mueven por las células y se comunican con otras mitocondrias ubicadas en otras células a través de hormonas, como el cortisol. Y, por supuesto, proporcionan la mayor parte de la energía —o ATP— para que la fábrica funcione. Cuando los trabajadores de una célula no funcionan bien, no solo afectan a sus compañeros, sino que también pueden afectar a los trabajadores de otras células[7].

De hecho, Palmer las sitúa en el centro de nuestra salud cerebral. A medida que evolucionan los campos de la neurociencia, la genética, la microbiología intestinal, la inmunología y la nutrición, nos damos cuenta cada vez más de lo interconectado y complejo que es todo nuestro «sistema». Por un lado, esto puede resultar abrumador, creando cada vez más «detalles», complejidad y especialidades científicas, hasta que nos volvemos «dependientes» de los expertos y nos resignamos a cualquier tratamiento que nos recomienden. Aunque este conocimiento resulte útil, podría considerarse una consecuencia del reduccionismo.

Por otro lado, cuando nos damos cuenta de que lo único que tenemos que hacer es crear un entorno que nos permita prosperar y luego dejar que nuestro cuerpo y nuestro cerebro se ocupen de ello, la vida se vuelve mucho más fácil. Un ejemplo es el microbioma. A medida que descubrimos las fascinantes conexiones entre el intestino y el cerebro, y la complejidad de los cientos, si no miles, de microorganismos que hay en nuestro interior y cómo influyen en tantas cosas, el mensaje fundamental sigue siendo el mismo: consumir alimentos sanos y, por tanto, tomarse en serio la nutrición.

Aunque lo que comemos es una parte fundamental de ese entorno «químico», no somos solo seres químicos. Somos seres físicos, químicos, psicológicos y espirituales que vivimos en un entorno. Nuestra salud depende de que estos ámbitos estén en armonía. Cuando esto se produce, estamos naturalmente llenos de energía, libres de dolor, felices, alerta y con un propósito.

Por lo tanto, la optimización de vuestro cerebro no solo precisa que tengáis una nutrición adecuada, sino también que ejercitéis el cuerpo y la mente y tengáis una vida social, intelectual y llena de propósitos saludables. Los dos últimos «secretos» de mi libro *Ten Secrets of 100% Healthy People* ('Diez secretos de la gente completamente sana') son «Sacar el pasado de vuestro presente» y «Encontrar sentido y propósito». De los que obtienen las puntuaciones más altas en el cuestionario de salud, el 95 % considera que las relaciones son «extremadamente» o «moderadamente» importantes para la salud, el 85 % considera que sus relaciones principales son «excelentes» o «buenas» y el 83 % tiene un círculo cercano de familiares y amigos.

«Encontrar sentido y propósito» pertenece al ámbito espiritual. Las personas que se consideran ateas creen que lo «espiritual» se relaciona con el marco en el que situamos nuestra vida; el sentido y el propósito que atribuimos a nuestra existencia; y el tamaño de las conexiones que tenemos, ya sea con la familia, la naturaleza, la sociedad o incluso con conceptos en los que fundamentalmente creemos y por los cuales lucharíamos. De quienes obtuvieron las puntuaciones más altas en el cuestionario de salud, el 96 % afirmó tener «un sentido claro de propósito o dirección en la vida». El 88 % dijo que los factores espirituales eran «extremadamente» o «moderadamente» importantes para la salud y el 83 % consideró importante estar en entornos naturales.

Con este telón de fondo basado en un enfoque sistémico, profundicemos ahora en los ocho elementos esenciales para optimizar el cerebro que sustentan la salud mental y la resiliencia.

En resumen, hemos aprendido lo siguiente:

- No podéis separar vuestra biología de vuestra psicología. Todo lo que comemos, bebemos, respiramos, pensamos y sentimos influye tanto en la química de nuestro cuerpo como en nuestro estado de ánimo.

- Casi todos los factores de riesgo de casi todas las enfermedades, mentales y físicas, se deben a un desequilibrio en uno o varios de los siete procesos biológicos «clave», que permiten el desarrollo de estados patológicos. Se trata de la glicación (azúcar), la oxidación (antioxidantes), la metilación (vitaminas del grupo B), la lipidación (grasas), la hidratación (agua), la digestión (intestino sano) y la comunicación (hormonas, neurotransmisores e inmunidad).

- Junto con nuestra actividad física, mental y social, el estrés y el sueño definen nuestra salud cerebral general, nuestra felicidad, nuestro estado de alerta y nuestras capacidades cognitivas.

- Haciendo la prueba en foodforthebrain.org sabréis cuál de los anteriores determina la salud de vuestro cerebro y cuerpo, ahora y en el futuro. Los capítulos siguientes explican los ocho ámbitos en los que podéis influir. «Carbo y CG bajos»: seguid una dieta baja en carbohidratos y CG (carga glucémica); «Grasas cerebrales»: aumentad el consumo de grasas cerebrales (omega-3, fosfolípidos y vitamina D); «Vitaminas B»: mantened baja vuestra homocisteína con vitaminas B; «Antioxidantes»: consumid antioxidantes y polifenoles antienvejecimiento; «Intestino sano»: un intestino sano es un cerebro sano; «Cuerpo activo»: haced ejercicio y manteneos físicamente activos; «Mente activa»: manteneos social e intelectualmente activos; «Sueño y calma»: dormid bien, mantened y llevad una vida calmada, con determinación.

- Vuestros cerebro y cuerpo son sumamente inteligentes y lo mejor es crear las circunstancias adecuadas, a través de la dieta y vuestro estilo de vida, para ayudarlos a recuperar la salud.
- Muy pocas enfermedades crónicas, si es que hay alguna, están «en los genes» o se resuelven por completo con fármacos.
- *Vuestra salud está en vuestras manos.*

Vitaminas B: las constructoras del cerebro

¿Os habéis preguntado alguna vez cómo reacciona vuestro cerebro? Suena la alarma de incendios y en 0,2 segundos ya comienza a bombear adrenalina. Imaginad que os encontráis con alguien a quien amáis y os da un gran abrazo. Ahora la serotonina recorre vuestro cerebro. Coméis algún dulce y el nivel de insulina en vuestra sangre aumenta para proporcionar glucosa a vuestro cerebro. Se acerca el anochecer y el nivel de melatonina en vuestro cerebro aumenta para proporcionaros una buena noche de sueño. Nada de esto puede suceder sin las vitaminas del grupo B, porque la producción de cada uno de estos bioquímicos vitales depende de la metilación, que a su vez depende de las vitaminas del grupo B, especialmente de las vitaminas B_6, B_{12} y el folato.

Y eso no es todo, sino que, como hemos aprendido antes, las membranas de las neuronas no pueden fabricarse sin metilación, y los «interruptores de regulación» que activan o desactivan nuestros genes también funcionan a través de la metilación.

El folato, o ácido fólico (que es la forma que encontramos en la mayoría de los suplementos), se recomienda en el embarazo porque previene los defectos del tubo neural, también llamados espina bífida. Se trata de una versión extrema de daño neuronal en la que el tubo neural de la médula espinal no se desarrolla correctamente, con consecuencias permanentes. Algunos países incluso enriquecen la harina con ácido fólico por esta misma razón.

Una deficiencia de B_{12}, llamada anemia perniciosa, provoca hormigueo, ardor, entumecimiento y pérdida de sensibilidad en las extremidades, porque los nervios dejan de funcionar. Estos son los síntomas físicos a los que se debe prestar atención. Los síntomas mentales incluyen problemas de memoria, fatiga mental, ansiedad y depresión. Una cuarta parte (26 %) de las personas con anemia perniciosa no son diagnosticadas al cabo de cinco años, padeciendo por el camino, y muchas acaban con una degeneración nerviosa irreversible[8]. Estos, y docenas de otros problemas de salud, son los efectos en cadena de una metilación defectuosa, motivada por la falta de vitaminas B.

Homocisteína

Afortunadamente, existe un sencillo análisis de sangre que mide la *homocisteína* y que determina si está efectuando la metilación propiamente o no. La homocisteína es un aminoácido tóxico que literalmente daña tanto vuestro cerebro como vuestras arterias. Cuanto más alto sea vuestro nivel de homocisteína, peor estaréis llevando a cabo la metilación.

La metilación es tan determinante para el cerebro y el organismo que ahora sabemos que un nivel elevado de homocisteína marca la pauta de más de cien enfermedades y se asocia a un mayor riesgo de desarrollarlas, mérito que se debe a las incansables investigaciones de Helga Refsum, catedrática de Nutrición de la Universidad de Oslo. Quizá sea el biomarcador más importante de todos, ya que ni siquiera nuestros niveles de glucosa o hierro, y mucho menos nuestro nivel de colesterol, predicen tantas enfermedades, ya sean físicas o mentales. En relación con el cerebro y los trastornos mentales, se incluyen el alzhéimer, el autismo, la ansiedad, la bipolaridad, los problemas de comportamiento infantil, el deterioro cognitivo tanto en niños como en adultos, la demencia, la depresión, la pérdida de audición, la migraña, la esclerosis múltiple, la enfermedad de la motoneurona, los defectos del tubo neural, el trastorno obsesivo-compulsivo, el trastorno por estrés postraumático, la esquizofrenia y los accidentes cerebrovasculares[9].

El nivel de homocisteína de un niño predice incluso sus calificaciones escolares. Un estudio comparó la suma de los resultados de diez asignaturas básicas con los niveles de homocisteína en un grupo de 692 alumnos suecos con edades comprendidas entre los 9 y los 15 años. El aumento de los niveles de homocisteína se asoció con la reducción de las calificaciones, al igual que la ingesta de folato[10].

En el otro extremo de la vida, si la homocisteína sube, la memoria baja. Si la homocisteína baja, la memoria sube[11]. El nivel de homocisteína predice vuestra función cognitiva mejor que casi cualquier otra cosa, incluida vuestra edad. Sin embargo, tened en cuenta que hay otros muchos factores que intervienen, así que no penséis que solo se trata de la homocisteína y las vitaminas del grupo B.

Analizar y optimizar el nivel de homocisteína

Por lo tanto, vuestra primera optimización cerebral consiste en aseguraros de que estáis realizando la metilación de forma óptima, lo que significa mantener bajo vuestro nivel de homocisteína, lo cual requiere una ingesta óptima de vitaminas del grupo B. Los niveles que necesitáis dependen de vuestro nivel de homocisteína, la cual puede medirse en un análisis de sangre mediante un pinchazo en la piel, ya sea a través de un kit de pruebas casero que luego se envía al laboratorio o acudiendo a un laboratorio. Debería ser una prueba estándar al acudir a una consulta médica de rutina, pero no lo es. Al fin y al cabo, tan solo existen aproximadamente 29.000 estudios que demuestran su importancia.

Hasta hace poco, era muy difícil obtener una medición de homocisteína. Todos los médicos pueden solicitarla, pero pocos lo hacen. En Food for the Brain hemos conseguido que resulte fácil y barato hacerse la prueba con un kit casero (véase foodforthebrain.org/tests).

Entre las razones que justifican la prueba se encuentra el hecho de que un nivel superior a 11 mcmol/l está estrechamente relacionado con un encogimiento acelerado del cerebro[12]. ¿Qué probabilidades hay de que esto ocurra? Depende un poco de vuestra edad, sexo y hábitos alimentarios y de estilo de vida, pero, si tenéis más de 50 años, sin duda merece la pena hacerse la prueba, e incluso muchas personas más jóvenes presentan niveles elevados. En un estudio de casi 8000 personas realizado en China en 2020, el promedio entre los hombres era de 12,5 y entre las mujeres de 9,1. Así que la mayoría de los hombres ya estaban en la zona del «encogimiento cerebral». Un estudio estadounidense descubrió que aproximadamente el 40 % de los mayores de 60 años tenía un nivel superior a 11[13]. Probablemente no sea muy diferente en el Reino Unido, pero todo lo que sabemos es que dos de cada cinco adultos mayores de 61 años en este país tienen un nivel insuficiente de vitamina B_{12} para evitar el encogimiento acelerado del cerebro[14]. Es razonable suponer que más de un tercio de las personas mayores tienen un nivel de homocisteína superior a 11.

El profesor David Smith recomienda el tratamiento con vitaminas B para cualquier persona con un nivel de homocisteína superior a 10. Pero, entonces, ¿un nivel de 9 es lo más adecuado? Una forma de explorar esta cuestión es considerar el embarazo, ya que la construcción del cerebro de un bebé depende en gran medida de una buena metilación. Un nivel elevado de homocisteína puede predecir fácilmente problemas en el embarazo.

Un estudio analizó esta cuestión midiendo los niveles preconceptuales de homocisteína en 81 mujeres sanas que luego quedaron embarazadas y después midió varios aspectos de la salud mental de sus hijos a la edad de seis años[15]. Los hijos de las mujeres cuya homocisteína antes del embarazo era superior a 9 eran significativamente más retraídos, ansiosos y depresivos, y presentaban un mayor número de problemas sociales, incluido un comportamiento más agresivo.

Es razonable suponer que, si la homocisteína es mala para el cerebro de un bebé, también lo es para el vuestro. Así que, ciertamente, no querréis tener un nivel superior a 9 si pretendéis quedaros embarazadas. Recomiendo que ninguna mujer intente quedarse embarazada hasta que su nivel de homocisteína esté por debajo de 7,5 mcmol/l. Este es también el nivel a partir del cual se producen daños cromosómicos[1]. Os aconsejo que os aseguréis de que vuestro «índice H» esté por debajo de 7,5 (en adelante, para facilitar la lectura, me referiré a vuestro nivel de homocisteína como el «índice H» y omitiré las medidas mcmol/l o µmol/l).

En embarazos «normales» que no presentan complicaciones ni en la madre ni en el niño, la homocisteína se mantiene por debajo de 7,5, a menudo entre 5 y 7. En cinco de cada siete estudios, las mujeres que sufren abortos espontáneos presentan un nivel superior a 15. El riesgo de tener un bebé prematuro es cuatro veces mayor en las mujeres con un nivel de homocisteína superior a 12,4[16].

A menudo se dice que nuestro nivel de homocisteína aumenta con la edad y esto parece ser cierto a partir de los cincuenta años. Un dato interesante, y al mismo tiempo alarmante, de este reciente estudio realizado en China es que los niveles más bajos se registraban en las personas de 40 a 50 años (con una media de 13,9), aumentando después con cada decenio, llegando las personas de 50 a 60 años a una media de 15, luego las de 60 a 80 años a una media de 16,3 y las mayores de 80 años a una media de 18,7. Pero las personas de entre 20 y 30 años tenían niveles más altos que las de 30 a 50, con una media de 15,7. De modo que todas estas personas, independientemente de su edad y sexo, se encontraban ya en la zona de encogimiento cerebral. Puede que la situación no sea tan mala en el Reino Unido, donde la ingesta de folato tiende a ser mayor y son menos los hombres que fuman. Fumar es un factor que también eleva la homocisteína. Mientras que el 15 % de los hombres y el 11 % de las mujeres fuman en el Reino Unido, según este estudio en China el 46 % de los hombres y el 3,4 % de las mujeres son fumadores.

Fumar no es lo único que puede elevar la homocisteína. El consumo excesivo de alcohol, los altos niveles de estrés, la falta de sueño[17], el sobrepeso, la falta de ejercicio, cualquiera de los problemas de salud mental enumerados anteriormente, también las enfermedades cardiovasculares, los derrames cerebrales o la hipertensión arterial, y una mala salud general pueden ser indicios de un posible riesgo de aumento de la homocisteína.

Aunque la presencia de estos factores de riesgo puede augurar que el nivel de homocisteína esté elevado, lo mejor es realizar la prueba correspondiente. El cuestionario de foodforthebrain.org evalúa vuestro riesgo en el apartado «Vitaminas B», basándose en dichos factores, pero también os preguntará por vuestro nivel de homocisteína, que podréis añadir en cualquier momento y que hará que la evaluación de vuestro estado de las vitaminas B sea mucho más precisa. En realidad, la ingesta óptima de vitaminas B es la que mantiene baja la concentración de homocisteína. Es muy posible que necesitéis más a medida que envejezcáis.

Me acuerdo del caso de una madre y su hija, asistentes a una de mis conferencias.

La madre había sufrido un ictus y la hija, veinteañera, la animó a hacerse una prueba de homocisteína. La homocisteína es un fuerte predictor del riesgo de ictus[18]. La madre puso una condición: «Yo lo haré si tú lo haces». Así que ambas se hicieron la prueba. El índice H de la madre era inferior a 7, por lo que su ictus no parecía tener nada que ver con una metilación defectuosa. El índice H de la hija, en cambio, era superior a 20 y había sufrido fatiga crónica durante varios años tras un accidente de coche. Al mes de tomar un suplemento para reducir su nivel de homocisteína (véase la página 320), su fatiga crónica se resolvió por sí sola. Unos meses después, la joven volvió a analizar su homocisteína, que ahora estaba por debajo de 7.

La moraleja de esta historia es que no podéis dar por sentado que vuestro nivel de homocisteína sea óptimo solo porque tengáis menos de cincuenta años. Si tenéis algún problema de salud o alguno de los factores de riesgo de la homocisteína elevada, os recomiendo que acudáis al médico para haceros la prueba. En mi opinión, la homocisteína es posiblemente el mejor indicador de la salud en general. Si vuestro índice H está por debajo de 7, entonces podéis marcar esa casilla como el primer paso hacia la optimización de vuestro cerebro.

Si vuestro índice H es superior a 7, más adelante os mostraré cómo reducirlo (véase la página 157).

Si ninguno de los factores de riesgo se aplica a vosotros, vuestra dieta es buena e incluso tomáis suplementos de vitaminas B, pero vuestra homocisteína es todavía alta, hay muchas posibilidades de que no estéis absorbiendo correctamente la vitamina B_{12}. Se trata de un problema cada vez más común a medida que envejecemos, pero algunas personas, aquejadas de anemia perniciosa, producen anticuerpos que atacan a las células de su estómago que fabrican el ácido estomacal y su factor intrínseco, necesarios para absorber la vitamina B_{12}. Se trata de un tipo de enfermedad autoinmune.

Dejando esto de lado, un estudio realizado en el Reino Unido descubrió que hasta dos de cada cinco personas mayores de 60 años padecían un nivel elevado de homocisteína y un nivel bajo de vitamina B_{12} en sangre, lo que provocaba un encogimiento acelerado del cerebro[19]. En el capítulo 21 os explicaré cómo ocurre esto y qué hacer al respecto.

¿Es la esquizofrenia un ejemplo de lo que ocurre cuando la metilación falla?

Pero primero consideremos qué papel desempeña la metilación en la esquizofrenia, una forma extrema de disfunción cerebral. Aproximadamente una de cada 100 personas padece esta enfermedad mental debilitante que afecta más a los hombres que a las mujeres y cuya aparición tiene lugar en los últimos años de la adolescencia. Antes del diagnóstico se suelen observar indicios, como problemas en la escuela y dificultad para socializar, que a menudo conducen al aislamiento social. También sabemos que el consumo excesivo de cannabis puede ser un desencadenante, al igual que las situaciones de estrés importantes.

«Esquizofrenia» es una palabra que asusta a mucha gente, pero la realidad es que la mayoría de nosotros hemos experimentado uno o más de sus síntomas, en un grado inferior, en algún momento. Entre ellos se incluyen los pensamientos confusos y los delirios, es decir, la pérdida de contacto con la realidad, la posibilidad de oír o ver cosas, o una percepción distorsionada de la realidad. Se trata de perturbaciones producidas por un cerebro en retroceso. La ansiedad, los trastornos del sueño y la depresión también son síntomas de la esquizofrenia, quizá como consecuencia de lo mencionado anteriormente.

¿Y qué relación tiene esto con la metilación? Cada incremento de 5 puntos en la homocisteína aumenta el riesgo de ser diagnosticado de esquizofrenia en un ¡70 %![20] Muchos esquizofrénicos ya diagnosticados tienen un índice H superior a 15. También existe un componente genético: aproximadamente un tercio de las personas son portadoras de una variación genética llamada MTHFR677TT, a la que ya nos hemos referido, lo que significa que las instrucciones para fabricar una enzima de metilación clave llamada MTHFR se transmiten de una forma menos eficaz. Tener esta variación aumenta el riesgo de esquizofrenia en un 36 %. Como consecuencia, una persona con estas características es más propensa a registrar un nivel elevado de homocisteína. A semejanza de lo que ocurre con tantos problemas de salud mental, la combinación de mucho estrés, falta de sueño, mala alimentación, tabaquismo y quizá esta debilidad genética elevaría sin duda la homocisteína y podría ser suficiente para llevar a alguien al límite.

Entonces, ¿qué les ocurre a las personas que, portando la variación MTHFR677TT, toman suplementos de vitamina B? ¿Recuperan sus funciones cerebrales? El profesor Joseph Levine, del Centro de Investigación Stanley y del Centro de Salud Mental Beersheva de la Universidad Ben Gurion de Israel, concibió un estudio para averiguarlo[21]. Dio a la mitad de un grupo de 42 pacientes esquizofrénicos vitaminas B (B_6, B_{12} y ácido fólico) y a la otra mitad un placebo. Los que tomaron los suplementos de vitaminas B registraron tanto una notable reducción de sus niveles de homocisteína como una importante mejoría de sus síntomas de esquizofrenia, excepto un paciente, que no siguió el tratamiento con vitaminas B, no experimentó mejora alguna y no vio reducido su nivel de homocisteína. Era la excepción que confirma la regla.

Otros estudios en los que se administró B_{12} y ácido fólico también probaron su eficacia. Una revisión de diversos estudios realizada en 2014 concluyó: «Pruebas abrumadoras indican que la homocisteína también está implicada en la fisiopatología de la esquizofrenia y los trastornos afectivos»[22].

A pesar de las «pruebas abrumadoras», que existen desde hace más de una década, casi ninguna persona diagnosticada de esquizofrenia se somete a pruebas de homocisteína ni recibe vitaminas del grupo B.

Antes me he referido a los primeros ensayos controlados y a doble ciego de la historia de la psiquiatría. Realizados en la década de los cincuenta, en ellos los pacientes recibían altas dosis de vitamina B_3 (niacina) frente a un placebo y se observaron mejoras extraordinarias en personas con diagnósticos recientes de esquizofrenia, es decir, aún «fármaco-ingenuas». Este notable avance, realizado por mi mentor, el Dr. Abram Hoffer, director de investigación en psiquiatría de Saskatchewan (Canadá), quedó ulteriormente sepultado tras el auge de los fármacos: omisión posible gracias a la realización de ensayos con vitaminas B en pacientes con esquizofrenia crónica que llevaban varios años tomando una medicación muy fuerte. En su caso, las vitaminas B no funcionaron lo suficientemente bien como para alcanzar un efecto significativo. Quienes estén interesados no solo en la ciencia médica, sino también en la política, pueden leer tanto los fundamentos científicos como la forma en que se desechó la niacina en un artículo del hijo de Abram Hoffer, también profesor de Medicina, titulado «Vitamin therapy in schizophrenia» (Terapia vitamínica para la esquizofrenia)[23].

Podemos extraer algunos puntos clave de todo esto. El primero, ya mencionado anteriormente, es que la mayoría de la medicación psiquiátrica, sobre todo si se toma de forma prolongada, trastorna el cerebro, haciendo más lenta una recuperación o «optimización» completa. Los tranquilizantes más utilizados para la esquizofrenia pueden, directamente, hacer imposible una recuperación completa.

El segundo es que no todas las personas que padecen una enfermedad mental grave, como la esquizofrenia, tienen una metilación defectuosa y una homocisteína elevada, aunque muchas sí lo tengan.

El tercero es que existen varios factores críticos e interactivos que resultan necesarios para gozar de una buena salud cerebral. El alzhéimer y la depresión no tienen una única causa. Cualquiera que sugiera que el «amiloide» es la causa del alzhéimer o que una «baja serotonina» conduce a la depresión no hace más que perpetuar un mito diseñado para la venta de fármacos.

Con todo, la falta de vitaminas B capaces de reducir la homocisteína es solo una pieza del rompecabezas, porque —como analizaremos más adelante— las vitaminas B y las grasas omega-3 trabajan de manera sinérgica. Ninguna puede funcionar sin la otra.

El último punto, algo «triste pero cierto», es que, si se trata de un tratamiento no patentable y, por lo tanto, relativamente barato, por contraposición a un fármaco patentable y, para colmo, rentable, es muy probable que se lo deje de lado y se lo ignore. Apenas quedan excepciones a esta regla, y la vitamina D es una de ellas.

Pero el punto clave es que, aunque hayáis heredado el aparente defecto de la variante genética MTHFR677TT, algo que podéis comprobar con una prueba de ADN (véase la sección «Recursos»), se puede mitigar consumiendo suficientes vitaminas del grupo B. El nivel óptimo será el que reduzca vuestra homocisteína a 7 o menos.

En resumen, lo que hemos aprendido es que, durante el embarazo, en los niños y en los adultos jóvenes y mayores, el aumento de la homocisteína deteriora el cerebro, lo que acarrea problemas para el aprendizaje, la memoria, el comportamiento y la salud mental. De modo que, no solo para evitar este tipo de problemas, sino también para aseguraros de que vuestro cerebro esté funcionando a pleno rendimiento, el primer paso es hacer todo lo necesario para optimizar vuestro índice H, lo que sin duda significa situarlo por debajo de 7.

Y así llegamos a las vitaminas B y a la comprensión de lo que realmente hacen.

B$_6$, B$_{12}$ y folato: los tres mosqueteros

Es importante saber por qué estas tres vitaminas del complejo B son tan imprescindibles para la salud del cerebro. Aunque no resulta tan fácil de explicar.

En realidad, la metilación la realiza un nutriente cerebral vital llamado SAMe, pronunciado «Sammy», que es la abreviatura de S-adenosil metionina. La SAMe se denomina «donante de metilo». Una unidad de metilo es una molécula simple, CH_3, con tres átomos de hidrógeno unidos a un átomo de carbono. Es una molécula diminuta que se añade y se quita a otras sustancias químicas del cuerpo para cambiarlas de una cosa a otra. A la noradrenalina, por ejemplo, se le añade un grupo metilo para convertirla en adrenalina.

La metilación entraña el proceso de mover los grupos de metilo de un lado a otro. Imaginaos un interruptor biológico que provoca miles de millones de reacciones de metilación cada minuto tanto en vuestro cerebro como en vuestro organismo.

Para fabricar la SAMe, algo que vuestro cerebro hace cada segundo de cada día, tiene que convertir la metionina procedente de la proteína de vuestros alimentos, un proceso que depende de las vitaminas B. Sin suficientes vitaminas B, el cerebro sufre un atasco químico, lo que dispara la homocisteína. El funcionamiento de todo esto podéis verlo en este cortometraje: foodforthebrain.org/the-h-factor/.

B$_{12}$, folato, B$_6$, glutatión y N-acetilcisteína (NAC)

Vitamina B$_{12}$: ¿la estáis absorbiendo bien?

La vitamina B$_{12}$, solo presente en los alimentos de origen animal (carne, pescado, huevos, lácteos), constituye para algunos, sobre todo a edades avanzadas, la vitamina B más determinante para la salud cerebral. Y ello porque su absorción desde los alimentos al torrente sanguíneo depende exclusivamente de la presencia de secreciones estomacales, incluidos el ácido estomacal y el factor intrínseco (FI), que tienden a disminuir a medida que uno envejece. Algunas personas simplemente no producen cantidades suficientes ni siquiera al comienzo de su vida y por ello dependen de inyecciones de B_{12}, que sortean el problema.

La acidez estomacal se conoce, científicamente, como ácido clorhídrico y puede potenciarse con un suplemento de clorhidrato de betaína. La betaína, por su parte, es otro nombre de la trimetilglicina. El ácido clorhídrico es producido por una enzima dependiente del zinc. Así pues, en caso de que tengáis un problema de metilación, quizá debido a una carencia de vitaminas del grupo B, y no ingiráis suficiente zinc, vuestra capacidad para fabricar ácido estomacal se verá mermada.

Anteriormente en este capítulo aludí a un estudio que descubrió que dos de cada cinco personas no tenían suficiente vitamina B_{12} en la sangre para evitar el encogimiento acelerado del cerebro. Puede que estéis comiendo lo suficiente, pero, si la vitamina B_{12} no llega a vuestro torrente sanguíneo, de nada servirá.

Para ponerlo en contexto, la mayoría de las porciones de carne, pescado, huevos o leche aportarán aproximadamente entre 0,5 y 2,5 mcg. Un huevo aporta 0,5 mcg y una ración de pescado 2,5 mcg. Ese es el valor de referencia nutricional (VRN) que encontraréis en el reverso de un suplemento vitamínico: 2,5 mcg. ¿Es eso suficiente para reducir la homocisteína y detener el encogimiento de vuestro cerebro? Probablemente no. Casi todos los estudios que han demostrado una reducción mensurable del encogimiento cerebral y de la homocisteína han recetado 500 mcg de vitamina B_{12}. Es decir, ¡200 veces más! Y es que, si no estáis absorbiéndolo bien, necesitaréis un suplemento mucho mayor para que os llegue un poco más al torrente sanguíneo.

Por ejemplo, el profesor David Smith y su equipo del Proyecto Óptima de la Universidad de Oxford investigaron las ventajas de administrar vitaminas del grupo B (20 mg de B_6, 800 mg de ácido fólico y 500 mg de B_{12}) y placebo en un ensayo controlado y aleatorizado a personas con deterioro cognitivo leve (DCL), o predemencia, midiendo su nivel de homocisteína antes y después de la ingesta, como así también la tasa de encogimiento cerebral y la función cognitiva mediante una resonancia magnética[24]. Las personas con un nivel de homocisteína superior a 11 que recibieron las vitaminas B presentaron un porcentaje de encogimiento general del cerebro reducido a la mitad y un encogimiento casi nueve veces menor en las zonas del cerebro relacionadas con el alzhéimer, así como mejoras cognitivas significativas.

La falta de B_{12} y el consiguiente aumento de la homocisteína dañan directamente vuestro cerebro y arterias, hacen que no tengáis suficiente SAMe para llevar a cabo la metilación y eleva tanto la p-tau, promoviendo los ya mencionados ovillos neurofibrilares, como la proteína amiloide, que, según hemos visto, son los rasgos distintivos del alzhéimer[25].

Un suplemento de vitamina B_{12} reduce la homocisteína y ayuda a prevenir la degeneración. En un estudio realizado en personas con demencia, quienes tomaron un combo de B_6 (25 mg), ácido fólico (2000 mcg) y B_{12} (400 mcg) durante dos años tuvieron casi una cuarta parte del aumento de homocisteína que los del grupo placebo[26]. Diversos estudios demuestran los beneficios de la B_{12} y los muchos mecanismos a través de los cuales protege el cerebro.

De hecho, una de las más recientes investigaciones concluye lo siguiente:

Los estudios clínicos demostraron de forma homogénea que la vitamina B_{12}, ya sea combinada con otros representantes de la familia de las vitaminas B o por sí sola, es beneficiosa para la función cognitiva, la inflamación y la atrofia cerebral en adultos mayores sin deterioro cognitivo o en pacientes con deterioro cognitivo leve. Los estudios realizados en pacientes con alzhéimer hallaron niveles plasmáticos reducidos de vitamina B_{12} en comparación con la población de control sana. Además, se observó que la suplementación con vitaminas del grupo B mejoraba las funciones cognitivas en numerosos ensayos clínicos (aleatorizados)[27].

Si la medicina se basara realmente en la evidencia, a todas las personas con deterioro cognitivo se les recomendaría un suplemento de B_{12}. Llevo más de una década abogando por ello, pero, aun así, en el Reino Unido, los médicos de cabecera no pueden recetar B_{12} para el deterioro cognitivo.

Pero no es solo la demencia lo que los suplementos de B_{12} ayudan a prevenir, sino también la depresión[28].

Recomiendo tanto comer alimentos que contengan vitamina B_{12} como tomar un suplemento de 10 mcg al día en un multivitamínico; aunque, en realidad, necesitaréis bastante más, unos 500 mcg de B_{12}, si vuestro nivel de homocisteína es elevado (véase la página 141). Cuanto más alto sea vuestro nivel de homocisteína, más B_{12} necesitaréis. Los veganos, por ejemplo, deben tomar suplementos de B_{12} para proteger su cerebro, ya que ningún alimento vegetal la contiene.

La mayoría de las personas, incluso las que padecen anemia perniciosa, rejuvenecen con altas dosis de suplementos de B_{12}. Pero otras necesitan inyecciones de B_{12} para evitar el problema de absorción. Si os habéis puesto alguna inyección de B_{12} e inmediatamente habéis tenido más energía y lucidez, es un indicio de que necesitáis B_{12}. Ah, y dicha vitamina se almacena en el hígado, por lo que se necesitan inyecciones cada uno o tres meses.

B_{12}: cuidado con los antiácidos y la metformina

El ácido estomacal es una de las sustancias químicas más vitales del organismo. Es secretado cuando comemos proteínas y, a grandes rasgos, cumple cuatro funciones: i) ordena a las válvulas musculares de la parte superior e inferior del estómago que se cierren para crear un «baño de ácido» sellado; ii) a continuación, digiere las proteínas hasta reducirlas a aminoácidos individuales; iii) higieniza nuestros alimentos, matando a los bichos; y iv) ayuda también a absorber la B_{12}.

Cuando no producimos suficiente ácido estomacal, padecemos indigestión. Entonces, las bacterias de nuestro intestino obtienen alimento de nuestra comida parcialmente digerida. Posteriormente, producen gases, por lo que eructamos, y, como las válvulas no cierran bien, parte del ácido del estómago puede subir al esófago, que va del estómago a la garganta, y padecemos pirosis. Entonces el médico nos receta un fármaco antiácido, un «inhibidor de la bomba de protones» (IBP), que impide que produzcamos ácido estomacal, lo que, claro, elimina la acidez. Estos fármacos, que normalmente terminan en «-azol» (omeprazol, pantoprazol, etc.), reducen los niveles de B_{12} y elevan la homocisteína. El último análisis de todos los estudios al respecto concluye: «Se observan cambios significativos en los biomarcadores que diagnostican el estado de la vitamina B_{12} en los consumidores de IBP a largo plazo, entre ellos, niveles elevados de concentración de homocisteína y ácido metilmalónico (MMA) que definen una deficiencia celular de B_{12}»[29].

En cuanto a un futuro riesgo de demencia, los que toman antiácidos IBP durante más de 4,4 años presentan un riesgo un 30% mayor[30]. El uso a corto plazo no parece ser un problema.

Cuando los terapeutas nutricionales sospechan que un cliente tiene estos síntomas como consecuencia de un nivel bajo de ácido estomacal, le facilitan suplementos de clorhidrato de betaína acompañados de comidas que contengan proteínas, elevando así los niveles de ácido estomacal, con lo que, a menudo, los síntomas de indigestión y acidez desaparecen.

Otro fármaco que suprime la B_{12} es la metformina, un medicamento para la diabetes. Según las conclusiones de los últimos estudios, «el consumo de 1500 mg de metformina por día podría contribuir en gran medida a la deficiencia de vitamina B_{12}, mientras que la administración simultánea de suplementos multivitamínicos podría proteger contra la deficiencia»[31].

Algunos medicamentos utilizados para bajar la tensión arterial, especialmente los diuréticos, también elevan la homocisteína[32].

Si tomáis alguno de estos fármacos, aseguraos de controlar vuestros niveles de homocisteína y B_{12}.

La mejor prueba para determinar vuestro nivel de B_{12} se llama holotranscobalamina (HTC). La siguiente mejor es el ácido metilmalónico (MMA) y después la B_{12} sérica. La B_{12} sérica es la prueba estándar utilizada habitualmente por los médicos. Es más fácilmente accesible, pero no tan precisa como la HTC, aunque proporciona un buen punto de partida. El intervalo de referencia del Reino Unido, según el cual un nivel por encima de los 180 pg/ml es suficiente, está desfasado y necesita una revisión[33], al igual que el nivel más bajo de EE. UU., situado en 200 pg/ml. En Europa y Japón, todo lo que esté por debajo de 500 pg/ml se considera insuficiente. El encogimiento acelerado del cerebro debido a la falta de B_{12} se produce con niveles de B_{12} inferiores a 500 pg/ml, y necesitáis una cantidad que normalice tanto vuestro nivel de homocisteína como de B_{12} en sangre. Tened en cuenta que, si vuestra homocisteína está elevada, es porque no estáis ingiriendo suficiente B_{12}, folato o B_6.

Folato: por qué necesitáis comer vegetales

El folato, anteriormente llamado B_9, es la razón principal de nuestro lema «Comed verduras». En realidad, se encuentra en las verduras, las judías, los frutos secos y las semillas. De hecho, todas las verduras y la mayoría de las frutas contienen esta imprescindible vitamina B. Si no coméis conscientemente al menos cinco raciones, idealmente siete, de verduras y fruta al día, probablemente no estéis ingiriendo lo suficiente. Medio plato de verduras en una comida principal cuenta como dos raciones. Por tanto, si os aseguráis de que la mitad de lo que coméis en dos comidas principales sean verduras, tenéis ya cuatro raciones. Nuestros antepasados de la Edad de Piedra, físicamente activos, habrían comido el doble de alimentos y todos ellos frescos, con muchas más cantidades de folato. Es muy importante que estos alimentos se conviertan en una parte habitual de vuestra dieta.

Los alimentos más ricos en folato son los siguientes:

Alimentos	Cantidad por porción de 100 g
Germen de trigo	325 mcg
Lentejas cocidas	179 mcg
Copos de mijo	170 mcg
Semillas de girasol	164 mcg
Escarola	142 mcg
Garbanzos secos o cocidos	141 mcg
Espinacas	140 mcg
Lechuga romana	135 mcg
Brócoli	130 mcg
Alubias rojas secas o cocidas	115 mcg
Cacahuetes	110 mcg
Coles de Bruselas	110 mcg
Zumo de naranja fresco o congelado	109 mcg
Espárragos	98 mcg
Avellanas	72 mcg
Aguacate	66 mcg

Estos alimentos deben convertirse en parte habitual de vuestra dieta.

Pocas personas alcanzan los 400 mcg de folato en su alimentación, lo que probablemente sea una ingesta óptima para la mayoría, aunque los estudios destinados a prevenir el deterioro cognitivo y la demencia suelen recomendar el doble, es decir, 800 mcg.

La siguiente lista ofrece ejemplos de dietas que os podrían aportar 400 mcg diarios. Leedla y preguntaos si ayer alcanzasteis los 400 mcg...

- Una ensalada con lechuga romana, escarola, medio aguacate y un puñado de pipas de girasol, acompañada de un vaso de zumo de naranja.
- Un plato de lentejas o mijo, con una ración de espinacas, brócoli y chirivías.
- Una ensalada de frutas con papaya, kiwi, naranja y melón cantalupo en zumo de naranja, más un puñado de cacahuetes sin sal.

- Una naranja, una ración grande de brócoli, espinacas, coles de Bruselas y un tazón de sopa de miso.

Pero incluso esto podría no ser suficiente para optimizar vuestro cerebro. Considerad este experimento realizado en Holanda. A un grupo de 818 personas de entre 50 y 70 años se les administró un suplemento de ácido fólico de 800 mcg durante tres años, y a otro, placebo. Los que tomaron ácido fólico presentaban al final, en comparación con los que tomaron el placebo, un rendimiento correspondiente a 5,5 años menos[34].

Mi consejo es que os propongáis ingerir 400 mcg de folato y tomar un suplemento adicional de 200 a 400 mcg, siendo la cantidad más alta la adecuada si vuestro nivel de homocisteína es elevado.

Vitamina B_6, glutatión y N-acetilcisteína (NAC)

Seguramente os preguntaréis qué sucedió con la vitamina B_6 en la película de la página 141. Y es que existe otra forma de reducir la homocisteína: convertirla en un aminoácido no tóxico, la cisteína, y después en un antioxidante muy importante llamado glutatión. Con ello se elimina la homocisteína tóxica de la circulación y se ayuda a proteger el cerebro de los oxidantes nocivos, de los que hablaremos en el capítulo 13, siendo una parte clave de la optimización de vuestro cerebro. La vitamina B_6 es fundamental para que esta vía de desintoxicación funcione. Por lo tanto, sin una cantidad adecuada de vitamina B_6, la homocisteína termina acumulándose. Esta vía, denominada vía de la sulfuración, se muestra en la figura de la página siguiente.

En el capítulo 13, aprenderéis que cualquier cosa que eleve el glutatión, el antioxidante maestro, lo cual también hacen los suplementos de NAC y B_6, supone una gran noticia para vuestra salud. Son nutrientes antienvejecimiento decisivos tanto para el cerebro como para el cuerpo.

La vitamina B_6 también se encuentra en los alimentos ricos en folato enumerados anteriormente, así como en los alimentos ricos en proteínas y B_{12} (carne, pescado, huevos, lácteos), por lo que, si os procuráis un consumo suficiente de B$_{12}$ y folato, siempre dispondréis de una cantidad razonable de B$_6$. El valor de referencia de nutrientes (VRN) que encontraréis en un suplemento o alimento es de solo 1,4 mg, pero la mayoría de los multivitamínicos decentes, y los que se utilizan para reducir la homocisteína, aportan 20 mg. Dicho valor se toma como referencia en casi todos los estudios: es tanto seguro como beneficioso.

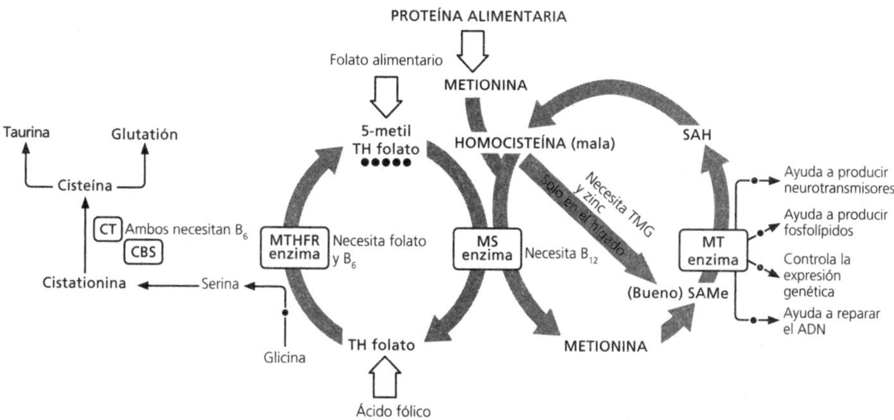

Figs. 16 y 17. El ciclo de metilación, en el que intervienen la homocisteína, la SAMe y las vitaminas del grupo B. El ciclo de sulfuración de la vitamina B$_6$, que produce glutatión.

A mayor edad, más antioxidantes necesitaréis, por lo que os vendría bien hacer todo lo posible para potenciar la presencia de glutatión. Los mejores suplementos para reducir la homocisteína también incluirán una forma de cisteína, la N-acetilcisteína o NAC (o bien el propio glutatión), que ayuda a elevar el glutatión en el cerebro (véase la sección «Recursos»).

Reducir la homocisteína

Si bien he afirmado que existen buenas razones para mantener vuestro nivel de homocisteína por debajo de 7, dado que esta aumenta con la edad, si buscáis una salud óptima y pretendéis minimizar el riesgo de desarrollar cualquier enfermedad, incluido el alzhéimer, mi regla de oro es mantener vuestro índice H por debajo de vuestra edad dividida por 10. Es decir, si tenéis 80 años, mantened vuestro nivel por debajo de 8.

Hecha esta salvedad, un estudio realizado en australianos de entre 18 y 34 años, en el que se calculó el nivel tanto de homocisteína como de vitaminas B correlativo con un menor daño celular, concluyó que la mejor protección del ADN genético se produce «cuando la homocisteína plasmática está por debajo de 7,5 µmol/l y la vitamina B_{12} sérica está por encima de 300 pmol/l, por lo que la ingesta de suplementos dietéticos de 700 mcg de ácido fólico y 7 mcg de vitamina B_{12} es suficiente»[35].

Las vitaminas B_6, B_{12}, el folato y también la trimetilglicina (TMG) y el zinc —utilizados para reducir la homocisteína en el hígado— son de gran ayuda para reducir los niveles totales de homocisteína. La TMG es un aminoácido con tres grupos «metilo» que puede utilizarse para convertir la homocisteína tóxica en SAMe útil. Mejor aún es una combinación de todos ellos, junto con glutatión o NAC. Encontraréis estos nutrientes en los mejores suplementos.

Como habréis notado, las combinaciones funcionan mejor. Por ejemplo, un estudio descubrió que los índices de homocisteína se reducían un 17 % con altas dosis de ácido fólico, un 19 % con dosis de vitamina B_{12}, un 57 % con ácido fólico más B_{12} y un 60 % con ácido fólico, B_{12} y B_6[36]. ¡Y todo en solo tres semanas! No obstante, se podrían haber conseguido resultados aún mejores incluyendo TMG y zinc, y posiblemente NAC o glutatión. Con tres grupos metilo, la TMG es el mejor «donante» de metilo que puede suplementarse. Esto se debe a que ella —y solo ella— puede aportar inmediatamente un grupo metilo a la homocisteína, desintoxicándola.

En un estudio neozelandés, las puntuaciones de homocisteína de pacientes con insuficiencia renal crónica y niveles muy elevados de homocisteína se redujeron en un 18 % más cuando se añadieron 4 g de TMG a 50 mg de vitamina B_6 y 5000 mcg de folato, en comparación con los pacientes que solo tomaban B_6 y folato[37].

Según mi experiencia, es posible reducir a la mitad un nivel alto de homocisteína en dos o tres meses con la combinación de estos nutrientes más una dieta sana. Por suerte, algunas empresas producen combinaciones de ellos (véase la sección «Recursos»). Esos son los suplementos más asequibles para restablecer un nivel saludable de homocisteína.

Y así lo demuestra Chris:

Chris no se encontraba nada bien, con un cansancio constante, una memoria y una concentración cada vez peores y escasas ganas de vivir. Estaba deprimido, no tenía deseo sexual y se sentía cerebralmente muerto. Su índice de homocisteína era de 119.

Entonces cambió su dieta y tomó nutrientes para disminuir la homocisteína, y en tres meses su nivel bajó a 19. Al cabo de seis meses había bajado a 11.

Ahora no puede creer lo bien que se siente. Ha recuperado completamente la memoria y la concentración. Su energía es ilimitada desde las 6 de la mañana hasta las 10 de la noche. Actualmente hace ejercicio durante una hora todos los días y ha perdido peso.

«Me habéis salvado la vida —dijo una vez—, o al menos habéis hecho que merezca la pena vivirla de nuevo. Soy un hombre nuevo y mi vida amorosa ha cobrado de nuevo impulso».

Suplementos para normalizar los niveles de homocisteína

El nivel de homocisteína es un excelente indicador de la cantidad de ciertas vitaminas del grupo B y otros nutrientes que vosotros necesitáis. El siguiente cuadro os indicará el nivel aproximado que merece la pena suplementar diariamente si vuestro nivel de homocisteína es inferior a 7, y también qué suplementar si vuestro nivel es superior, al menos hasta que se normalice.

Nutrientes	Riesgo mínimo: menos de 7,5	Riesgo bajo: 7,5-9,9	Riesgo moderado: 10-15	Riesgo alto: más de 15
Ácido fólico o MTHF	200 mcg	400 mcg	800 mcg	800 mcg
B_{12} o metil B_{12}	10 mcg	250 mcg	500 mcg	750 mcg
B_6	10 mg	20 mg	25 mg	40 mg
B_2	5 mg	10 mg	15 mg	25 mg
Zinc	5 mg	10 mg	15 mg	20 mg
TMG	500 mg	750 mg	1500 mg	1500 mg
NAC o glutatión	250 mg	500 mg	750 mg	750 mg

* Nota: La forma más eficaz del folato se denomina MTHF. Puede ser ligeramente más efectiva para reducir la homocisteína que el ácido fólico y se utiliza a menudo en los suplementos para reducir la homocisteína. También es preferible la forma metilada de la vitamina B_{12}, a saber, la metilcobalamina.

- *Si vuestro nivel está por debajo de 7,5*, sigue siendo aconsejable tomar un suplemento multivitamínico y mineral de alta potencia, especialmente en etapas posteriores de la vida, que aporte los niveles de nutrientes indicados en la tabla anterior con el fin de mantener un nivel bajo y saludable.

- *Si vuestro nivel es superior a 7,5*, deberéis tomar un suplemento reductor de la homocisteína que contenga mayores cantidades de estos nutrientes, así como un multivitamínico y mineral de alta potencia. Dado que la mayoría son hidrosolubles, lo mejor es dividir la dosis y tomar un suplemento dos o tres veces al día. Para muchos de los suplementos destinados a reducir la homocisteína, un nivel entre 7 y 9,9 equivale a tomar una pastilla; entre 10 y 15, a tomar dos, y por encima de 15, a tomar tres al día. Pero comprobad de nuevo vuestro índice H al cabo de tres meses, ya que probablemente podréis reducir la suplementación. La página web foodforthebrain.org/homocysteine-lowering-b-vitamins/ ofrece una lista de suplementos que cumplen estos niveles adecuados para reducir la homocisteína.

Aumentar vuestra ingesta de omega-3 y fosfolípidos (véase el capítulo siguiente) y de antioxidantes (véase el capítulo 13) también favorece la reducción de la homocisteína. En el capítulo 16, abordaremos el estrés y los estimulantes, ya que ambos pueden elevarla y reducirlos forma parte de vuestra optimización cerebral.

En resumen, hemos aprendido lo siguiente:

- La homocisteína es un aminoácido tóxico que daña el cerebro. También es un biomarcador de más de cien enfermedades, incluidas casi todas las mentales y neurológicas.
- Probablemente un tercio de las personas mayores de 60 años tienen un nivel superior a 11μmol/l, lo que significa que vuestro cerebro se está encogiendo. Cualquier persona mayor de 50 años, y cualquier persona con un problema de salud mental o neurológica, debe hacerse la prueba de nivel.
- Es especialmente importante realizar la prueba antes de quedarse embarazada y tener como objetivo un nivel de homocisteína inferior a 7,5 μmol/L.
- Un médico puede haceros la prueba de la homocisteína, aunque pocos la hacen.En foodforthebrain.org puede conseguirse un kit de análisis casero.
- Cualquier persona con un índice H superior a 10 necesita un suplemento de 20 mg de B_6, 400 mcg de metilfolato preferiblemente y 500 μg de B_{12}.
- Antiácidos, metformina para la diabetes y diuréticos: los medicamentos para la hipertensión eliminan la B_{12} y aumentan la homocisteína. También lo hacen el exceso de café, el alcohol y el estrés.
- Comer verduras, frutos secos, semillas, judías y hortalizas, ricos en folato, reduce la homocisteína.

A menudo, la homocisteína se mantiene alta porque el organismo no absorbe la vitamina B_{12}, que solo se encuentra en alimentos de origen animal (huevos, leche, carne y pescado). Por eso, si vuestros niveles de homocisteína son elevados, es importante tomar un suplemento de 500 microgramos de B_{12}. Evidentemente, esto también es indispensable para los veganos.

Las grasas que desarrollan nuestro cerebro

Hoy sabemos que la grasa omega-3 DHA y otros nutrientes de los alimentos fueron esenciales en el desarrollo de nuestro enorme cerebro. También que todos los cerebros, incluido el nuestro, están formados en gran parte por grasas. Existen dos tipos principales: los ácidos grasos omega-3 y los fosfolípidos, los cuales se unen para formar grasas fosforiladas, que se encuentran tanto en los pescados como en el cerebro. Asegurarse una ingesta óptima de todas estas grasas es otro paso esencial para la optimización de vuestro cerebro.

Si queremos saber qué cantidad necesitamos para una óptima función cerebral, debemos fijarnos en los beneficios de las grasas a la hora de reducir el riesgo de numerosas enfermedades, desde la artritis hasta la diabetes, pasando por las cardiopatías y el cáncer, por nombrar solo algunas. Pero también examinaremos qué necesita realmente el cerebro. Empecemos por ver qué tipos de grasas necesita y por qué.

Omega-3 y omega-6

Recordaréis que el 50-60 % del peso del cerebro procede de la grasa, rica en omega-3 DHA y omega-6 AA[38], siendo el resto principalmente fosfolípidos y colesterol. Una cuarta parte de todo el colesterol del cuerpo se encuentra en el cerebro y un bajo nivel de colesterol (por debajo de 4 mmol/l) es un importante factor de riesgo para la demencia[39] (para más información, véase la página 179).

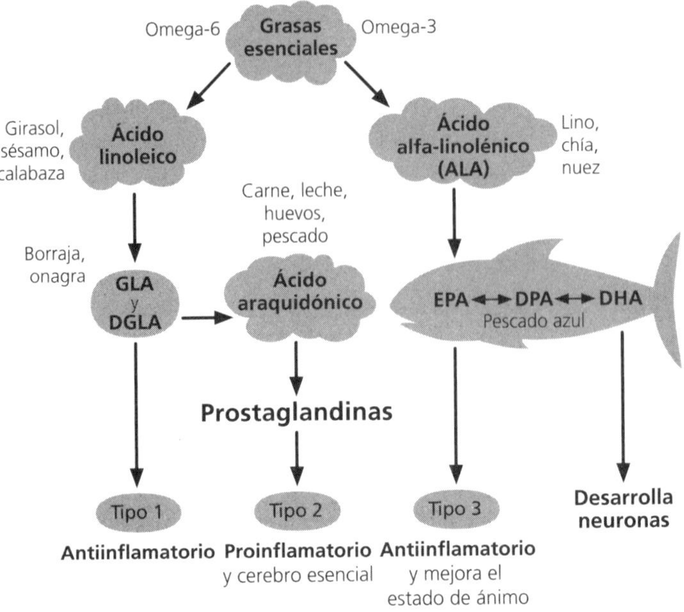

Fig. 18. Árbol genealógico de las grasas omega-3 y omega-6.

El omega-3 es una familia de grasas, mostrada en la figura anterior, que comienza con la fuente vegetal de omega-3, hallada en mayor medida en las hojas de clima frío y las plantas marinas, como las algas y las macroalgas (cuya diferencia radica en que las macroalgas se adhieren a las cosas, mientras que las algas flotan). Dicha fuente se conoce como ácido alfa-linolénico (ALA). Una cantidad muy pequeña de este se convierte en ácido eicosapentaenoico (EPA), que es un potente antiinflamatorio bueno tanto para el corazón y el cerebro como para las articulaciones. Por si fuera poco, también ayuda a mejorar el estado de ánimo (véase el capítulo 17). Esto se debe a que su producción es un proceso lento y costoso en energía que también depende de varios nutrientes (vitamina C, B_3, B_6, magnesio, zinc) para impulsar las enzimas que hacen el trabajo y, por supuesto, la falta de estos nutrientes dificulta aún más el proceso de fabricación del EPA.

De todos modos, el EPA se convierte con bastante facilidad en ácido docosahexaenoico (DHA) cuando lo necesitamos. Entre el EPA y el DHA se encuentra el DPA, ácido docosapentaenoico, que puede oscilar en ambos sentidos, convirtiéndose en DHA o EPA según lo necesitemos.

De todas las grasas del cerebro, la grasa omega-3 DHA es la más importante. Representa alrededor del 40 % de las grasas cerebrales, mientras que el EPA comprende menos del 1 %.

Recordaréis también que hay otra grasa importante en el cerebro llamada ácido araquidónico (AA), un tipo de grasa omega-6 derivada del ácido linoleico que se encuentra en los frutos secos, las semillas y sus aceites. Los animales lo acumulan, por lo que abunda en la carne, el pescado, los huevos y los lácteos. Si coméis suficiente pescado para obtener grasas omega-3, obtendréis suficiente AA.

Mientras que las grasas omega-6 se hallan en mayor proporción en los alimentos de clima cálido, como el sésamo y las semillas de girasol, las grasas omega-3 se hallan en mayor proporción en los alimentos de clima frío, como las verduras de hoja verde —col, col rizada y coles de Bruselas, por ejemplo—, pero también en los frutos secos o semillas, como la nuez, el lino y la chía.

Los peces que nadan en aguas más frías, los que se encuentran más arriba en la cadena alimentaria, por ejemplo, los peces con dientes que comen otros peces, son los que proporcionan más omega-3 EPA y DHA. Cuando comemos pescado, especialmente pescado azul, estamos obteniendo un poco más de DHA que de EPA. El gráfico siguiente muestra cuánto. La fuente más rica en DHA es el caviar. Es, literalmente, caviar para el cerebro. Una ración de 25 g de caviar aportaría tanto como una ración de 85 g de salmón. Las huevas de otros pescados también son buenas, como la taramasalata, que tiene alrededor de un 12 % de huevos de pescado cuando se compra en el supermercado y, por supuesto, puede contener más si la hacéis vosotros mismos. Aunque no se muestra aquí, otro manjar típico de muchas partes del mundo son los ojos. El cerebro es la prolongación del ojo, que es asombrosamente rico en DHA.

Pescado y marisco (por 85 g)	EPAmg	DHAmg	EPA+ DHAmg
Caviar	2428	3279	5707
Huevas de pescado	836	1159	1995
Anchoa	1366	2,310	3576
Salmón atlántico (de piscifactoría)	587	1238	1825
Arenque atlántico	773	939	1712
Salmón atlántico (salvaje)	349	1215	1564
Atún rojo	309	970	1279
Caballa (en conserva)	369	677	1046
Salmón rojo (salvaje)	451	595	1046
Trucha arcoíris (de piscifactoría)	284	697	981
Sardinas (en conserva)	402	433	835
Atún blanco (en conserva)	198	535	733
Tiburón (crudo)	267	444	711
Pez espada	117	579	696
Lubina	175	473	648
Abadejo	77	383	460
Pescado plano (platija/lenguado)	207	219	426
Fletán	77	318	395
Ostras (de piscifactoría)	195	179	374
Cangrejo Dungeness	239	96	335
Vieiras	141	169	310
Gambas mixtas	145	122	267
Taramasalata (12 % de huevas de pescado)	139	100	239
Almejas	117	124	241
Atún de aleta amarilla	40	197	237
Siluro (salvaje)	85	116	201
Bagre (de piscifactoría)	42	109	151
Bacalao	3	131	134
Mahi-mahi (lampuga)	22	96	118
Tilapia	4	111	115

Los suplementos de aceite de pescado también proporcionan una combinación de EPA y DHA. Algunos proporcionan algo de DPA, también conocido como el «intermediario». Algunos concentran EPA y se ingieren para mejorar el estado de ánimo; otros concentran DHA y se toman para revitalizar la función cerebral. También existen suplementos veganos de DHA, derivados de algas altamente concentradas en un laboratorio. Comer simplemente algas no os aportará gran cosa.

Imaginemos, por un momento, que os gustan muchísimo la caballa o las sardinas, especialmente mi paté de sardinas o el *kedgeree* de caballa ahumada (véase la página 371), y que tomáis tres raciones a la semana. Estaréis ingiriendo unos 2 g de DHA (2031 mg) y alrededor de 1 g de EPA (1107 mg) en total.

Numerosos estudios demuestran que el aumento del consumo de pescado o la suplementación con omega-3 reducen los síntomas de la depresión, el riesgo de suicidio, la esquizofrenia, la bipolaridad, el TDAH, la agresividad, la demencia y el alzhéimer, la depresión postnatal y la ansiedad durante el embarazo, y aumentan la función cognitiva de los bebés y los niños, observándose un fuerte vínculo entre la ingesta materna de omega-3 y el riesgo de déficits mentales y cerebrales en la progenie. Un ejemplo lo constituye el estudio publicado recientemente en la *American Journal of Clinical Nutrition*, sobre más de 100.000 personas, que demostró que una mayor ingesta de omega-3, ya sea a través de la dieta o de suplementos, o un nivel más elevado de omega-3 en sangre reduce el riesgo de demencia en una quinta parte (20%)[40]. Pero ¿cuánto omega-3, y DHA en particular, es óptimo y para quién? ¿Necesitan más las personas mayores y menos las personas sanas?

Analicemos algunos estudios para explorar esta cuestión. Una revisión exhaustiva y un metaanálisis de 19 ensayos realizados en pacientes con depresión leve y severa concluyen que «el uso de grasas omega-3 es eficaz tanto en pacientes con trastorno depresivo severo como con una depresión más leve»[41]. Cuanto mayor era la cantidad de EPA (no de DHA), más eficaz parecía ser el tratamiento. Los estudios con los mejores resultados fueron los que administraron 1000 mg de EPA al día.

Pero ¿qué sucede con la memoria y la prevención de la demencia? De nuevo, depende de la cantidad de aceites de pescado consumidos. Por regla general, los estudios realizados en personas mayores no suelen encontrar protección cuando se administran 500 mg o menos al día, pero, en los estudios en los que se administran más de 700 mg de DHA, lo que suele significar 2 g o más de aceite de pescado, suelen revelarse eficaces para potenciar la cognición o ralentizar el ritmo de deterioro. Asimismo, cuanto mayor es la dosis, mayor es el beneficio[42].

Muchos de estos estudios se realizaron en personas que ya mostraban signos de deterioro cognitivo. ¿Qué ocurre con las personas sanas? La Dra. Veronica Witte y sus colegas del Departamento de Neurología de la Universidad Médica de Berlín decidieron averiguarlo administrando a 65 personas sanas de entre 50 y 75 años 2,2 g diarios de aceites de pescado omega-3 durante 26 semanas y viendo qué ocurría con sus cerebros[43]. No solo registraron algunos cambios cognitivos de importancia, con una mejor memoria y una mayor flexibilidad de pensamiento y concentración, sino que sus cerebros también mejoraron físicamente, aumentando el volumen de la materia gris y la integridad de la materia blanca, indicadores de un mejor cableado. En solo seis semanas, ¡podréis apreciar una optimización en vuestros cerebros! Además, cuanto más altos eran los niveles de omega-3 en sangre de aquellas personas, mayores eran las mejoras.

¿Qué ocurre con las personas más jóvenes? Philippa Jackson, profesora adjunta de Psicología Biológica y directora adjunta del Centro de Investigación sobre Cerebro, Rendimiento y Nutrición de la Universidad de Northumbria, en Newcastle, ideó un estudio para averiguarlo. Administró a personas sanas de 18 a 29 años 1 o 2 g de DHA, no solo para explorar qué efectos tenía en las tareas cognitivas, sino también lo que ocurría en el cerebro durante el proceso. Jackson descubrió que ambas dosis aumentaban la función cerebral, al acelerar el flujo sanguíneo[44]. Su último estudio constató incluso que un aceite de pescado rico en EPA superaba a un aceite de pescado rico en DHA a la hora de mejorar la función cognitiva en adultos sanos[45], siendo esta la razón que me lleva a preferir sumar el EPA y el DHA como medida de lo que quiero ingerir.

Su investigación sugiere que los estudios que administran menos de 2 g de omega-3 al día, es decir, unos 1,2 g de DHA más EPA, tienen pocas probabilidades de producir mejoras del rendimiento cognitivo clínicamente relevantes en personas sanas.

El conjunto de estas pruebas concuerda con las décadas de investigación del doctor Joe Hibbeln, que trabajó para los Institutos Nacionales de Salud de EE. UU. y concluyó que la mayoría de las personas quedan protegidas frente a enfermedades crónicas, no solo cerebrales, con una ingesta de 750 mg al día de omega-3 EPA, DHA y DPA[46].

Por todo ello, una ingesta de 2 g de omega-3 procedente del pescado o del aceite de pescado, que aporte al menos 500 mg e idealmente 750 mg de DHA, y aproximadamente la misma cantidad de EPA, parece ser lo más recomendable. Una mayor cantidad puede resultar mejor para quienes padecen problemas de salud relacionados con el omega-3. «Mis pacientes dicen —cuenta Hibbeln— que con 4 g de EPA y DHA al día sienten un estado de bienestar emocional, acompañado de una mejor piel, cabello y uñas y una mejor vida sexual».

Una menor cantidad de omega-3 sería suficiente si redujéramos la ingesta de grasas omega-6, cuyo consumo se ha disparado en nuestra dieta gracias a los alimentos procesados que utilizan aceite de soja, de maíz y de girasol. Esto obedece a dos motivos.

En primer lugar, las enzimas que convierten el ácido linolénico omega-3 (pensad en la chía o el lino) en EPA y DHA son las mismas que convierten el ácido linoleico (pensad en el aceite de soja o de maíz) en AA (ácido araquidónico), tan necesario en el cerebro, y en GLA, un antiinflamatorio. Estas enzimas, que dependen de las vitaminas B, el magnesio, el zinc y la vitamina C, se desgastan con una ingesta excesiva de omega-6, lo que impide que el omega-3 de las plantas se convierta con la misma facilidad.

Una dieta alta en alimentos refinados muy probablemente carezca de estos nutrientes críticos, además de poseer un alto contenido en omega-6.

En otras palabras, alejaos de los alimentos procesados que utilizan estos aceites y orientad vuestra ingesta de grasas hacia el omega-3. O sea, más nueces, pacanas y chía que girasol o sésamo. Ah, también manteneos alejados de los alimentos procesados que contengan aceite de soja, de maíz y de girasol, y no utilicéis estos aceites para freír. Asimismo, comed más marisco que carne. Idealmente, debéis buscar una proporción de 2:1 entre el omega-6 y el omega-3 en vuestra dieta. La dieta moderna media es de 10:1: abundantes cantidades ocultas y probablemente dañinas de omega-6 y poco omega-3.

En cualquier caso, lo mejor es medir vuestro nivel de omega-3 en sangre o, en realidad, en las membranas de los glóbulos rojos, que suelen reflejar lo que ocurre en la mayoría de los tejidos del cuerpo. El omega-3 en sangre puede medirse fácilmente con un kit de pruebas casero mediante una técnica llamada análisis de manchas de sangre secas, que os facilitará vuestro «índice de omega-3»; es decir, la omega-3 EPA o DHA almacenada en los glóbulos rojos. Un nivel superior al 8% es lo ideal. Un porcentaje inferior al 4% es malo. Lo clasificaremos con el color rojo, mientras que un nivel entre el 4 y el 6% será naranja, o de riesgo, y entre el 6 y el 8% será amarillo, es decir, adecuado, pero no óptimo. Si vuestro cuerpo está inundado de omega-6, el porcentaje será menor. En Japón, país en el que se comen muchos alimentos marinos, muchas personas alcanzarán el 10%. Quienes leáis esto probablemente tendréis que tomar 2 g de aceite de pescado omega-3 al día y cenar también pescado para superar el 8%..., pero todos somos diferentes. La única forma de conocer vuestro nivel es midiéndolo (véase la sección «Recursos»).

Precisamente eso fue lo que hicieron los psicólogos de la Universidad Linda Loma de California con un grupo de personas mayores, cuyos resultados publicaron en la revista *Brain Sciences*[47]. Allí descubrieron que cuanto más alto era el índice de omega-3 en sangre de una persona, más materia blanca había en su cerebro y mejor se comportaba en las pruebas cognitivas que predecían un riesgo reducido de demencia. Un estudio que utilizó datos de 267.312 personas del Biobanco del Reino Unido descubrió que, en comparación con las personas con el índice más bajo de omega-3, las que tenían un índice más alto corrían un 31% menos de riesgo de desarrollar demencia[48].

Entonces, ¿qué tenéis que comer o complementar para alcanzar un nivel óptimo? Podéis enfocar esta cuestión desde dos ángulos diferentes. Si os concentráis solo en la dieta, significa una ración de marisco al día. Una ración de caballa o salmón, por ejemplo, os proporcionará más de 2 g de omega-3 y también al menos 750 mg de DHA.

Si no queréis comer alimentos marinos, sino simplemente tomar suplementos, eso equivaldría a unas 2 o 3 cápsulas al día, que proporcionarían 2000 mg de omega-3 y suficiente DHA y EPA. (Véase «Recursos» para obtener ejemplos de suplementos con dosis más altas).

Si tomáis una cápsula al día y coméis pescado azul tres veces a la semana, o cualquier alimento marino cuatro veces a la semana, con al menos dos raciones de cualquiera de las fuentes marinas por encima de la línea de puntos en la tabla anterior, eso os situaría en la zona óptima.

Quizá podríais consumir menos si también comierais un puñado de frutos secos o semillas ricas en omega-3 (nuez, nuez pacana, chía, lino) al día. Sin embargo, la conversión del ácido linolénico omega-3 en, por ejemplo, DHA es muy pequeña.

Yo intento ingerir una ración de frutos secos o semillas ricas en omega-3 la mayoría de los días y pescado cuatro veces por semana, con el pescado azul constituyendo tres de estas raciones. Puede ser un filete de salmón, salmón ahumado con huevos revueltos, caballa al plato, en ensalada o quizá en forma de paté, y un poco de taramasalata con caballa.

En la parte 4, encontraréis deliciosas recetas para una alimentación respetuosa con el cerebro.

Fosfolípidos

Los fosfolípidos no son muy conocidos, pero sin duda son esenciales para el cerebro, ya que las grasas omega-3 o el ácido araquidónico deben estar unidos a ellos para funcionar. Existen varios tipos de fosfolípidos y todos comienzan con la palabra «fosfatidil». Son los siguientes:

- Fosfatidilcolina (PS)
- Fosfatidilserina (PC)
- Fosfatidilinositol (PI)
- Fosfatidiletanolamina (PE)

Cada uno de ellos se une luego a una grasa omega-3, por ejemplo, el DHA, para construir esa membrana de las células cerebrales. La mayor parte del DHA de vuestro cerebro está unido a PI, PE o PC. Así, tenemos, por ejemplo:

Fosfatidilcolina + DHA = PC-DHA, llamado DHA fosforilado

Cuanto más PC-DHA tengáis, menor será vuestro riesgo de padecer alzhéimer, y cuanto menos tengáis, mayor será. Las personas con alzhéimer tienen 2,5 veces menos PC-DHA en la sangre y un 20% menos de materia gris (volumen cerebral)[49].

La fosfatidilcolina (PC) es también la materia prima con la que el cerebro fabrica uno de sus neurotransmisores más importantes, la acetilcolina. La primera generación de fármacos para la demencia se basaba en ayudar a proteger la acetilcolina e impedir su descomposición. Probablemente hayáis observado en la figura 6 (página 41) que la acetilcolina se eleva durante la actividad de las ondas theta en el sueño.

Aunque componen una gran parte de nuestro cerebro, estos importantes fosfolípidos se han dejado de lado en los últimos tiempos por su carácter «semiesencial», lo que significa que podemos fabricarlos de forma limitada, pero no en cantidad suficiente, de ahí que sean, al igual que las vitaminas y las grasas esenciales, una parte esencial de nuestra dieta. La parte fosfatidil es fácil de fabricar; es la otra parte, la colina, la serina, etc., la que necesitamos consumir.

«¿Crisis de colina en el Reino Unido?»

Así titulaba un informe la *British Medical Journal*[50], señalando que la colina es un nutriente esencial, como las grasas omega-3, y que resulta vital para la salud, especialmente del cerebro, pero que no se suministra lo suficiente en la dieta de numerosas personas, sobre todo en la de quienes son veganos.

Aunque el cuerpo puede fabricar un poco, lo cierto es que no fabrica lo suficiente, y de ahí que la colina se haya reclasificado como nutriente esencial, con una ingesta adecuada definida entre 400 mg y 520 mg al día, siendo esta última la dosis para las mujeres embarazadas y en periodo de lactancia. Con todo, estos niveles no guardan relación alguna con la función cerebral. Las investigaciones sobre la necesidad de la colina para el cerebro no han sido tenidas en cuenta por la Agencia Europea de Normas Alimentarias, que, sin embargo, sí permitió afirmaciones como las siguientes: «La colina es necesaria para el metabolismo de los lípidos», «mantener un funcionamiento saludable del hígado» y «reducir los niveles de homocisteína» (también necesitamos colina para el correcto manejo del colesterol en el hígado).

Pero el papel de la colina en la formación y el mantenimiento de un cerebro sano es aún más importante. La ingesta de una mujer embarazada define las capacidades cognitivas de su hijo. Hace veinte años, sabíamos que las ratas preñadas alimentadas con colina a mitad del embarazo presentaban un mayor número de conexiones entre sus células cerebrales, además de una mayor capacidad de aprendizaje y una mejor memoria. Ahora sabemos que lo mismo ocurre con los bebés. De hecho, la falta de colina puede provocar un encogimiento del cerebro de la mujer, ya que el feto se lo apropia para construir el suyo propio: «¡Mamá, perdón, pero encogí tu cerebro!». Bromas aparte, los bebés nacen con niveles de colina en sangre tres veces superiores a los de su madre, lo que ilustra lo importante que es este nutriente para construir conexiones neuronales, algo que los recién nacidos hacen a un ritmo fenomenal. Es probable que una ingesta óptima de colina destinada a favorecer las funciones cerebrales sea muy superior a los 400 mg recomendados para los adultos.

Así lo sugiere un estudio en el que se administró a mujeres en el tercer trimestre de embarazo 480 mg de colina o bien casi el doble, 930 mg[51]. Acto seguido, los investigadores comprobaron la velocidad de procesamiento de la información de los bebés a los cuatro, siete, diez y trece meses. No solo los bebés de las madres a las que se administró la dosis más alta fueron más rápidos, sino que cuanto más tiempo llevaba la madre recibiendo incluso la dosis más baja, más rápidas eran las reacciones del niño. Los autores concluyeron que «incluso aumentos modestos en la ingesta materna de colina durante el embarazo pueden producir beneficios cognitivos para la progenie». Siete años después, los niños cuyas madres habían tomado colina extra durante el embarazo seguían gozando de una memoria aventajada.

Por supuesto, no sabemos si una persona no embarazada necesita tanta colina para una función cerebral óptima o si las personas con problemas cognitivos necesitan más. Pero este tipo de ingesta es más coherente con lo que habrían comido nuestros antepasados en su dieta rica en alimentos marinos.

Sin colina, el omega-3 no cumple su función. La unión de ambos depende de la metilación, un proceso dependiente de las vitaminas B, como hemos visto (más sobre esta sinergia en el próximo capítulo.) La colina ayuda a la metilación y una metilación sana, reflejada en un bajo nivel de homocisteína, ayuda a sintetizar la colina. Todos ganan si tienen tanto suficiente colina como suficientes vitaminas del grupo B, además de omega-3.

Si la *British Medical Journal* afirma que estamos en «crisis» es porque cada vez más personas siguen una dieta basada en plantas y evitan los huevos, el pescado y la carne, que son las mejores fuentes no solo de colina, sino también de vitamina B_{12}. Sí, el brócoli y los frutos secos contienen un poco de colina, pero no la suficiente. Un huevo aporta unos 120 mg; un filete de 50 g de ternera o salmón, unos 50 mg. La misma cantidad de almendras o brócoli aporta unos 25 mg. La leche de vaca también aporta un poco, pero solo una fracción de la que se encuentra en la leche humana. El hígado de ternera es la fuente más rica. Los huevos son, con diferencia, la mejor fuente.

Hace veinte años, hallé pruebas suficientemente convincentes como para recomendar comer un huevo al día, tres raciones de pescado y una de carne (u otra ración de pescado) a la semana, y un puñado de frutos secos al día, además de un suplemento diario de unos 100 mg, que es lo que suelo incorporar en mi receta diaria «Food for the Brain» (véase la sección «Recursos»). Si además comiera una ración de brócoli al día, estaría alcanzando algo así como 2100 mg a la semana o 300 mg al día, cifra aún insuficiente para las necesidades diarias del organismo (unos 450 mg), y ya no digamos del cerebro. De manera que realmente deberéis abocaros a ello: comed huevos, pescado, brócoli, almendras o algo de carne o hígado, si os apetece. Solo así vuestros niveles de colina alcanzarán el nivel ideal.

Las dietas vegetales son deficientes en colina

Si no coméis huevos, pescado o carne y tampoco os suplementáis, no hay forma de acercarse siquiera al nivel recomendado. Ha llegado el momento de añadir la colina, junto con el omega-3 DHA y la vitamina B_{12}, a la lista de nutrientes que sin duda deben suplementar quienes siguen una dieta vegana, aunque probablemente también todos los demás. Los gránulos y cápsulas de lecitina son la fuente vegana más rica en colina, derivada de la soja.

He aquí una lista de los mejores alimentos vegetales por su contenido en colina*, comparados con el huevo y el pescado como referencia y ordenados según la cantidad de colina que podríais obtener en una porción prudencial:

Alimentos	Colina por porción	por 100 g
Un huevo (toda la yema) (50 g)	113 mg	226 mg
Pescado, p. ej., salmón (100 g)	90 mg	90 mg
Leche de soja (250 ml)	57 mg	23 mg
Setas shiitake (145 g)	54 mg	37 mg
Harina de soja (12,5 g/trozo de bizcocho estándar)	24 mg	192 mg
Guisantes (160 g)	47 mg	30 mg
Quinoa cruda (60 g)	42 mg	70 mg
Judías crudas, p. ej., negras, blancas, pintas, riñón (60g)	40 mg	67 mg
Brócoli, coliflor o brotes (91g)	36 mg	40 mg
Tofu (125 g)	35 mg	28 mg
Humus (112g)	34 mg	28 mg
Garbanzos (¼ lata)	33 mg	33 mg
Alubias cocidas (¼ lata)	31 mg	31 mg
Semillas de lino (puñado pequeño)	22 mg	78 mg
Pistachos (puñado pequeño)	20 mg	71 mg
Piñones (puñado pequeño)	18 mg	65 mg
Anacardos (puñado pequeño)	17 mg	61 mg
Pan integral (50 g/2 rebanadas)	17 mg	34 mg
Aguacate (½)	14 mg	28 mg
Almendras (50 g/puñado pequeño)	12 mg	42 mg
Cacahuetes (puñado pequeño)	12 mg	42 mg
Germen de trigo (7g/cucharada)	12 mg	178 mg
Mantequilla de almendras o de cacahuete (cucharada)	10 mg	61 mg

Fuente: base de datos de contenido en colina del USDA y nutritiondata.self.com.
* Muchos alimentos no cuentan con un análisis de colina y las mediciones varían, por lo que esta debe considerarse una guía y no una lista definitiva.

Una persona vegana tendría que estar muy comprometida para maximizar su ingesta de colina, y aun así no obtendría suficiente. A continuación, os presento un ejemplo de dieta vegana que maximiza la colina en los alimentos y que alcanzaría un total de 332 mg, quizá un tercio de la ingesta óptima para el cerebro y ciertamente una cantidad inferior a la necesaria durante el embarazo para desarrollar el cerebro de un bebé sano.

> *Desayuno:* 250 ml de leche de soja (57 mg); un pequeño puñado de frutos secos o semillas: lino, chía, almendras, etc. (20 mg).
>
> *Almuerzo:* 185 g de quinoa cocida o 60 g cruda (43 mg); una ración de 100 g de brócoli (36 mg), coliflor o coles de Bruselas; medio aguacate (14 mg).
>
> *Merienda:* una cucharada de mantequilla de almendras o de cacahuete (10 mg); media taza de humus (34 mg); dos rebanadas de pan integral (17 mg).
>
> *Cena:* una ración de 125 g de tofu o alubias (35-40 mg); 72 g de setas shiitake (27 mg); una ración de 100 g de brócoli (36 mg), coliflor o coles de Bruselas.
>
> *Total:* 332 mg.

Esto equivale, sorprendentemente, a tres huevos. Por lo tanto, si comiérais seis huevos a la semana y cuatro raciones de pescado, o quizá tres y algunas raciones de carne, además de algunos de aquellos alimentos más ricos en colina, como las nueces y el brócoli, también superaríais los 300 mg al día, aunque aún os quedaríais un poco cortos.

La mayoría de las personas, sobre todo las que no comen huevos ni pescado, deben, por tanto, tomar suplementos de colina, idealmente en forma de fosfatidilcolina. La fuente más directa de colina son los gránulos y cápsulas de lecitina derivados de la soja. Una cucharada sopera rasa de gránulos de lecitina (7,5 g), de sabor neutro y agradable, que puede espolvorearse sobre los cereales, o en batidos y sopas, o comerse tal cual, aporta 1500 mg de fosfatidilcolina y unos 200 mg (13 %) de colina. Algunas lecitinas «con alto contenido en fosfatidilcolina», a veces llamadas «lecitinas con alto contenido en PC», tienen un 18 % de colina; por tanto, vosotros necesitáis menos, aproximadamente una cucharada sopera de postre.

Una cucharada sopera de gránulos de lecitina equivale a tres cápsulas de lecitina de 1200 mg (si es «de alto PC», bastarían dos cápsulas). Os aseguro que se trata de un complemento sensato para una dieta completamente vegetal. (Si aspiráis a seguir una dieta basada en plantas la mayor parte del tiempo, pero no todo, la adición de dos huevos, o un huevo y una ración de pescado, alcanzaría los 500 mg diarios de colina).

También podéis encontrar suplementos de «alimentos para el cerebro» que proporcionan una combinación de diferentes tipos de fosfolípidos, no solo colina, pero es difícil obtener suficiente colina de ellos si las únicas otras fuentes alimentarias son vegetales. Yo añado 100 mg diarios de colina a mi propio suplemento «Food for the Brain» o dos cápsulas de lecitina de 1200 mg al día, que aportan más de 1600 mg de fosfolípidos, incluidos 250 mg de fosfatidilcolina.

En resumen, necesitamos tanto grasas omega-6 como omega-3, además de fosfolípidos.

Si no sois veganos, la mejor fuente alimenticia de fosfolípidos y colina son los huevos. Comed seis huevos a la semana. La colina está en la yema. El consejo relativo al omega-3 (comer tres raciones de pescado a la semana) también es bueno para obtener colina, pero esta puede encontrarse en todos los pescados, no solo en el pescado azul rico en grasas omega-3. Considerando todos estos elementos, el consejo es el siguiente:

- Comed pescado azul tres veces a la semana o cualquier alimento marino cuatro veces a la semana, con al menos dos raciones de cualquiera de los alimentos de origen marino por encima de la línea de puntos de la tabla de la página 166.
- Tomad una cápsula diaria de aceite de pescado omega-3 rico en DHA (o dos si no coméis pescado).
- Comed seis huevos a la semana.
- Considerad la posibilidad de añadir colina adicional en un suplemento apto para el cerebro, o lecitina.

Si seguís una dieta estrictamente vegana:

- Consumid una o dos raciones al día de verduras de hoja verde oscuro, especialmente las que crecen en climas más fríos, como la col rizada, el brócoli y las coles de Bruselas, o una ración de macroalgas, fuente tanto de colina como de omega-3, además de frutos secos y semillas ricas en omega-3 (chía, lino, nuez, nuez pacana).
- Consumid una porción de quinoa, alubias o tofu cada día, si no dos, para obtener colina.
- Llevaos a la boca una cucharada sopera de lecitina con alto contenido en PC, o dos cápsulas de gránulos de lecitina con alto contenido en PC, cada día. Estas pautas son especialmente importantes si tenéis previsto quedaros embarazadas, estáis embarazadas o en periodo de lactancia.
- Suplementad omega-3 DHA, derivado de algas, además de B_{12} (véase el capítulo anterior).

Unas palabras sobre el colesterol: un componente fundamental para el cerebro

Una cuarta parte de nuestro colesterol se halla en el cerebro y el 80% se sitúa en las membranas, donde mantiene en su sitio todos esos omega-3 fosforilados. Es, por tanto, vital para la formación de las células cerebrales y sus conexiones y para el envío de mensajes entre las células cerebrales. Gran parte de este colesterol se fabrica en el cerebro, pero, al igual que la colina, es semiesencial: podemos fabricarlo, pero una parte procede de la dieta, y las yemas de huevo la fuente más rica. Así, no debería sorprender que tener demasiado poco (por debajo de 4 mmol/l) aumente el riesgo de demencia.

En un estudio en el que se analizaron diversos biomarcadores habituales para identificar quién podría padecer demencia en el futuro, tener un nivel alto de homocisteína (es decir, un estado bajo de vitamina B) o un nivel bajo de colesterol fue lo que mejor predijo el riesgo [52].

Una de las principales causas del colesterol bajo es la prescripción inadecuada de estatinas para reducir el colesterol. La mayoría de los ensayos con estatinas no han demostrado una reducción del riesgo de deterioro cognitivo relacionado con la demencia[53].

Anteriormente, os he mencionado la variación del gen ApoE4. El gen ApoE produce la apolipoproteína, que transporta el colesterol a las membranas neuronales, formando el cerebro. Las personas con ApoE4 son menos hábiles a la hora de transportar el colesterol. Y eso parece explicar por qué la ApoE4 eleva el riesgo de degeneración cerebral: precisamente porque interrumpe el correcto transporte del colesterol.

La primera razón que despertó la esperanza de que las estatinas ayudaran a la demencia fue que la «demencia vascular», es decir, el deterioro y el estrechamiento del suministro de sangre y, por tanto, de nutrientes al cerebro, representaba casi una quinta parte de la demencia. Pero no es el «exceso de colesterol» lo que provoca ni la demencia vascular ni el alzhéimer, ni tampoco las enfermedades cardíacas (para más información sobre este tema, consultad mi libro *Say No to Heart Disease* ['Diga no a las enfermedades cardíacas'] o los libros del Dr. Malcolm Kendrick *The Cholesterol Disease* ['La enfermedad del colesterol'], *The Cholesterol Con* ['El fraude del colesterol'] o *The Clot Thickens* ['El coágulo se espesa'], o bien escuchad mi pódcast con él en podbean.patrick-holford).

De hecho, las mismas cosas que impulsan la demencia también impulsan las enfermedades vasculares. Lo que es bueno para el cerebro es bueno para el corazón. Una muestra de ello la ofrece un estudio reciente que descubrió que un nivel elevado de homocisteína aumentaba el riesgo de enfermedad cerebrovascular… ¡diecisiete veces![54] E igualmente aumentaba el riesgo de deterioro cognitivo en diez veces.

En el mundo de la terapia nutricional, no consideramos que tener el colesterol ligeramente elevado (hasta 6 mmol/l) sea un problema si seguís una dieta baja en azúcares/carbohidratos y, por lo tanto, tenéis bajos niveles de glucosa en sangre y bajos niveles de grasas en sangre (triglicéridos). Nos preocupa más que vuestro nivel de colesterol HDL «bueno» sea alto. Otro estudio reveló que tener un nivel alto de HDL en la mediana edad predecía un riesgo futuro de demencia significativamente menor, mientras que tener un nivel alto de glucosa (pero dentro del rango normal) predecía un riesgo significativamente mayor[55].

En resumen:

- Es el azúcar, no la grasa, y también la homocisteína elevada y la falta de omega-3 lo que está impulsando las enfermedades cerebrovasculares.
- No es el colesterol. El colesterol es esencial para el cerebro, por lo que los huevos son beneficiosos para él.

Omega-3 y vitaminas B: un dúo dinámico

Los dos últimos capítulos han establecido que aumentar vuestro omega-3 y bajar la homocisteína con vitaminas B son pasos imprescindibles para una optimización cerebral. Por si fuera poco, también hemos establecido que los fosfolípidos son otros de los mejores amigos que vuestro cerebro puede tener.

También os habéis familiarizado con el ensayo sobre las vitaminas B realizado por el profesor David Smith y sus colegas de Oxford, que redujo en un 53 % el encogimiento cerebral total y en nueve veces el de las zonas del cerebro afectadas por el alzhéimer, deteniendo o ralentizando considerablemente el deterioro cognitivo en las personas con deterioro cognitivo leve. Aunque estos beneficios solo se observaron en personas cuyo nivel de homocisteína era superior a 11 mcmol/l, dichas cifras superaron con creces las de los tratamientos con amiloide que ahora se pregonan como el «punto de inflexión» en el tratamiento de la demencia.

Pero solo os estaría contando una parte de la historia si dijera que todos los ensayos con vitaminas del grupo B y aceites de pescado omega-3 han funcionado.

Fracasos en los estudios sobre vitaminas B y omega-3

Es cierto que algunos de estos ensayos no seleccionaron a personas con niveles elevados de homocisteína y que algunos, incluso, no suministraron suficientes vitaminas del grupo B y otros, quizá, las administraron demasiado tarde.

Un ejemplo concreto es un ensayo en el que se administraron vitaminas B o placebos a médicos mayores de 65 años que no presentaban ningún indicio de problemas de memoria ni factores de riesgo asociados[56], por ejemplo, ningún nivel elevado de homocisteína. Se los evaluó mediante una prueba telefónica llamada TICS, con una puntuación máxima de 40, durante una media de 8,5 años. Al inicio del estudio, tanto los del grupo placebo como los del grupo de vitamina B obtuvieron una puntuación saludable de 34,3, es decir, carecían de problemas cognitivos. El suplemento vitamínico que eligieron, Centrum Senior, era básicamente un multivitamínico RDA de dosis baja con un ligero añadido de B_6 (20 mg), ácido fólico (400 mcg) y B_{12} (25 mcg). Para alguien con una homocisteína elevada, esta cantidad de B_{12} es, claramente, demasiado baja. Al cabo de 2 años, la media en ambos grupos apenas había cambiado: 33,8 en el grupo placebo y 33,9 en el grupo del suplemento. En esencia, se trataba de un estudio realizado sobre un grupo de médicos bien educados y razonablemente bien alimentados, que no estaban «en situación de riesgo» y a los que se administraron niveles relativamente bajos de vitaminas. La única conclusión real que cabe extraer es que administrar un multivitamínico no mejora la cognición en personas sin deterioro cognitivo. Pero ¿sería realista esperar que lo hiciera?

De todas formas, el ensayo holandés denominado B-PROOF dio a las personas con una homocisteína superior a 12 un suplemento que incluía 400 mcg de ácido fólico y 500 mcg de vitamina B_{12} o un comprimido de placebo[57]. En este caso, se trata de la selección correcta de personas y de la dosis correcta de vitaminas B. Dos años después, la homocisteína había descendido 5 puntos en el grupo de las vitaminas B, pero la cognición, medida por una prueba de memoria bastante básica llamada MMSE, había disminuido 0,1 puntos en el grupo de las vitaminas B y 0,3 puntos en el grupo del placebo. El beneficio fue positivo, pero no estadísticamente significativo. No obstante, un editorial sobre este estudio concluyó ridículamente que estos resultados aportaban pruebas de que «las vitaminas B son perjudiciales o ineficaces para la prevención de enfermedades crónicas».

Posteriormente, un ensayo reciente de tres años de duración, en el que se utilizó el mismo multivitamínico, pero una prueba de memoria más sensible, ha mostrado beneficios, reportando que aquellos que tomaron el multivitamínico envejecieron tres años menos en lo que a memoria se refiere[58].

¿Y qué hay del omega-3? La historia es similar. Los estudios que utilizaron niveles de omega-3 demasiado bajos o que lo administraron demasiado tarde en el desarrollo de la enfermedad no acabaron de funcionar. En cambio, un estudio realizado en Suecia, denominado OmegAD[59], administró un placebo o una dosis elevada de 2,3 g de omega-3, que aportaba 1,7 g de DHA, cantidad sin duda óptima. Sin embargo, quienes recibieron la dosis elevada de omega-3 no obtuvieron mejores resultados. Los 179 participantes padecían alzhéimer de leve a moderado, por lo que, quizá, era un estudio demasiado pequeño, demasiado corto y probablemente demasiado tardío en relación con el desarrollo de la enfermedad.

Veámoslo en detalle. ¿Por qué fracasaron estos ensayos tan bien diseñados?

¿Son codependientes los omega-3 y las vitaminas B?

A medida que la comunidad científica desentrañaba cómo funcionaban las células cerebrales y cómo la metilación (dependiente de las vitaminas B) era necesaria para «enlazar» el omega-3 DHA al fosfolípido (normalmente fosfatidilcolina), el profesor David Smith y su colega, el Dr. Frederick Jerneren, se preguntaban si los resultados de su histórico ensayo sobre las vitaminas B habrían resultado mejores en aquellos con niveles más altos de omega-3. Ya era demasiado tarde para administrar omega-3, pero podían volver a las muestras de sangre originales tomadas al inicio del ensayo y medir el nivel de omega-3 de los participantes.

Los científicos dividieron el grupo en tercios y descubrieron que el tratamiento con vitaminas B no funcionó en absoluto en el tercio con el estado más bajo de omega-3, pero, en el grupo con el nivel más alto de omega-3 DHA, los resultados habían sido notables. La reducción del encogimiento cerebral no fue la media del 52 % observada en su primer estudio, ¡sino del 73 %![60] ¡Eso redujo la tasa de encogimiento cerebral a la habitual en personas mayores sin ningún problema de memoria! (Compárese con el tratamiento farmacológico antiamiloide más reciente, el donanemab, en el que la tasa de encogimiento de todo el cerebro aumentó más de un 20 %).

Lo mismo ocurrió con sus facultades cognitivas: los que tenían un bajo nivel de omega-3 no obtuvieron beneficio alguno del tratamiento con vitaminas B, mientras que los que tenían niveles más altos de omega-3 experimentaron una notable mejoría, prácticamente sin pérdida de memoria.

Así, los investigadores responsables del ensayo B-PROOF se preguntaron si su experimento había fracasado por una carencia de omega-3. Así que volvieron a las muestras de sangre originales y midieron el nivel de omega-3 DHA de los participantes. Descubrieron exactamente lo mismo: los participantes con los niveles más bajos de omega-3 no obtuvieron ningún beneficio para la memoria con las vitaminas B, mientras que los que se encontraban en el tercio superior de omega-3 DHA obtuvieron un enorme beneficio estadísticamente significativo, lo que demuestra una vez más que las vitaminas B reductoras de la homocisteína, que deberían actuar mejorando la metilación en las personas con homocisteína elevada, no funcionan cuando no se tiene suficiente omega-3 DHA para desarrollar un cerebro sano[61].

En Suecia, los investigadores del fallido ensayo OmegAD se unieron a los de Oxford para volver a analizar sus resultados, preguntándose si el nivel de vitamina B de los participantes que padecían alzhéimer podría haber motivado la falta de resultados. Volvieron entonces a examinar las muestras de sangre originales, esta vez dividiendo el grupo en los que tenían un nivel de homocisteína inferior a 11,7, lo que significaba un mejor estado de vitamina B; los que tenían un nivel de homocisteína superior a 15,7; y los que se encontraban entre estos dos niveles[62]. Descubrieron un enorme progreso cognitivo en los participantes con niveles más bajos de homocisteína a los que se les administró el suplemento de omega-3. Otra vez, el beneficio fue mayor en aquellos a los que se les administró el suplemento de omega-3 que en los que tenían niveles más bajos de homocisteína. De hecho, los resultados positivos en los que recibieron omega-3 con una homocisteína inferior a 11,7 fueron varias veces mayores que los de cualquier tratamiento antiamiloide.

Dadle un martillo a un albañil. ¿Obtendréis una casa? No. Dadle al albañil una bolsa de clavos. ¿Obtendréis una casa? No. Dadle unos tablones de madera. ¿Obtendréis una casa? No. Ahora bien, dadle a un albañil un martillo, una bolsa de clavos y algunos tablones de madera y obtendréis, finalmente, una casa. Esta analogía representa más o menos lo que ocurre en vuestro cerebro. La madera es el omega-3, los clavos son los fosfolípidos y el martillo son las vitaminas B metilantes. Necesitáis a la vez suficiente omega-3 DHA y suficientes fosfolípidos que aporten colina (para fabricar fosfatidilcolina), pero también una buena metilación, es decir, un nivel bajo de homocisteína, que depende del aporte de vitaminas B, sin olvidar que algunas personas necesitan una ingesta mucho mayor de B_{12} debido a su mala absorción.

Necesitamos un estudio exhaustivo sobre la combinación de omega-3 y vitaminas del grupo B

El descubrimiento de la codependencia de las vitaminas B y los omega-3 en la protección de la memoria hizo necesario un ensayo que combinara ambas. Dicho ensayo, diseñado por uno de los neurólogos más destacados del Reino Unido, el profesor Peter Garrard, de la Sección de Investigación en Neurociencia de la Universidad de Londres, estaba a punto de realizarse hace siete años. Tenía la magnitud y la duración suficientes para responder definitivamente a la pregunta de si administrar vitaminas del grupo B y omega-3 a las personas con deterioro cognitivo leve evitaría que desarrollaran alzhéimer. Pero nadie quiso financiarlo.

Aunque el coste del desarrollo de fármacos contra el alzhéimer se ha estimado en 42.500 millones de dólares para 2021 [63], cifra que a estas alturas será mucho mayor, tanto los Gobiernos europeos como el británico y las agencias de investigación se han negado hasta ahora a financiar este ensayo relativamente barato que cuesta unos 3 millones de libras esterlinas. Mientras tanto, irónicamente, un portavoz del Departamento de Sanidad y Asistencia Social ha manifestado lo siguiente: «Estamos trabajando duro para encontrar una cura para la demencia, duplicando la financiación de la investigación hasta 160 millones de libras al año para 2024-2025» [64].

Dos de las principales organizaciones benéficas dedicadas a la lucha contra el alzhéimer reciben y gastan más de 30 millones de libras al año en investigación, pero prácticamente nada se destina a la prevención real, y tampoco al método preventivo más prometedor y basado en pruebas: la combinación de vitaminas B y omega-3. En el Reino Unido, la prevención no farmacológica es un completo campo ciego. El estudio más utilizado para la prevención de la demencia, el informe 2020 de la Comisión Lancet [65], redactado por la profesora Gill Livingston, ni siquiera menciona la homocisteína, a pesar de que el equipo de Oxford le envió todos los datos empíricos sobre los innegables efectos beneficiosos de las vitaminas B, que reducen la homocisteína.

Suplementar las vitaminas B y el omega-3 podría costar 100 libras al año. El coste del último medicamento contra el amiloide es de 20.700 libras, sin contar todos los gastos médicos y los análisis necesarios para comprobar si se han manifestado los efectos adversos habituales, como inflamación y hemorragias cerebrales. Esta estrategia, de implantarse, costaría miles de millones de libras. El tratamiento con vitaminas B y omega-3 ahorraría miles de millones de libras. ¿Cabe preguntarse, entonces, por qué fracasa la atención sanitaria?

¿Podrían el omega-3 y las vitaminas B reducir la homocisteína y eliminar el riesgo de padecer alzhéimer?

Para evaluar el impacto de un factor de riesgo se utiliza una medida denominada riesgo atribuible a la población (RAP). La profesora May Beydoun, de los Institutos Nacionales de Salud de EE. UU., decidió usarla tanto para analizar el aumento de la homocisteína (falta de vitaminas del grupo B) como para el bajo consumo de alimentos marinos u omega-3. En el caso del alzhéimer, el riesgo atribuible a cada uno de estos factores era del 22%, lo que supone un 44% combinado[66]. Nobleza obliga, no es justo sumar ambos, porque existen solapamientos: alguien podría tener los dos factores de riesgo a la vez. Sería más razonable decir que ambos, aunque fáciles de resolver, representan un tercio del riesgo total de padecer alzhéimer. Sin embargo, en la actualidad sabemos que las vitaminas B y los omega-3 son codependientes, lo que significa que el efecto beneficioso de las vitaminas B se ha subestimado enormemente porque no se ha tenido en cuenta el nivel de omega-3 y, del mismo modo, el efecto de los omega-3 se ha subestimado enormemente al no tener en cuenta el nivel de vitaminas B.

El mejor «metaanálisis» de todos los factores de riesgo del alzhéimer, que analizó 396 estudios en total, concluyó: «El tratamiento destinado a reducir la homocisteína parece la intervención más prometedora para prevenir la EA»[67]. Dicho análisis, llevado adelante en 2020, tampoco tuvo en cuenta lo que ahora sabemos sobre el dúo dinámico de omega-3 más vitaminas B.

La moraleja que debemos extraer de todo esto es que es necesario asegurarnos de que tanto nuestra dieta como nuestro programa de suplementos contengan una cantidad suficiente de omega-3 y vitaminas del grupo B. En la parte 4 os explicaré todo esto en un sencillo plan de acción para optimizar el cerebro.

En resumen, hemos aprendido lo siguiente:

- Los ensayos en los que se han administrado muy pocas vitaminas del grupo B a personas sin un nivel elevado de homocisteína o sin suficiente omega-3, o demasiado tarde en el proceso de la enfermedad, han fracasado.
- El omega-3 y las vitaminas B que reducen la homocisteína son codependientes.
- Cada uno de los ensayos efectuados hasta la fecha en que se han administrado vitaminas B a quienes tenían un nivel suficiente de omega-3, o bien omega-3 a quienes tenían un nivel más bajo de homocisteína y, por tanto, un mejor estado de vitaminas B, ha logrado reducir el encogimiento cerebral y mejorar la función cognitiva mucho más que cualquier tratamiento farmacológico.
- Para mantener sano vuestro cerebro, necesitáis tres nutrientes: omega-3 DHA, que se une a los fosfolípidos (principalmente a la fosfatidilcolina) gracias a las vitaminas B metilantes: B_6, B_{12} y folato. Estos son los nutrientes más necesarios para el cerebro.

¿El azúcar está acabando con nuestro cerebro? Beneficios de una dieta baja en carbohidratos

El azúcar y nuestras actuales dietas de alto contenido en carbohidratos suponen un grave problema para la salud. Para ponerlo en contexto, han muerto más personas por enfermedades relacionadas con su dieta, provocadas principalmente por el alto contenido en azúcar, los alimentos ultraprocesados y los carbohidratos refinados, que en la Primera y la Segunda Guerras Mundiales juntas. Un extenso estudio publicado en la *Journal of the American Medical Association* en 2017 concluía: «Casi la mitad de todas las muertes derivadas de enfermedades cardíacas, derrames cerebrales y diabetes tipo 2 en EE.UU. en 2012 estaban asociadas a una mala nutrición» [68]. Eso equivale a cientos de miles de muertes en EE.UU., y a más de 1 millón al año en todo el mundo, como resultado de una cultura enfocada en los alimentos adictivos y con alto contenido en azúcar. Enfermedades como la diabetes son casi inexistentes en culturas que no han estado expuestas a nuestros alimentos rápidos, altamente procesados y azucarados. Para dicho estudio, una mala nutrición consistía también en la ausencia de alimentos marinos, frutos secos y semillas ricas en grasas omega-3 esenciales.

La mayoría de la gente sabe que el azúcar refinado no es bueno para la salud, pero ¿qué tiene el azúcar que es especialmente malo para nuestros cerebros? Mi hombre de confianza en cuestiones de azúcar y salud mental es el Dr. Robert Lustig, catedrático emérito de Pediatría en la División de Endocrinología y miembro del Instituto de Estudios de Política Sanitaria de la Universidad de California en San Francisco. También es neuroendocrinólogo pediátrico y una autoridad internacional en obesidad, diabetes, nutrición y neurociencia. Es nuestro «especialista en azúcar» en el Consejo Asesor Científico de Food for the Brain.

El Dr. Robert Lustig también es conocido por sus contundentes libros, *Fat Chance* ('El azar de la grasa'), que deja al descubierto la verdad sobre los carbohidratos y cómo se ha demonizado erróneamente la grasa; *Hacking the American Mind* ('Hackeando la mente americana'), sobre cómo se ha secuestrado nuestro cerebro, y el último, *Metabolical* ('Metabolismo'), que explica cómo casi todas las principales enfermedades tanto de la mente como del cuerpo se deben a los mismos problemas subyacentes.

Demasiado azúcar y demasiados carbohidratos y alimentos ultraprocesados son malos para cualquier persona sin importar su edad. Su consumo, que supone una mayor carga glucémica en el organismo, se relaciona con los problemas de salud mental de los niños con síntomas de TDAH[69] y autismo, y con la ansiedad y la depresión en adultos[70], además de estar fuertemente vinculado a un mayor riesgo de deterioro cognitivo, demencia y alzhéimer. Una elevada carga glucémica en la dieta de una madre predice un riesgo masivamente cuadruplicado de ansiedad en los niños pequeños, con cinco veces más impulsividad y cuatro veces más problemas de sueño, mientras que, en el caso de las niñas, se quintuplica el riesgo de ansiedad[71].

Preocupado ante semejantes datos, decidí consultar al Dr. Lustig. Mi pregunta fue la siguiente: «¿Por qué resulta esencial, no solo para la salud cerebral en todas las etapas de la vida, sino también para prevenir la demencia, reducir la ingesta no solo de azúcar, sino de carbohidratos refinados en general?». (Por «refinados» me refiero a aquellos carbohidratos cuya fibra ha sido procesada, dejándolos con un aspecto más blanco, no a los «complejos»).

«Pensemos en un caso extremo —respondió—. ¿Qué pasaría si vivierais en el Polo Norte y no comieseis prácticamente ningún carbohidrato, o al menos tan pocos que forzarais a vuestro cuerpo y cerebro a recurrir a las cetonas, un tipo de combustible producido a partir de la grasa?». Esto suele denominarse dieta «muy baja en carbohidratos y alta en grasas» o «cetogénica». ¿Os enfermaríais? Pensadlo bien. Así vivía Vilhjalmur Stefansson cuando su grupo de exploración del Ártico naufragó en 1913 y se vio obligado a convivir con los inuits durante dos años. Él mismo se sorprendió al comprobar que allí no había diabetes, ni cáncer, ni alzhéimer. En 1928, Stefansson y su colega se internaron en el Hospital Bellevue de Nueva York y se limitaron a comer carne durante un año[72]. Al cabo de este, ¡estaban incluso más sanos que los investigadores que los habían estudiado!

Cómo perjudica el azúcar al cerebro

El cerebro puede funcionar tanto con glucosa como con cetonas (podéis ver el vídeo *Fuel Your Brain* ['Combustible para el cerebro'] en foodforthebrain.org/fuel-your-brain-for-better-memory/) y en el próximo capítulo exploraremos qué ventajas tiene para el cerebro funcionar con más cetonas que glucosa. El cuerpo siempre produce un fondo de glucosa, por lo que no se trata estrictamente de «una cosa o la otra», sino de si las cetonas o la glucosa se han convertido en su principal combustible cerebral.

«Pero ¿qué tiene de bueno una dieta cetogénica para vuestro cerebro? —se pregunta Lustig—. ¿Son las cetonas, la disminución de la insulina, el tipo de grasa, la eliminación de los carbohidratos o específicamente la eliminación del azúcar? Aún no lo sabemos. Le hago esta pregunta a todos los investigadores del alzhéimer y los trastornos metabólicos que conozco, y nadie puede decírmelo. Simplemente funciona.

»Existen, sin embargo, algunas explicaciones. En primer lugar, cuantos más carbohidratos y azúcar comáis, más resistentes os volveréis a la hormona insulina. La insulina no solo conduce la glucosa a las células, entre ellas las del cerebro, sino que también envía el exceso de azúcar al hígado para que se convierta en grasa. Cuando una persona se vuelve resistente a la insulina, irónicamente, el transporte de glucosa resulta perjudicado, lo que reduce la disponibilidad de energía cerebral. La resistencia a la insulina es una de las principales causas de la depresión»[73].

Una dieta cetogénica puede invertir esa situación al compensar el vacío «energético» del cerebro producido por la resistencia a la insulina. Las cetonas no necesitan insulina para entrar en las células.

La fructosa, que constituye la mitad de la sacarosa (azúcar «blanco» o «de mesa») y la mitad del jarabe de maíz con alto contenido en fructosa (que se añade a numerosos alimentos procesados), satura nuestras mitocondrias, las fábricas de energía de nuestras células, lo que conduce a una menor disponibilidad de energía cerebral.

Un estudio demostró que la fructosa reducía la función mitocondrial del hígado, mientras que la glucosa la estimulaba[74].

«La conclusión más importante de este estudio es que un alto contenido de fructosa en la dieta es malo», afirma el Dr. Ronald Kahn, del Centro de Diabetes Joslin de Boston (Massachusetts). No es malo porque tenga más calorías, sino porque afecta al metabolismo del hígado y lo vuelve incapaz de quemar grasas. Como resultado, añadir fructosa a la dieta hace que el hígado almacene mayor cantidad de grasa, lo cual es perjudicial para dicho órgano y para el metabolismo general del cuerpo.

Las frutas deben comerse, no beberse

Lustig señala: «La fructosa es el azúcar predominante en la mayoría de las frutas. La gente extrapola entonces que la fruta debe de ser mala. Pero eso no es cierto. La fruta entera tiene fibra, tanto soluble como insoluble. Juntas, estas fibras ralentizan la absorción de glucosa y fructosa en el tracto gastrointestinal, limitando la exposición tanto del hígado como del cerebro y ayudando también a alimentar las bacterias intestinales, el microbioma, por lo que, en realidad, menos fructosa llega así al torrente sanguíneo. Hacer zumo de la fruta elimina la fibra protectora y se ha demostrado que el zumo es tan peligroso para el metabolismo como los refrescos. Así que, ya sabéis, comeos la fruta, ¡no os la bebáis!».

Los carbohidratos y la fructosa envejecen el cerebro

Hay otra razón, afima Lustig, por la que el azúcar, especialmente la fructosa, es malo para el cerebro y el cuerpo. Los azúcares producen subproductos de glicación avanzada, o AGE, que dañan directamente el cerebro. «Oxidan» las proteínas, como lo hace el humo del cigarrillo, inutilizándolas y permitiendo que se aglutinen y consuman valiosos antioxidantes de su dieta, como las vitaminas C y E.

«La fructosa actúa sobre el hígado para que vuestro metabolismo deje de quemar grasas y pase a producirlas y almacenarlas, e inhibe un proceso antienvejecimiento llamado autofagia, que ayuda a limpiar y eliminar las mitocondrias dañadas para que las células se regeneren y gocen de mejor salud».

Por qué los alimentos dulces son tan adictivos

Hasta ahora solo hemos explorado por qué el azúcar es malo para la parte «física», tangible, de vuestro cerebro. Es un buen comienzo. Pero ¿por qué la parte «emocional» de vuestro cerebro no deja de deciros que lo necesitáis? ¿Por qué a la gente le resulta tan difícil resistirse y son tantos los que se declaran adictos al azúcar?

La razón es que la fructosa activa el sistema de recompensa en el cerebro, provocando la liberación de dopamina, el neurotransmisor motivacional asociado a los «premios». Como ya hemos visto, cualquier sustancia química que lo haga puede ser adictiva: la cocaína, la heroína, el alcohol, la nicotina… Cuanta más consumáis, más se «desregulará» vuestro cerebro, haciéndoos menos sensibles a vuestra propia dopamina natural, por lo que acabaréis necesitando más azúcar para sentiros bien y, al final, no obtendréis ningún efecto en absoluto, pero os sentiréis fatal sin ella.

«Es la tolerancia, o la ley de los rendimientos decrecientes, lo que conduce a la adicción», afirma Lustig.

El control de la glucemia reduce el riesgo de demencia

Un nivel bajo de hemoglobina glucosilada (HbA1c), en otras palabras, de «glóbulos rojos recubiertos de azúcar», refleja un nivel de glucosa en sangre dentro de los límites normales. Si vuestro médico sospecha que podríais estar cercanos a la diabetes, medirá vuestro nivel de HbA1c: si más del 7% de vuestros glóbulos rojos están «glucosilados» o dañados por el azúcar, el diagnóstico queda confirmado. Un nivel superior a 6,5 se considera prediabético, pero en realidad debéis abogar por un nivel inferior a 5,5 (en el Reino Unido esto se mide ahora de forma diferente, con valores de 75 nmol/mol como altos y por debajo de 41 nmol/mol como óptimos). Los adolescentes con una HbA1c superior a 5,4 muestran un encogimiento cerebral y un deterioro cognitivo similares a los que se observan en quienes padecen demencia[75]. El diagnóstico de demencia no genética más joven es el de un muchacho de 19 años en China. Un bajo nivel de HbA1c es siempre bueno y supone un indicador indirecto de la sensibilidad a la insulina, lo que se asocia a un menor riesgo de demencia de acuerdo con múltiples estudios[76].

La diabetes tipo 2, consecuencia directa de la pérdida del control de la glucemia, prácticamente duplica el riesgo de demencia[77]. La diabetes también se asocia con un encogimiento cerebral acelerado[78]. Incluso las personas que se encuentran dentro del margen superior normal de glucosa en sangre presentan un aumento de la atrofia cerebral, un deterioro de la cognición y un mayor riesgo de demencia[79].

En un ensayo en el que se midieron los niveles de HbA1c y glucosa durante casi siete años en varios miles de ancianos, se observó que los niveles altos de glucosa se asociaban con un mayor riesgo de desarrollar demencia. Durante ese tiempo, algo más de una cuarta parte de los participantes desarrollaron demencia, y se observó que un mayor aumento de los niveles de glucosa se asoció con un mayor riesgo de desarrollar la enfermedad, independientemente de si los participantes tenían o no diabetes. Aquellos que no eran diabéticos y experimentaron un aumento moderado de los niveles de azúcar en sangre presentaron un riesgo adicional de demencia del 18 %, en comparación con los que ya tenían diabetes al inicio del estudio o la desarrollaron durante el periodo de prueba, que presentaron un riesgo adicional del 40 % [80].

La resistencia a la insulina está estrechamente relacionada con el deterioro cognitivo

El Dr. Lustig considera que la pérdida del control de la insulina es aún más importante que la de la glucosa. Ya en 2004, los investigadores de la Universidad de Columbia demostraron que las personas con niveles elevados de insulina —el principal indicador de disfunción metabólica— tenían el doble de probabilidades de desarrollar demencia que las que registraban niveles saludables. Además, las personas que tenían los niveles más altos de insulina eran las que peor memoria evidenciaban [81]. Ese mismo año, un estudio realizado en Italia estableció una relación entre los niveles elevados de insulina y el deterioro de la función mental [82]. Asimismo, un estudio puertorriqueño descubrió que las personas que consumían grandes cantidades de azúcar habían duplicado su riesgo de sufrir una deficiencia cognitiva [83], mientras que otro estudio estadounidense descubrió una fuerte correlación entre el nivel de azúcar en sangre y la pérdida de memoria [84].

Dos estudios, uno realizado en Irlanda [85] y otro en Estados Unidos [86], establecieron una relación entre una elevada carga glucémica (CG) en la dieta y el deterioro cognitivo (la CG mide la carga total de glucosa en el torrente sanguíneo, es decir, cuánto aumenta la glucosa en sangre y durante cuánto tiempo cuando se ingieren hidratos de carbono). De hecho, ambos estudios sugieren que una CG elevada predice mejor los cambios patológicos asociados al alzhéimer que una ingesta elevada de carbohidratos o de azúcar. Una dieta alta en CG también se asocia con una mayor acumulación de placa amiloide[87] y un mayor deterioro cognitivo, especialmente en personas portadoras del gen ApoE4, que, como vimos, ayuda a regular el metabolismo de las grasas[88].

Un estudio a largo plazo halló pruebas de que este tipo de deterioro es más frecuente entre las personas con niveles elevados de glucosa en sangre, incluso cuando esos niveles se encuentran dentro de lo que se considera normal (es decir, sin diabetes)[89].

«Los problemas cognitivos empiezan pronto —afirma Lustig—. El deterioro cognitivo de los niños con sobrepeso se asocia a una dieta rica en CG[90] y se ha demostrado que los adolescentes con disfunción metabólica provocada por una dieta rica en CG presentan un encogimiento del área del hipocampo, así como otros cambios estructurales y déficits cognitivos»[91].

Este estudio en concreto registró un encogimiento real del área del cerebro asociada al alzhéimer en adolescentes con síndrome metabólico como consecuencia del exceso de azúcar y carbohidratos «blancos».

Acción preventiva: cómo reducir nuestra carga de azúcar

Uno de los indicadores más evidentes de que el consumo de azúcar y carbohidratos es demasiado elevado es el aumento de peso. Otro son los así llamados «antojos de azúcar». En términos prácticos, proteger el cerebro y prevenir la demencia significa evitar por completo el azúcar, en la medida de lo posible. Incluso podríais ir un paso más allá y seguir una dieta cetogénica (consultad el capítulo siguiente). Si vais a comer carbohidratos, consumid alimentos «integrales», como verduras enteras, frutas (nada de zumos), legumbres, pan integral (que sea realmente «100 % integral») o pasta en pequeñas cantidades.

Es preferible cocer y enfriar los carbohidratos ricos en almidón, como la pasta, el arroz y las patatas, y luego comerlos fríos o recalentados, ya que así parte del carbohidrato se convierte en almidón resistente, un tipo de fibra que no podemos digerir, pero que tiene la ventaja añadida de fermentar y alimentar a nuestras bacterias intestinales.

Aseguraos de que los carbohidratos contengan la fibra que les es inherente. Las tortas de avena son mejores que el pan, ya que la fibra ayuda a «liberar lentamente» los azúcares. El consumo de pan blanco se asocia a un peor rendimiento en las pruebas cognitivas, mientras que el pan rico en fibra se asocia a un mejor desempeño[92]. Cuanto menos blanda y más sólida sea una hogaza, menor será su CG. Comer alimentos ricos en carbohidratos con proteínas, por ejemplo, arroz integral con pescado, gachas de avena con semillas, o fruta acompañada de frutos secos, reduce aún más la carga glucémica. Las mejores frutas son las de bajo contenido en azúcar y alto contenido en fibra, como las bayas, las cerezas y las ciruelas.

Este tipo de alimentos se corresponde con una dieta mediterránea, que también ha demostrado ser más saludable[93]. Por el contrario, las uvas, las pasas y los plátanos tienen un alto contenido de CG.

Un estudio realizado en Finlandia y Suecia comparó en personas de mediana edad el riesgo de desarrollar la enfermedad de Alzheimer y demencia a lo largo de catorce años, entre personas que seguían una dieta sana y las que no, de acuerdo con los criterios anteriores. Quienes llevaban una dieta más sana tenían un 88% menos de riesgo de desarrollar demencia y un 92% menos de riesgo de desarrollar alzhéimer[94].

La moraleja es que, si vais a consumir carbohidratos complejos, hacedlo acompañándolos con fibra, grasa y proteínas, como os mostraré en la «dieta favorable para el cerebro» del capítulo 25.

No obstante, si queréis ir un paso más allá, podéis seguir una dieta cetogénica baja en carbohidratos y alta en grasas, como la que analizaremos en el próximo capítulo.

En resumen, hemos aprendido lo siguiente:

- El azúcar, y especialmente el azúcar derivado del maíz con alto contenido en fructosa, daña el cerebro.
- Demasiado azúcar y demasiados carbohidratos refinados, y carbohidratos en general, generan resistencia a la insulina, lo que priva al cerebro de combustible y conduce al deterioro cognitivo.
- La mejor manera de medir vuestro nivel de azúcar es una prueba de HbA1c en sangre. El objetivo es estar por debajo del 5,4%, idealmente alrededor o por debajo del 5%. (Para más información sobre las pruebas, revisad la página 422).
- La naturaleza nunca proporciona azúcar sin fibra, así que comed vuestras frutas, no las bebáis en zumos.
- Una dieta baja en carbohidratos es beneficiosa para el cerebro.

¿Es la grasa el mejor combustible para el cerebro? O por qué vuestro cerebro ama las cetonas

Uno de los descubrimientos más novedosos en salud cerebral es el efecto positivo que supone cambiar el combustible del cerebro desde el azúcar a las cetonas, derivadas de la grasa. Se ha demostrado que las dietas ricas en grasas y bajas en carbohidratos diseñadas para poneros en estado de «cetosis», con niveles mensurables de cetonas fluyendo por el torrente sanguíneo y, en consecuencia, por el cerebro, ayudan a prevenir la pérdida de memoria, mejorar el estado de ánimo y la concentración, y evitar otros trastornos más graves, desde el alzhéimer hasta la esquizofrenia, pasando por la epilepsia y el párkinson.

Todas las células del cuerpo pueden quemar azúcar o ácidos grasos, derivados de la grasa. Dicha grasa puede proceder de vuestra alimentación o de vuestro cuerpo, si seguís una dieta baja en calorías o ayunáis. Es tal el número de estas neuronas —aproximadamente 100.000 millones— hacinadas en un área tan pequeña que apenas queda espacio libre, por lo que se ven obligadas a utilizar el combustible más limpio, rápido y eficaz, en lugar de la grasa ineficiente. Normalmente recurren a la glucosa, pero, cuando el «motor» de la glucosa empieza a destartalarse, como ocurre en las personas con diabetes y problemas de memoria, las cetonas, fabricadas en el hígado a partir de la grasa, se alzan como la mejor fuente alternativa de energía para el cerebro.

En estas circunstancias, el cerebro suele obtener una quinta parte de su energía de las cetonas. Los astrocitos, las «células de abastecimiento» que ayudan a preparar las cetonas, están situados junto a las neuronas. Las cetonas pueden llegar a convertirse en el combustible preferido del organismo, sobre todo para las personas con un deterioro de la memoria relacionado con la edad.

En el otro extremo, las cetonas son esenciales para desarrollar el cerebro de los bebés. Los bebés nacen con 50 billones de conexiones cerebrales y necesitan fabricar millones más por minuto en los primeros meses, ¡su cerebro consume el 75 % de toda la energía procedente de los alimentos! No obstante, la cantidad de glucosa que puede utilizar tiene un límite y la única forma de que obtenga toda la energía que necesita es a partir de las cetonas. Por eso, la leche materna es relativamente rica en triglicéridos de cadena media (TCM). La grasa corporal, es decir, la que comemos, se transforma en cetonas en el hígado. También por eso los bebés nacen regordetes, a diferencia de las crías de la mayoría de los mamíferos.

Los bebés pueden sobrevivir con las cetonas que su hígado produce a partir de sus propias reservas de grasa hasta sesenta días. Curiosamente, ni siquiera una dieta rica en carbohidratos logra sacarlos de la cetosis.

No es necesario generar cetonas para que el cerebro funcione de manera óptima, aunque podría ayudar. Normalmente, el cerebro utiliza aproximadamente una cuarta parte (22 %) de la energía total que obtenemos de los alimentos. Y podemos obtener toda esa energía de la glucosa. Sin embargo, si hay cetonas en nuestro organismo, el cerebro las utilizará en primer lugar.

Aceite C8

Las cetonas solo se producen en el hígado a partir de los MCT (o triglicéridos de cadena media). La columna vertebral de una molécula de grasa es una cadena de átomos de carbono. Un MCT tiene entre 6 y 12 átomos de carbono. En cambio, el aceite de oliva, por ejemplo, es una grasa de cadena larga, con 14 átomos de carbono. Los aceites de coco, palma y oliva son fuentes de MCT. Sin embargo, investigaciones recientes, como la que se ve en la figura 19, han demostrado que casi todas las cetonas proceden de una subfracción de estas grasas denominada C8 (abreviatura de carbono 8, o triglicérido de ácido caprílico, una grasa con una cadena de 8 átomos de carbono)[95]. El aceite de coco solo tiene un 7 % de C8, mientras que la mayoría de los aceites MCT, que pueden adquirirse en las dietéticas, contienen un 12 % de C8. Si deseáis alimentar de cetonas a vuestro cerebro lo mejor es haceros con aceite C8 puro, que también se puede comprar en dietéticas y en internet (véase la sección «Recursos»). El C10 es el siguiente mejor, pero no es tan bueno para producir cetonas.

Dos estudios pioneros realizados en Canadá por la Dra. Melanie Fortier y el profesor Stephen Cunnane, de la Universidad de Sherbrooke, han demostrado que el aceite C8 puede ser muy útil como fuente de energía para las personas con deterioro cognitivo. El equipo de investigación de Cunnane administró a personas con alzhéimer[96] o predemencia[97] dos cucharadas soperas de aceite MCT (30 g de C8 y C10) o un placebo y midió sus capacidades cognitivas, así como la cantidad de energía que producían sus cerebros. Según descubrieron, los cerebros continuaron produciendo la misma cantidad de energía a partir de la glucosa, pero aumentaron en un 230 % la producida gracias a las cetonas. En este caso, se iluminaron ciertas zonas de sus cerebros, las relacionadas con funciones como la memoria y el lenguaje, lo que se tradujo en un mejor resultado en las pruebas cognitivas.

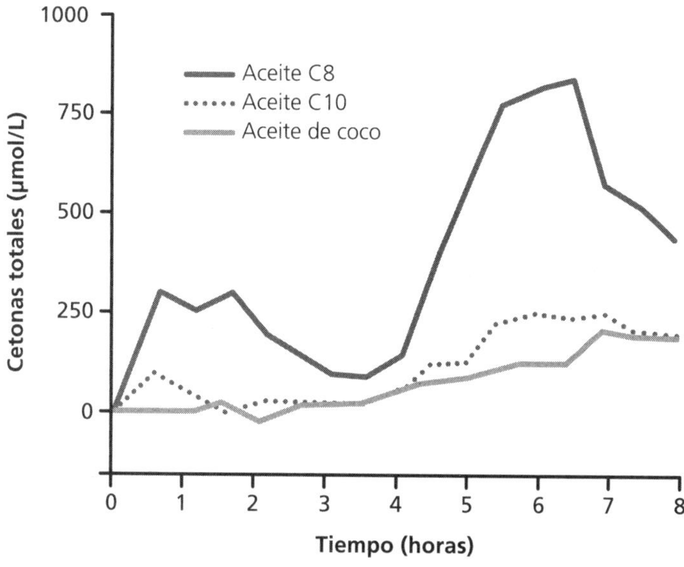

Datos del artículo de Vandenberghe *et al.* en *Current Developments in Nutrition*, 2017.

Fig. 19. ¿Qué tipos de grasa producen más cetonas?

«Los resultados de las mediciones de la memoria episódica, el lenguaje, la función ejecutiva y la velocidad de procesamiento mejoraron con el C8 en comparación con los valores basales. El incremento de la captación cerebral de cetonas se relacionó positivamente con varias pruebas cognitivas», concluyó Cunnane.

El profesor Cunnane es otro de los miembros de nuestro Consejo Científico Asesor en Food for the Brain y ocupa la cátedra de Ketoterapia en la universidad. Sus investigaciones han demostrado que las personas con alzhéimer presentan deficiencia de glucosa en ciertas regiones del cerebro incluso antes de empezar a experimentar sintomatología. Existen múltiples razones para ello, pero lo más probable es que se deba a una resistencia a la insulina, lo que dificulta la llegada de combustible a las neuronas. Esto es completamente lógico, ya que las personas diabéticas tienen tres veces más probabilidades de desarrollar alzhéimer que las personas no diabéticas.

«Nuestras investigaciones nos han revelado que el déficit de glucosa no se debe a un daño en las neuronas, sino a una falta de disponibilidad —explica Cunnane—. Y es seguro tratar esta deficiencia con cetonas».

Por otro lado, si dicha condición no se aborda, las neuronas privadas de combustible sufren el tipo de daño que, en última instancia, conduce al alzhéimer.

En Nueva Zelanda, un grupo de neurólogos decidió evaluar a 26 personas diagnosticadas de alzhéimer sometiéndolas a una dieta cetogénica baja en carbohidratos durante doce semanas o a una dieta saludable baja en grasas, pero no cetogénica, a modo de «control», con cada participante siguiendo ambas dietas [98]. Las personas que siguieron la dieta cetogénica experimentaron una serie de mejoras en sus actividades cotidianas y en su calidad de vida, algo a resaltar con la enfermedad tan avanzada.

Cuidado con el déficit energético del cerebro

«Las personas con deterioro cognitivo presentan un déficit energético —afirma Cunnane—. Probablemente esto se debe a una resistencia a la insulina; no son capaces de aprovechar la glucosa. Si se les proporciona una fuente de alimento como el aceite C8, a partir del cual vuestro cuerpo pueda producir cetonas fácilmente y llenar ese... hueco de energía, sus células cerebrales volverán a la vida y, como resultado, su memoria y funciones cerebrales mejorarán». Me recuerda a esos anuncios en el metro de Londres: «Cuidado con el hueco».

En la práctica, como demuestran diversos estudios, eso implica, simplemente, tomar un par de cucharadas soperas de aceite C8. El efecto dura unas horas, por lo que la mejor forma de administrarlo es tomando una cucharadita dos o tres veces al día, para luego aumentar a dos cucharaditas tres veces al día. No os preocupéis, tiene un sabor agradable y hasta cremoso. Algunas personas sufren molestias gastrointestinales con estos aceites, pero se mitigan fácilmente, por ejemplo, mezclando el aceite en un batido, tomándolo con una comida o aumentando la dosis lentamente con el tiempo.

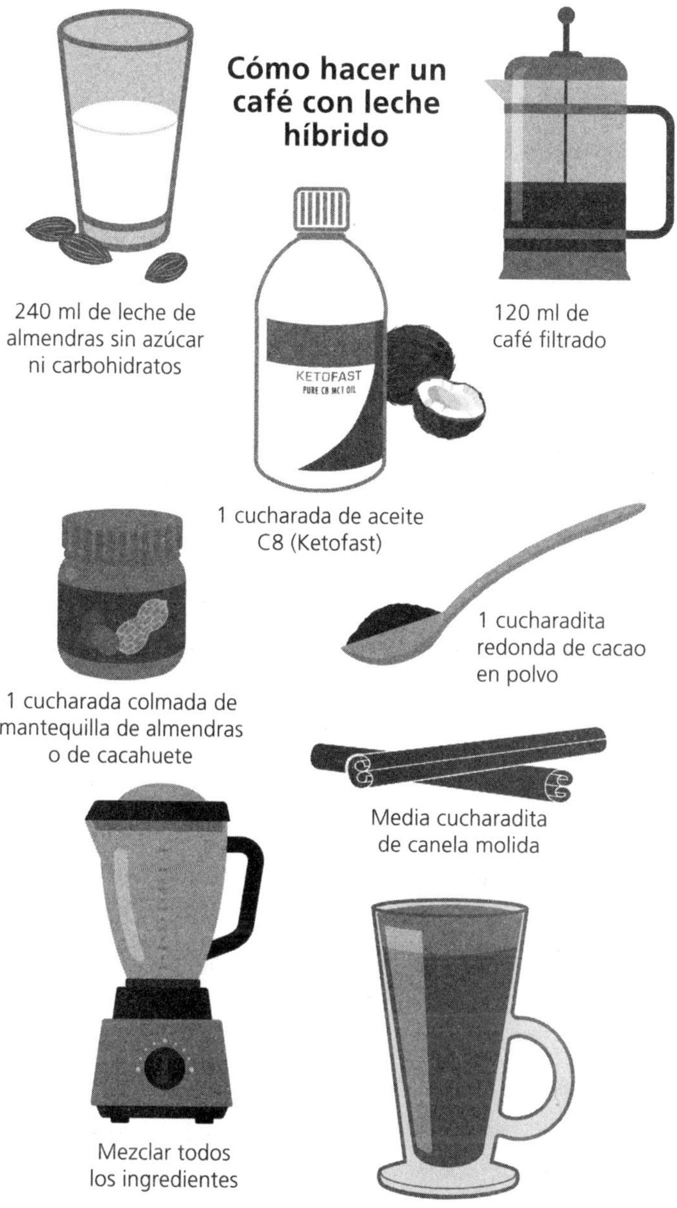

Fig. 20. Café con leche híbrido.

Otras personas toman aceite C8 con el café, como el famoso entusiasta de una dieta baja en carbohidratos David Asprey, quien aparentemente se inspiró en el té de mantequilla de yak de los tibetanos. Asprey inventó el café *bulletproof*, o a prueba de balas, añadiendo mantequilla de hierbas y dos cucharadas de aceite MCT al café.

Mi café con leche híbrido (receta de la página anterior) combina leche de almendras sin carbohidratos, mantequilla de almendras y dos cucharadas de aceite C8, además de una cucharadita de cacao sin azúcar y media cucharadita de canela.

Ambas bebidas energizan la mente y os hacen sentir saciados, y no son pocas las personas que las utilizan en una dieta 18:6, en la que se cena, por ejemplo, a las seis de la tarde y no se vuelve a comer hasta las doce del día siguiente: se hace un ayuno de 18 horas o, en su defecto, un ayuno de carbohidratos si desayunáis un café con leche híbrido. Incluso haciendo esto, entraréis en un estado de cetosis leve y vuestro cerebro obtendrá energía extra de las cetonas.

Por qué los militares y los atletas de resistencia utilizan cetonas

Otro buen ejemplo del poder de las cetonas procede del trabajo de Kieran Clarke, catedrática de Bioquímica Fisiológica de la Universidad de Oxford. Contactada por la Agencia de Proyectos de Investigación Avanzada de Defensa (DARPA, por su sigla en inglés) estadounidense, Clarke tuvo la oportunidad de probar las cetonas como fuente de energía en situaciones de combate.

«El ejército buscaba una fuente de energía que mejorara el rendimiento mental y físico de los soldados en el campo de batalla —explica—. Las tropas no podían cargar suficientes raciones porque, en su lugar, llenaban las mochilas con munición adicional. Luego, al bajarles la glucosa, se confundían y a veces acababan disparando a su propio bando».

Clarke sintetizó cetonas puras y las probó con los soldados. «Lo llamamos DeltaG, que es el nombre bioquímico de la energía, pero incluso tiene un gustillo militar: por Delta Force y todo eso».

Unos años más tarde, Clarke probó el compuesto en ratas y descubrió que mejoraba su rendimiento físico y mental. Las que recibían el 30% de su dieta en forma de cetonas corrían un 30% más en la cinta rodante y eran más listas para encontrar la salida de los laberintos.

La mayoría de los atletas de resistencia suplementan cetonas puras cuando necesitan un impulso. Estas cetonas exógenas, llamadas ésteres cetónicos, o también sales cetónicas, sortean el hígado para que no tenga que producir cetonas a partir del C8, por lo que llegan al torrente sanguíneo directamente y os permiten entrar en estado de cetosis en muy poco tiempo. Tienen un sabor bastante desagradable, por lo que suelen tomarse en forma de chupitos o disimulados con diversos saborizantes.

En lo que al cerebro respecta, es poco probable que obtenga el mismo aumento de cetonas que con una dieta cetogénica baja en carbohidratos y rica en grasas, pero la combinación de ambos, o solo el aceite C8, ayudaría sin duda al cerebro a producir más energía. ¿Trae igualmente beneficios si no tenéis un «déficit de energía», como ocurre más tarde en la vida con el deterioro cognitivo o en el camino hacia la diabetes? ¿Podría este tipo de dieta ayudar en enfermedades neurológicas y psiquiátricas?

Una dieta cetogénica rica en grasas puede evitar la epilepsia

De hecho, la dieta cetogénica ha sido durante mucho tiempo un tratamiento estándar para la epilepsia infantil. Los beneficios de este enfoque son bien conocidos desde hace aproximadamente cien años[99]. Sin embargo, fue necesario esperar hasta 2008 para que la profesora Helen Cross, neuróloga y experta en epilepsia infantil del Hospital Great Ormond Street de Londres, realizara el primer ensayo científico riguroso. Como era de esperar, este ensayo demostró lo que muchos neurólogos sabían desde el principio: que una dieta rica en grasas es un tratamiento muy eficaz contra la epilepsia[100]. Un ensayo más reciente obtuvo resultados similares, con más del doble de pacientes en el grupo de dieta cetogénica presentando una disminución significativa en la gravedad de las convulsiones[101].

Aún no se sabe exactamente por qué esta dieta es tan eficaz, pero probablemente tenga algo que ver con la reducción de la actividad del glutamato (una de las sustancias químicas que excitan al cerebro) y el aumento de producción de GABA, lo que calma las respuestas suprarrenales y funciona como una fuente de combustible para las neuronas[102].

Una simple reducción de carbohidratos también parece tener un efecto anticonvulsivo, mientras que los cambios en las mitocondrias de las neuronas, es decir, en las fábricas de energía, también pueden estar relacionados. Por si fuera poco, un estudio publicado en la revista *The Lancet* descubrió que el aceite de MCT, a menudo una parte muy importante de la dieta, ejerce ciertos efectos significativos, como el bloqueo de los receptores de glutamato, lo que, claro, tendría un efecto calmante; y eso sin mencionar la mayor cantidad de energía disponible para las neuronas, al estimular sus mitocondrias[103].

Las cetonas pueden ser útiles en enfermedades neurodegenerativas, como el párkinson

A la luz del profundo efecto que la dieta cetogénica tiene sobre la estructura y el funcionamiento del cerebro, es plausible sugerir su uso para el tratamiento de enfermedades neurodegenerativas, como el párkinson. Un estudio con animales descubrió que administrar C8 ayudaba en las enfermedades de las neuronas motoras[104]. Estudios como estos aún están en sus primeras fases, pero sus resultados iniciales son realmente prometedores.

Quienes padecen de párkinson presentan cantidades insuficientes del neurotransmisor de la dopamina y en la actualidad se los trata rutinariamente con un aminoácido llamado L-dopa. Sin embargo, para que este funcione, las mitocondrias de las neuronas deben ser capaces de generar la energía suficiente para convertir la L-dopa en dopamina. Como sabemos, las mitocondrias suelen alimentarse de la glucosa que se extrae de los carbohidratos, pero, si este proceso no se desarrolla bien —y la evidencia sugiere que tal es el caso entre los pacientes de párkinson—, las cetonas producidas durante la cetosis podrían ser extremadamente beneficiosas.

Un estudio sometió a un grupo de pacientes a una dieta baja en grasas y rica en carbohidratos y a otro grupo a una dieta cetogénica durante ocho semanas. Los que siguieron esta última dieta mostraron una reducción del 41 % en los temblores, así como mejoras en el comportamiento y el estado de ánimo, frente a una mejora de solo el 11 % entre quienes siguieron la dieta baja en grasas. Interesantemente, el grupo de los carbohidratos también experimentó más hambre [105].

Los expertos en párkinson Geoffrey y Lucille Leader señalan que ciertos aminoácidos compiten por la absorción de la medicación estándar, por lo que algunos alimentos ricos en proteínas no deben ingerirse en las dos horas siguientes a la toma de esta. (Ambos explican detalladamente su enfoque en su libro *Parkinson's Disease: Reducing symptoms with nutrition and drugs* ['La enfermedad de Parkinson: reduciendo los síntomas con medicamentos y una mejor nutrición']) [106]. Así pues, suplementar cetonas exógenas o aceite C8 junto con la medicación o poco después de ella, y evitando al mismo tiempo los alimentos ricos en proteínas, parece ciertamente traer beneficios.

Una dieta cetogénica rica en grasas puede ser útil contra la depresión, la bipolaridad y la esquizofrenia

¿Podría una dieta cetogénica ayudar a las personas con trastornos mentales? Un psiquiatra francés, el Dr. Albert Danan, de la Universidad de Toulouse, decidió averiguarlo sometiendo a 31 adultos con enfermedades mentales graves y persistentes (depresión clínica, trastorno bipolar y trastorno esquizoafectivo), cuyos síntomas no respondían bien al tratamiento psiquiátrico intensivo, a una dieta cetogénica restringiendo la ingesta de carbohidratos a 20 g al día [107]. Esa es, aproximadamente, la cantidad de carbohidratos presente en una manzana pequeña.

Tres pacientes abandonaron el rígido tratamiento en las dos primeras semanas, pero los que persistieron experimentaron importantes mejoras en sus condiciones. Un sorprendente 42% obtuvo, incluso, la remisión clínica completa de su enfermedad. También experimentaron muchos otros beneficios para la salud, como la pérdida de peso y un mejor control de la glucemia. No se trataba de un ensayo controlado con placebo, que es casi imposible de llevar a cabo cuando se trata de cambiar la dieta de la gente, pero aun así el resultado fue impresionante.

Es un poco difícil determinar el origen de estos positivos efectos. ¿Fue el suministro de cetonas al cerebro, o la estabilización del azúcar en sangre y la inversión de la resistencia a la insulina lo que entonces desbloquearía el suministro de glucosa a las células cerebrales? ¿La mayor producción de GABA, el neurotransmisor calmante, y a la vez el descenso del glutamato, que sobreexcita el cerebro? No tenemos todas las respuestas, pero en este momento se están llevando a cabo numerosas investigaciones.

El Dr. Chris Palmer, profesor adjunto de Psiquiatría en Harvard, es partidario de las dietas cetogénicas para quienes padecen trastornos mentales. «He visto a personas con trastornos psicóticos graves y resistentes a todo tratamiento lograr la remisión completa de sus síntomas durante largos periodos de tiempo gracias a una dieta cetogénica», escribe en su libro *Energía cerebral*[108], en el que sostiene que muchos problemas de salud mental derivan del mal funcionamiento de las mitocondrias y que una correcta alimentación puede ayudar a corregirlo.

Una dieta cetogénica rica en grasas y baja en carbohidratos más un poco de C8

Cambiar vuestra dieta a una dieta cetogénica alta en grasas y baja en carbohidratos requiere cierto compromiso. Jerome Burne, periodista médico, y yo escribimos sobre cómo hacerlo en nuestro libro *The Hybrid Diet* ('La dieta híbrida'). En lo que respecta a la optimización de vuestra cabeza, los hallazgos demuestran que entrar en un estado de cetosis leve o consumir algún aceite C8 o un suplemento de cetonas puede ayudar a la función cerebral.

Cabe hacer, sin embargo, algunas observaciones. Al parecer, el C8, el aceite MCT de referencia, puede ser beneficioso para neutralizar el «estrés», además de suministrar al cerebro una fuente de cetonas. Por lo visto, sería conveniente seguir una dieta fuertemente cetogénica y complementarla con aceite C8, aunque algunos prefieran ir al grano y tomar cetonas exógenas.

En las personas con resistencia a la insulina y deterioro cognitivo, cuya energía se revela insuficiente para su cerebro, la suplementación con aceite C8 por sí sola tiene beneficios, aunque las personas sin problemas de azúcar en sangre probablemente tendrían que seguir una dieta baja en carbohidratos para aprovechar al máximo las bondades del aceite C8.

Existen varias formas de hacerlo. La más sencilla es no comer durante 18 horas, es decir, seguir una dieta 18:6, con un intervalo de 18 horas entre la cena y la comida del día siguiente, sin olvidar tomar un café con leche híbrido que contenga una cucharada de aceite C8 o algo similar y sin carbohidratos por la mañana. Con eso bastará para inspirar un leve estado de cetosis en el que podríais encontrar hasta 1 mcmol/l de cetonas en vuestro torrente sanguíneo. Por supuesto, lo que comáis en la cena y en el almuerzo del día siguiente determinará si os mantenéis o no en la zona de cetosis.

Una dieta cetogénica adecuada tiene como objetivo que las cetonas en sangre, que normalmente están por debajo de 0,5 mmol/l, suban a entre 2 y 5 mmol/l. Para quemar la máxima cantidad de grasa y desencadenar la «autofagia», el proceso de autorreparación celular que también se utiliza para inhibir el crecimiento de las células cancerosas, tenéis que lograr que la glucosa baje y las cetonas suban en una proporción de 2:1, lo que suele medirse en GKI (índice glucosa-cetona). Por ejemplo, si vuestro nivel de azúcar en sangre, que normalmente está en torno a 6, baja a 4 y vuestro nivel de cetonas sube a 2, es decir 2/4, tenéis entonces 2 GKI. Podéis medir tanto la glucosa como las cetonas mediante un pinchazo en la piel con un dispositivo conocido como Keto-Mojo (véase la sección «Recursos»). También podéis medir las cetonas en el aliento con

Ketoscan Lite (véase la sección «Recursos»). Merece la pena que lo hagáis, para saber qué es lo que realmente os funciona.

Un libro estupendo y muy práctico que os guiará sobre qué comer para lograr un estado cetosis es *Cambia tu dieta, cuida tu mente*, de la Dra. Georgia Ede.

En resumen, hemos aprendido lo siguiente:

- A vuestro cerebro le encantan las cetonas, derivadas de la grasa, y funciona mejor con un suministro tanto de glucosa como de cetonas.
- Las cetonas se producen en el hígado y podéis aumentar su eficacia a partir de un tipo de triglicérido de cadena media llamado aceite C8.
- Los estudios en los que se administraron dos cucharadas soperas de aceite, principalmente C8, a personas con problemas de memoria han devuelto la vida a sus cerebros, produciendo más de un 200% más de energía gracias a la presencia de las cetonas.
- Podéis comprar fácilmente aceite C8, a menudo derivado del aceite de coco, y añadirlo a vuestros alimentos y bebidas.
- Algunos utilizan ésteres y sales cetónicas puras para aumentar rápidamente el suministro de cetonas del cerebro.
- Darle a vuestro cerebro un descanso de los carbohidratos y adoptar un enfoque cetogénico por un tiempo ayuda a repararlo.

El poder de los polifenoles: los antioxidantes mantienen el cerebro joven

La vida se basa en el equilibrio. Producimos energía para seguir respirando, combinando glucosa o cetonas con oxígeno, lo que, sin embargo, genera gases «oxidantes» que dañan el organismo. La piel se arruga y la oxidación llena de manchas nuestros cuerpos. El mismo fenómeno que hace que las manzanas se oscurezcan y el hierro se herrumbre. Todas las formas de vida basadas en el oxígeno envejecen inevitablemente. Nuestra vida es finita.

Sin embargo, no solo podéis añadir años a vuestra vida, sino también vida a vuestros años mejorando vuestra ingesta de antioxidantes y polifenoles con alimentos integrales, frutas, verduras, hierbas y especias. Como recordaréis, en el capítulo 11 os presenté un estudio realizado en Finlandia y Suecia que comparó el riesgo de desarrollar alzhéimer y demencia, a lo largo de catorce años, entre personas con una dieta «sana» y otra «menos sana». Las personas que seguían la dieta más saludable tenían un riesgo un 88 % menor de desarrollar demencia y un 92 % menor en el caso del alzhéimer [109]. Algunos de estos beneficios se explicarían gracias a unas dietas bajas en azúcar y ricas en omega-3 y vitaminas del grupo B, pero otros, sin embargo, provendrían de alimentos ricos en antioxidantes y polifenoles, como veremos a continuación.

La relación entre la ingesta de antioxidantes y polifenoles y la ingesta y generación de agentes oxidantes (pensad, por ejemplo, en el tabaco y la contaminación) determina vuestra salud cerebral. Tanto el tabaquismo como la contaminación ambiental aumentan el riesgo de deterioro cognitivo, mientras que la vitamina C, el antioxidante por excelencia, reduce el riesgo exponencialmente.

Oxidantes y antioxidantes: cómo inclinar la balanza

Fumar aumenta el riesgo de padecer alzhéimer tanto como un bajo nivel de vitaminas B u omega-3, según un estudio realizado por el Instituto Nacional de Salud de EE. UU.[110]. El tabaquismo es algo que, en cierto sentido, una persona puede eliminar fácilmente. La contaminación atmosférica, por otro lado, no. La contaminación se mide en función de la cantidad de partículas presentes en el aire, también conocido como material particulado, o PM. Las personas que viven en ciudades contaminadas están, por supuesto, más expuestas a ellas. Un estudio realizado a mujeres de diversas ciudades de EE. UU. descubrió que aquellas con niveles de PM superiores a los «seguros» (más de 12 µg/m3) presentaban «mayores riesgos de deterioro cognitivo global y de demencia en un 81 % y un 92 %, respectivamente»[111].

Mudarse y cambiar de hogar no es tarea fácil, lo sé, pero ¿pueden mitigarse, entonces, los efectos de la contaminación? La respuesta es sí y existen dos maneras. En primer lugar, aumentando la ingesta de antioxidantes y de vitaminas B, ya que el cuerpo desintoxica muchas toxinas, incluidos los metales tóxicos, como el plomo o el mercurio, por metilación. Un estudio similar al anterior descubrió que residir en lugares con una exposición a PM superior a la media se asociaba a un mayor riesgo de demencia, pero solo entre las personas con una menor ingesta de vitaminas B[112]. «La inclusión de vitamina C en la dieta o, incluso, como suplemento podría ayudar», concluye otro revelador ensayo[113].

Las personas que fuman necesitan al menos el doble de vitamina C que aquellas que no fuman, y eso solo para tener unos niveles aceptables de vitamina C en sangre. Los hombres parecen tenerlo más difícil que las mujeres. Incluso con una ingesta de 200 mg al día, no suelen alcanzar este nivel básico, el cual ya duplica o triplica la ingesta dietética recomendada y, en consecuencia, lo que se obtendría en cuatro naranjas[114]. Se recomienda que los fumadores tomen un suplemento de vitamina C de 50 mg por cigarrillo (500 mg si fuman 10 al día); si bien diversos estudios revelan que, tal vez, todo el mundo debería tomar un suplemento diario de 1000 mg, o de 2000 mg si tenéis más de 50 años. Os escribí un sencillo poema para ayudaros a recordarlo:

La naturaleza siempre tiene solución
para ayudarnos en nuestra evolución.
Necesitamos vitamina C, es evidente,
para enfrentar la contaminación del ambiente.

La vitamina C es un nutriente clave para equilibrar la balanza antioxidante a vuestro favor. Todos los seres vivos, desde los animales hasta las plantas, desde las levaduras hasta los hongos, la producen. Probablemente sea el «reciclador» de desechos más esencial de todas las formas de vida basadas en el oxígeno. Imaginaos: su producción se activa cuando el cuerpo detecta oxidantes. Los animales también producen un mayor volumen cuando están estresados o expuestos a virus. Nosotros, y todos los demás primates, somos una de las pocas especies que no pueden fabricarla.

El primer animal sin capacidad de producción de vitamina C que se descubrió fue el conejillo de Indias. Por eso, cuando hablamos de «conejillos de Indias» en el ámbito de la investigación, nos referimos a animales que, al igual que nosotros, dependen de la vitamina C procedente de la dieta cada segundo de cada día. Los murciélagos, algunas aves y los peces teleósteos también han perdido la capacidad de producir su propia vitamina C.

Como veréis en la siguiente figura (recomiendo que veáis también el vídeo *Keeping Your Brain Young with Antioxidants* ['Mantener un cerebro sano con la ayuda de los antioxidantes'] en foodforthebrain.org/keep-your-brain-young-with-antioxidants/), la vitamina C desarma los oxidantes a base de agua, como el humo, mientras que la vitamina E desarma los oxidantes a base de grasa, como aquella que ingerimos en los alimentos fritos. Existen también otros antioxidantes que ayudan a neutralizar los oxidantes reactivos que dañan el cerebro y el organismo.

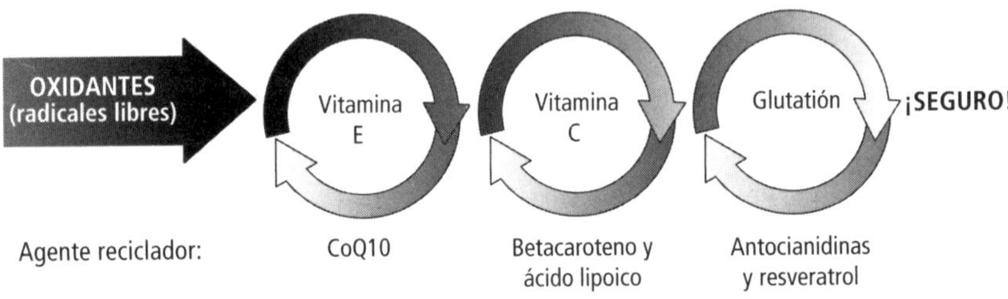

Fig. 21. Los antioxidantes y su juego en equipo.

Lo mejor es seguir una dieta que contenga un amplio espectro de antioxidantes y recurrir, también, a los suplementos. Cuantos más años tengáis, más antioxidantes necesitaréis.

Los antioxidantes más importantes son los siguientes:

- Vitaminas A, C y E: asociadas a la reducción del riesgo de alzhéimer.
- Ácido lipoico[115]: protege el neurotransmisor de la memoria, la acetilcolina, y reduce la oxidación y la inflamación del cerebro.
- Glutatión[116] o N-acetilcisteína (NAC)[117]: protege el cerebro y mejora la metilación, lo que ayuda en la prevención de la demencia.
- Coenzima Q10: protege las mitocondrias del cerebro del estrés oxidativo[118].
- Resveratrol: contiene propiedades antioxidantes, antiinflamatorias y neuroprotectoras, y previene el daño cerebral en el hipocampo[119].

No tiene mucho sentido suplementar uno sin los otros. Por separado, su efecto sobre la salud cerebral puede ser menor que cuando se combinan. Un estudio de 4740 ancianos del condado de Cache, Utah, descubrió que los que tomaban suplementos tanto de vitamina E como de vitamina C reducían en dos tercios el riesgo de desarrollar alzhéimer. Tomar cualquiera de las dos por separado reducía el riesgo en una cuarta parte [120].

Un reciente metaanálisis de diversos estudios en torno a los factores que podrían prevenir el alzhéimer, realizado por uno de los miembros de nuestro Consejo Científico Asesor, el profesor Jin Tai Yu, de la Universidad Fudan de Shanghái (China), muestra que «una ingesta elevada de vitamina E o C mostraba una tendencia atenuar el riesgo en más o menos un 26 %», lo que convierte a estos nutrientes en factores de prevención de primer nivel, o de «grado 1» [121].

Los antioxidantes citados previamente —vitaminas C, E, glutatión y N-acetilcisteína, coenzima Q10 y resveratrol— actúan conjuntamente y suelen encontrarse en fórmulas combinadas de suplementos antioxidantes (véase la sección «Recursos»). A mis 65 años, tomo todos los días una fórmula antioxidante que proporciona cada uno de ellos.

También existen otros «primos» que, como los antioxidantes, juegan en equipo, desde las vitaminas del grupo B hasta minerales, como el magnesio, el selenio y el zinc, que se encuentran respectivamente en verduras, alimentos marinos, frutos secos y semillas.

Nuevamente, podéis aumentar vuestra ingesta de antioxidantes de dos formas: con alimentos o con suplementos. Es posible medir la «capacidad antioxidante total» (CAT) de los alimentos, la cual se calcula a partir de una ecuación en la que intervienen antioxidantes, como la vitamina A, los carotenos (presentes en las zanahorias), el licopeno (presente en los tomates), la luteína y la zeaxantina (presentes en las verduras de hoja verde), la vitamina E (presente en frutos secos y semillas) y, sobre todo, la vitamina C (presente en bayas, brócoli, pimientos y otras verduras).

A veces se usa también otra medida, igualmente efectiva, conocida como ORAC (capacidad de absorción de radicales de oxígeno).

Cuanto mayor sea la puntuación CAT de vuestra dieta, menor será vuestro riesgo de deterioro cognitivo y de la memoria. Así se desprende de un reciente estudio realizado sobre 2716 personas mayores de 60 años. Los investigadores midieron la puntuación TAC de la dieta de los participantes, los dividieron en cuartos de mayor a menor puntuación TAC y los sometieron a una serie de pruebas de memoria. Los que se encontraban en el cuarto más alto, es decir, quienes comían los alimentos más ricos en antioxidantes, reducían a la mitad el riesgo de disminución de su memoria. Cuanto mayor es la puntuación CAT, mejor funciona la memoria[122].

Dieta arcoíris mediterránea: por qué debemos comer cinco o más raciones de frutas y verduras al día

¿Qué debéis comer y beber para preservar vuestra memoria y proteger el cerebro? Lo mejor es seguir una dieta mediterránea, con «todos los colores del arcoíris». Una dieta mediterránea contiene más pescado, menos carne y lácteos, más aceite de oliva, fruta y verdura, incluidos tomates y legumbres (alubias y lentejas), y cereales integrales que una dieta occidental estándar. Una buena noticia: también incluye pequeñas cantidades de vino tinto. Existen variaciones de este tipo de dieta, conocidas como dieta MIND o dieta DASH, pero los componentes básicos son los mismos y, a medida que los investigadores estudian sus componentes, aprendemos qué comer y beber, y en qué cantidad, para mantener la mente despierta y el cerebro joven.

El truco está en empezar a pensar en los colores de lo que estáis comiendo y gravitar, lentamente, hacia los colores fuertes:

- *Rojo:* los tomates son especialmente buenos para vosotros. Comprad siempre sandías con pepitas. Triturad la pulpa en una batidora; agregad, si queréis, un poco de hielo. La cáscara negra de las semillas se hunde en el fondo y la pulpa de las semillas, llena de nutrientes esenciales, pasa a formar parte de esta bebida refrescante que os hará la boca agua. Ideal para desintoxicarse.

Los pimientos rojos, amarillos, verdes y naranjas son todos ricos en vitamina C. Las fresas son una fruta baja en CG y, por ende, son especialmente buenas para nuestros objetivos. Según un estudio de la Universidad Rush de Chicago, su consumo reduce en una cuarta parte el riesgo de padecer alzhéimer. Tienen un alto contenido en vitamina C y flavonoides, lo cual también reduce el riesgo en un tercio[123].

- *Naranja:* los naranjas más importantes de nuestro arcoíris incluyen la calabaza, el boniato y las zanahorias, pero aseguraos de comprarlos ecológicos. Las zanahorias translúcidas producidas en masa son insípidas y tienen un mayor contenido de agua, es decir, menos zanahoria real.

- *Amarillo:* la mostaza y la cúrcuma, por ejemplo, son amarillos fuertes. La mostaza de Dijon es estupenda y no contiene azúcar. Pero, si disfrutáis de una buena mostaza inglesa a la antigua, adelante. Tomad una cucharadita cada dos días. Aseguraos también de incluir algo de cúrcuma en vuestras frituras al vapor, curris y sopas.

- *Verde:* los alimentos de color verde siempre son buenos para vosotros, desde las espinacas, la col rizada y las coles de Bruselas hasta el brócoli, el brócoli de tallo blando, el berro, la rúcula, los espárragos, la alcachofa, las judías verdes, los guisantes, el colirrábano y la coliflor (aunque esta última no sea verde en realidad).

- *Azul, índigo, violeta:* todo lo que sea morado, magenta o azul os será de vital ayuda. Desde la remolacha (cruda, rallada en ensaladas) hasta los arándanos y las moras.

Poder polifenólico

Algunos de los alimentos recién mencionados son especialmente ricos en polifenoles, un grupo de moléculas beneficiosas para la salud que engloba también los flavonoides, a veces llamados flavanoles. Los alimentos azules, como los arándanos, contienen unos polifenoles particulares llamados antocianinas. El té, el cacao del chocolate, el vino tinto, las cebollas rojas, las aceitunas y todas las bayas azuladas son fuentes ricas en polifenoles. Muchos de estos alimentos ricos en polifenoles actúan como antioxidantes, pero eso no es todo. También se encargan de mejorar la circulación cerebral, reducir la presión sanguínea y amortiguar la inflamación que subyace a tantas enfermedades, desde la depresión hasta la demencia. Una vez más, el principio es el ya mencionado: lo que es bueno para el corazón es bueno para el cerebro.

Uno de los primeros estudios que señaló los beneficios de los polifenoles fue realizado en Noruega, hace más de una década, por Eha Nurk, Helga Refsum y sus colegas[124, 125]. Entonces los investigadores analizaron una serie de alimentos y bebidas:

- *Té:* cuanto más bebáis, mejor. El beneficio del té se ha confirmado más recientemente en un estudio realizado en Singapur, en el que se comprobó, además, que el té verde era ligeramente mejor que el té negro[126]. No obstante, otro estudio del Biobanco del Reino Unido observó que el consumo de té y café se asociaba a un empeoramiento de la cognición, similar a aquel de quienes sufren de abstinencia[127].

- *Chocolate:* los beneficios alcanzan su punto álgido a partir de los 10 g, lo que equivale, aproximadamente, a unas tres piezas. Por otro lado, el chocolate negro, con un 70 % de cacao o más, parece ser el mejor, al no contar con tanto azúcar, un factor decisivo para el deterioro cognitivo. Si el chocolate contiene un 80 % de cacao, eso significa que casi un 20 % será azúcar. Estudios más recientes se preguntaron qué sucede cuando las personas consumen cacao, una fuente rica en flavanoles, y descubrieron que su cognición parece mejorar, posiblemente gracias a una mejor circulación sanguínea[128]. Datos similares quedaron confirmados con el experimento COSMOS, en el que participaron más de 20.000 personas durante cinco años, a las que les administró un suplemento de extracto de cacao rico en flavanoles frente a un placebo[129]. Sorprendentemente, la reducción del riesgo cardiovascular fue incluso mayor que la de una dieta mediterránea.

- *Vino:* reduce el riesgo de deterioro cognitivo con una ingesta de hasta 125 ml al día, lo que equivale a un vaso pequeño. Un minucioso estudio publicado en la *British Medical Journal* en 2018, en el que se hizo un seguimiento de más de 9000 personas a lo largo de 23 años, demostró que tanto la abstinencia como beber más de 14 unidades de alcohol a la semana, lo que equivale a una copa mediana de vino (2,3 unidades) cada día, aumenta el riesgo de deterioro cognitivo[130]. Resultados similares se obtuvieron en otros estudios que demuestran que una copa pequeña de vino al día disminuye, en cambio, el riesgo de enfermedad cardiovascular. Es probable que el vino tinto, rico en resveratrol, sea el más beneficioso. Una copa pequeña es buena para vuestra salud. Una medida más grande y el vino se convierte en una peligrosa neurotoxina.

Cada uno de los alimentos y las bebidas recién mencionados es rico en un polifenol llamado epicatequina. Jeremy Spencer, asesor científico de Food for the Brain y catedrático de Bioquímica Nutricional y Medicina de la Universidad de Reading, que se especializa en el estudio de los polifenoles, ha demostrado que estas plantas ricas en polifenoles mejoran el flujo sanguíneo en regiones específicas del cerebro que rigen la atención, la toma de decisiones, el control de los impulsos y las emociones, y, por consiguiente, mejoran la función «ejecutiva» en general[131]. Permitidme agregar algo más: el nivel de flavanoles que tenéis en el torrente sanguíneo es capaz de predecir vuestra memoria. En el estudio COSMOS, el mayor impacto del aumento de los flavanoles se observó en las personas que se encontraban en el tercio inferior de la ingesta dietética, con mejoras específicas en aspectos de la memoria relacionados con el hipocampo, la zona central del cerebro que acabará degenerándose en los pacientes con alzhéimer[132].

Las mejores frutas y verduras para el cerebro

¿Qué verduras concentran la mayor cantidad de polifenoles y antioxidantes y, además, no contienen apenas azúcar o son bajas en CG?

A continuación, hallaréis las doce frutas y verduras mejor valoradas. NO toméis esta lista como algo definitivo, sino más bien como una guía, ya que, cada día, nuevas investigaciones revelan el asombroso poder curativo de las frutas y verduras. Estos son, entonces, los alimentos que querréis comer en abundancia:

	CG más bajo	Antioxidante	Polifenol
Aceitunas	★ ★ ★	★ ★ ★	★ ★ ★
Arándanos	★ ★ ★	★ ★ ★	★ ★ ★
Col rizada	★ ★ ★	★ ★	★ ★ ★
Grosellas negras	★ ★	★ ★ ★	★ ★
Fresas	★ ★ ★	★ ★ ★	★ ★
Brócoli	★ ★ ★	★ ★	★ ★ ★
Alcachofas	★ ★ ★	★ ★	★ ★ ★
Col (roja)	★ ★ ★	★ ★ ★	★ ★
Espárragos	★ ★ ★	★ ★	★ ★
Cebollas (rojas)	★ ★	★	★ ★ ★
Aguacate	★ ★ ★	★ ★	★ ★
Manzanas	★ ★	★ ★	★ ★
Remolacha	★	★	★ ★ ★
Cerezas	★ ★	★ ★	★ ★

La ingesta óptima para proteger el cerebro es de cinco a seis raciones de fruta y verdura al día. Pensad en una comida principal: medio plato cuenta como dos raciones. Un puñado de bayas cuenta como una. Así pues, si la mitad de vuestro plato en dos de vuestras comidas principales son verduras e incluís, por ejemplo, unas bayas con el desayuno y otra pieza de fruta fresca o quizá unas cabezas de brócoli o unos tallos tiernos o unas zanahorias mojadas en humus como tentempié, o medio aguacate con un poco de aceite de oliva rico en polifenoles, habréis alcanzado entonces las seis raciones.

El primer paso consiste en consumir alimentos «integrales», sobre todo vegetales frescos, haciendo hincapié en los mencionados anteriormente. Algunos nutrientes, como la vitamina C, necesitan una ingesta óptima que no siempre se consigue con el consumo de alimentos integrales, por lo que merece la pena tomar suplementos. Mi consejo es que toméis entre 500 y 1000 mg de vitamina C dos veces al día y también una fórmula antioxidante o un multivitamínico rico en antioxidantes que contenga vitaminas A, C, E, ácido lipoico, glutatión o NAC, resveratrol y CoQ10. (Véase en la página 391 el programa de suplementos recomendado para un rendimiento cerebral óptimo).

La mejor manera de saber si estáis esforzándoos lo suficiente es medir vuestro índice de glutatión con un pinchazo. Esto forma parte del análisis de sangre exclusivo que utilizamos en Food for the Brain, llamado DRIfT (véase la sección «Recursos»). En realidad, mide la proporción entre el nivel de glutatión disponible para su uso en las células y el glutatión «ya usado» u oxidado. Si coméis los alimentos adecuados, vuestro índice de glutatión aumentará, pero, si adquirís el hábito de fumar, por ejemplo, disminuirá.

En resumen, hemos aprendido lo siguiente:

- El tabaquismo y la contaminación, que aumentan la exposición a los agentes oxidantes, también incrementan el riesgo de deterioro cognitivo. Los fumadores necesitan más vitamina C para contrarrestarlo: al menos 1000 mg al día. Lo mejor es, sin embargo, dejar de fumar.
- Las vitaminas A, C, E, el ácido lipoide, el glutatión, la coenzima Q10 y el resveratrol protegen el cerebro y suelen combinarse en suplementos antioxidantes.
- Los mejores alimentos y bebidas para obtener antioxidantes y poder polifenólico son estos: aceitunas, arándanos, col rizada, grosellas negras, fresas, brócoli, alcachofas, col (roja), espárragos, cebollas (rojas), aguacate, manzanas, remolacha, cerezas,

té (preferentemente verde), chocolate negro bajo en azúcar, cacao (hasta 10 g al día, lo que equivale a tres trozos de chocolate negro), un vaso pequeño de vino tinto (125 ml; una medida mayor aumenta bastante el riesgo de deterioro cognitivo).

- Podéis analizar vuestro índice de glutatión para saber si estáis aprovechando al máximo vuestros antioxidantes (véase la sección «Recursos»).

El intestino es nuestro segundo cerebro

Entonces, ¿cuál es la barrera entre nuestro cuerpo y el mundo exterior?

Muchos pensaréis que es la piel, pero los alimentos que ingerimos ingresan en nuestro cuerpo a través de la pared intestinal. Esta superficie, con un grosor equivalente al de una hoja de papel y células que se reemplazan en tan solo cuatro días, es una de las zonas más activas de nuestro cuerpo. En el interior de nuestro intestino, que mide 10 metros de largo, está completamente cubierto de unos pliegues llamados vellosidades y cuya superficie equivale a una pista de tenis, acechan 100 billones de bacterias que pesan unos 2 kg y que componen nuestro microbioma, formado por unas 130 especies diferentes.

Cada vez se reconocen más la importancia de la salud intestinal y el equilibrio de las bacterias y otros microbios que componen el microbioma para la memoria, el aprendizaje, la ansiedad, el estrés, el crecimiento del cerebro y la posible protección contra los trastornos neurodegenerativos y la demencia.

La superautopista intestino-microbioma-cerebro

En vez de pensar en el cuerpo y el cerebro como algo independiente de los microbios que viven en nuestro interior, parece que existe una relación mucho más simbiótica entre ellos. Imaginad una superautopista que une nuestro intestino y nuestro cerebro, denominada eje intestino-microbioma-cerebro, y que supone uno de los campos de investigación más apasionantes actualmente: ¡con treinta nuevos estudios publicados cada día!

Existen millones de conexiones nerviosas entre el cerebro y el intestino, pero la autopista principal tan solo está compuesta por el nervio vago, el más largo del cuerpo, que recorre desde el cerebro hasta el intestino. La famosa sensación de «mariposas en el estómago» ejemplifica el diálogo entre el cerebro y el intestino.

El intestino y el cerebro están conectados mediante muchas otras vías nerviosas que también se comunican entre sí con neurotransmisores y otras sustancias químicas. Si ciertos componentes indeseables de los alimentos, como las gliadinas del trigo, atraviesan la barrera intestinal y llegan al cerebro, pueden causar niebla cerebral, depresión y enfermedades mentales más graves.

A menudo, el sistema inmunitario del intestino aprende a atacar el alimento que causa daño, creando una sensibilidad alimentaria. Me gusta llamar a este fenómeno «alergia cerebral», cuando afecta al cerebro y a cómo pensamos y sentimos. Este tipo de reacciones aumentan la inflamación sistémica, vinculada a la mayoría de los trastornos mentales, desde la depresión hasta la demencia.

El profesor adjunto David Vazour, de la Facultad de Medicina de Norwich, en la Universidad de East Anglia, es la persona a la que recurro para conocer las últimas novedades científicas. Por supuesto, forma parte del equipo científico de Food for the Brain.

«Actualmente —afirma—, el foco de atención se sitúa en la posibilidad de que la microbiota sea el objetivo de estrategias nutricionales y terapéuticas para mejorar la salud y el bienestar del cerebro. Sin embargo, aunque en la actualidad se desarrollan estrategias dirigidas a la microbiota intestinal destinadas a influir en la salud y la función cerebrales con distintos niveles de éxito, todavía se sabe muy poco sobre los factores desencadenantes y los mecanismos subyacentes a la influencia aparente de la microbiota intestinal en la función cognitiva o cerebral».

¿Cómo afecta la salud intestinal al cerebro?

Gran parte de la expectativa que suscita este campo se debe a ciertos estudios sobre bacterias específicas que parecen contribuir a mejorar la memoria, el aprendizaje, la resistencia al estrés y el estado de ánimo, e incluso influir en cómo se desarrolla y degenera nuestro cerebro, lo que puede dar lugar a trastornos neurodegenerativos, como la demencia[133].

«Pero las grandes preguntas —dice el Dr. Vazour— son: ¿cómo influye la microbiota intestinal en el desarrollo y el funcionamiento del cerebro? ¿Los trastornos cerebrales pueden depender de la salud de nuestra microbiota intestinal? ¿Qué papel desempeña la dieta y cuál es su alcance a la hora de influir en el eje intestino-microbioma-cerebro? ¿Qué alimentos debemos consumir? ¿Qué papel tienen los suplementos probióticos de cepas específicas de bacterias en nuestro nivel de estrés, estado de ánimo y memoria?».

Por prometedor que resulte este campo, sin duda, hay más preguntas que respuestas.

La calle de doble sentido entre nuestra dieta, la salud intestinal y el cerebro

Nuestra dieta determina en gran medida la composición de nuestro microbioma intestinal, que, por supuesto, también influye en el tiempo que tardan los alimentos en atravesar el intestino, lo que, a su vez, depende en gran medida de su contenido en fibra. La fibra también ralentiza la liberación de los azúcares de los alimentos, sustancia que las bacterias utilizan para nutrirse y multiplicarse.

Lo mejor de todo son las fibras solubles que se encuentran en la avena, la chía y las semillas de lino, así como en las verduras crudas o cocidas al vapor. Este tipo de fibra absorbe más agua y hace que el contenido intestinal sea más ligero y voluminoso y, por ende, más fácil de expulsar. Las fibras insolubles, como el salvado de trigo, absorben menos agua, lo que reduce su eficacia contra el estreñimiento.

En cualquier caso, lo importante es que solo las fibras solubles pueden ser fermentadas por bacterias capaces de producir ácidos grasos de cadena corta (AGCC), como el ácido butírico, que ayuda a mantener intacta y sana la pared intestinal[134].

Por eso, muchos de los alimentos «probióticos» que alimentan y aumentan el número de bacterias intestinales sanas son ricos en fibra. Entre ellos se encuentran el tupinambo, el ajo, el puerro, la cebolla, los espárragos, la cebada y la avena. Los suplementos de vitamina C también ayudan a cultivar un microbioma intestinal más sano, fomentando dos de las bacterias más importantes para la salud: los lactobacilos y las bifidobacterias[135].

Ya hemos visto cómo los ácidos grasos de cadena media (TCM) alimentan el cerebro y cómo una dieta cetogénica puede ayudar a la salud mental. Un estudio reciente sugiere también que una dieta cetogénica rica en grasas afecta positivamente al microbioma intestinal, favoreciendo la producción de ácido butírico y otras grasas intestinales saludables, y reduciendo los marcadores amiloides asociados con el deterioro cognitivo[136]. Estos ácidos grasos producidos por las bacterias ayudan tanto a la integridad de la pared intestinal como a la salud mental y la barrera hematoencefálica. Por eso, una dieta cetogénica podría ayudar, por ejemplo, a reducir los ataques en personas con epilepsia[137].

Las bacterias intestinales actúan como filtros del cerebro, impidiendo que entren en él partículas no deseadas procedentes del intestino. Una barrera permeable entre el intestino, la sangre y el cerebro es característica de los enfermos de alzhéimer y se considera parte del problema[138]. Asimismo, se ha descrito en muchos niños con trastornos del espectro autista[139].

¿Fugas en el intestino?

El aumento de la permeabilidad intestinal, también llamado síndrome de intestino permeable, ha acaparado la atención de la comunidad médica. Los médicos pueden realizaros una prueba para medir la zonulina, una familia de proteínas que regula la barrera entre las células intestinales del tubo digestivo, lo que la erige como un marcador de la permeabilidad gastrointestinal tanto en el suero sanguíneo como en las heces (véase la sección «Recursos»).

Beber demasiado alcohol o comer demasiado trigo hace que el intestino sea más permeable. Los alimentos sin gluten tienen mucho atractivo precisamente porque cada vez más personas se sienten mejor sin él. Lo que llamamos gluten es, en realidad, un grupo de proteínas llamadas gliadinas. Las gliadinas promueven en el intestino la producción de zonulina, una proteína que abre una unión entre las células y permite el paso de proteínas incompletamente digeridas (como la propia gliadina)[140], lo que favorece las intolerancias alimentarias.

Ahora bien, la intolerancia a la gliadina está estrechamente relacionada con las enfermedades mentales. Quienes sufren de esquizofrenia presentan niveles mucho más altos de anticuerpos contra la gliadina que el resto de las personas[141], lo que indica que su sistema inmunitario está diseñado para atacarla apenas la detecte en el torrente sanguíneo o en el cerebro.

Una versión extrema de la sensibilidad a la gliadina es la enfermedad celíaca, que puede diagnosticarse fácilmente con un kit de pruebas caseras (véase la sección «Recursos»). La celiaquía afecta a una persona de cada 100[142], pero es mucho más frecuente en aquellas con problemas de salud mental, como depresión o esquizofrenia. Aproximadamente una de cada 30 personas con problemas intestinales es celíaca. Otros síntomas incluyen la niebla cerebral y las migrañas. Las personas celíacas tienen un mayor riesgo de contraer demencia[143], pero los no celíacos que comen sin gluten no presentan, sin embargo, un riesgo menor[144].

Podéis ser sensibles al trigo sin ser celíacos. Es una de las primeras cosas que compruebo en cualquier persona con problemas de salud mental.

Permitidme contaros sobre Liz, una clienta mía:

A Liz le diagnosticaron esquizofrenia en la adolescencia. Al cambiar su dieta y tomar suplementos, la enfermedad remitió, volvió al colegio, ingresó a la universidad, consiguió un buen trabajo y se casó.

La volví a ver tres años después. Entonces, me dijo: «He estado bien, pero perdí la cabeza durante un par de días. Comí una ensalada en una fiesta y los síntomas reaparecieron. Resultó que el aliño de la ensalada contenía almidón de trigo».

Sí, así de sensible era.

Según la investigación pionera del difunto Robert Cade, profesor de Medicina y Fisiología de la Universidad de Florida, el subproducto de la gliadina, la gliadorfina, que es muy similar a los opiáceos, se encontraba en grandes cantidades en el 48 % de los esquizofrénicos, lo que indicaba una fuerte sensibilidad a la gliadina, mientras que el 86 % registraba mayores niveles de anticuerpos frente al gluten y el 93 % frente a la proteína láctea caseína, también indicio de sensibilidad[145]. Cade fue quizá el primero en recomendar una dieta sin gluten ni caseína para los autistas, algo que, sin duda, ha ayudado a muchos, pero no a todos (más información sobre el autismo en el capítulo 24).

Limitar el trigo o los lácteos y aumentar la ingesta de alimentos antioxidantes y antiinflamatorios, es decir, más fruta fresca, verdura, hierbas, especias y marisco rico en omega-3, y alimentos vegetales, como las nueces, la chía o las semillas de lino, puede ser beneficioso tanto para el microbioma como para el cerebro. Para algunos, es necesario evitar por completo el gluten o los lácteos. El consumo de alimentos fermentados, como el chucrut, el kimchi, el yogur vivo, el kéfir, la kombucha, los encurtidos fermentados y algunos quesos blandos no pasteurizados, no solo es bueno para el microbioma, sino que también debería serlo para el cerebro. La bebida fermentada kéfir, por ejemplo, es antiinflamatoria y antioxidante y ayuda a controlar el azúcar en sangre[146].

El sistema inmunitario comienza en el intestino

Hay más células inmunitarias en el intestino que en todo el resto del cuerpo. El intestino es, después de todo, como ya hemos dicho, nuestra «piel interior», la barrera entre el mundo exterior y el interior. El sistema inmunitario funciona como un celoso guardián que controla todo lo que comemos. Cuando el sistema inmunitario no funciona correctamente, se produce una inflamación crónica de bajo grado: consecuencia inevitable de un intestino permeable.

La inflamación de bajo grado está presente en la mayoría de las afecciones neurológicas, como el alzhéimer y el deterioro cognitivo[147], el trastorno del espectro autista, la depresión, la epilepsia, la enfermedad de Parkinson y las enfermedades cerebrovasculares, incluidas las embolias y los ACV[148]. Existe un marcador sanguíneo llamado proteína C reactiva (PCR) que, al aumentar, confirma la presencia de inflamación. Vuestro médico de confianza puede medirla fácilmente. Cuanto mayor sea vuestro nivel, mayor será el riesgo de deterioro cognitivo. Casi todas las recomendaciones para mejorar la salud cerebral tienen como objetivo reducir la inflamación, un mecanismo que desvía la salud mental en la dirección equivocada. Una vez que el organismo está inflamado, es probable que desarrolle intolerancias a los alimentos…, siempre y cuando no hayan sido la causa de la inflamación y del intestino permeable en primer lugar.

¿Pueden los alimentos provocar niebla cerebral, bajo estado de ánimo y letargo?

¿Os habéis preguntado alguna vez si lo que coméis tiene algo que ver con vuestro estado de ánimo, niveles de energía y capacidad de concentración? ¿Alguna vez habéis experimentado «niebla cerebral» o cansancio? ¿Os habéis preguntado de dónde proviene vuestra ansiedad o decaimiento, cuando los demás parecen arreglárselas bien? ¿Habéis pensado alguna vez que podríais tener una intolerancia alimentaria?

Los alimentos y su capacidad para desencadenar problemas de salud mental se conocen desde hace mucho tiempo. Ya en 1980, el Dr. Joseph Egger escribía en *The Lancet*: «Los resultados mostraron que las alergias, y no los placebos, eran capaces de producir los siguientes síntomas: depresión grave, nerviosismo, sensación de ira sin motivo concreto, pérdida de motivación y ceguera mental grave»[149]. Sin embargo, se desconocía por qué ciertos alimentos podían producir cambios de humor y niebla cerebral en determinadas personas.

Investigadores de EE. UU.[150], China[151], Polonia[152] y Reino Unido[153] han descubierto por qué, y todo tiene que ver con la «intolerancia alimentaria», exclusiva de cada individuo. Mientras que las alergias clásicas hacen que el organismo produzca anticuerpos IgE que atacan al alérgeno causante, la depresión, la niebla cerebral e incluso la esquizofrenia, según una investigación de la Facultad de Medicina de la Universidad Johns Hopkins (EE. UU.), pueden manifestarse cuando el sistema inmunitario de una persona produce un tipo distinto de anticuerpo, IgG, que ataca a los alimentos agresores.

Stephanie, Wanita y Nicola formaron parte de una investigación que contó con la participación de miles de personas a las que se administró una prueba de intolerancia alimentaria IgG mediante un kit de prueba casero proporcionado por el laboratorio YorkTest. A continuación, las personas que habían dado positivo en la prueba evitaron los alimentos «reactivos»:

Stephanie, abogada de 28 años, afirmó: «Al cabo de una semana, la niebla cerebral y el cansancio habían mejorado considerablemente y, pasado un tiempo, todos mis síntomas habían desaparecido».

Wanita, de 41 años y entonces de baja laboral, se sintió completamente aliviada de la ansiedad y la fatiga, y pudo volver al trabajo. Su médico le había recetado antidepresivos.

Nicola, de 51 años, se sentía constantemente cansada y aletargada, con niebla cerebral e incapacidad para concentrarse. «Si no comía con regularidad, me sentía peor, así que no paraba de picar. Ahora sé que comía los alimentos equivocados, lo que no me ayudaba». Ahora: «Me siento mucho mejor y tengo mucha más energía. Lo mejor es no tener niebla cerebral».

El denominador común era la existencia de intolerancias alimentarias específicas, es decir, reacciones del intestino y del sistema inmunitario que provocaban un tipo de inflamación y reactividad que puede causar problemas intestinales, como el síndrome del intestino irritable, dolor e hinchazón, pero también problemas psicológicos, como niebla cerebral, ansiedad y depresión.

La directora científica de YorkTest, la Dra. Gill Hart, es una de las mayores expertas en intolerancia alimentaria. YorkTest fue pionera en la realización de pruebas de IgG alimentaria y, en colaboración con científicos de la Universidad de York, desarrolló nuestra primera prueba de intolerancia alimentaria en 1998. Desde entonces, YorkTest ha realizado más de medio millón de pruebas. Dichas pruebas han demostrado su precisión y eficacia, y poseen una reproducibilidad de >98 %. En el caso de las personas con alta reactividad a los alimentos IgG, el patrón de alimentos desencadenantes es único para cada individuo. Las pruebas proporcionan información valiosa y, junto con el asesoramiento nutricional que se ofrece como parte del estudio, los pacientes reciben en todo momento ayuda para hacer los cambios necesarios en su dieta. La buena noticia es que las intolerancias alimentarias no son necesariamente permanentes y quienes se someten a la prueba y cambian su dieta han notificado mejoras en un periodo de tiempo relativamente corto.

A diferencia de las alergias IgE convencionales, que pueden durar toda la vida, los anticuerpos IgG «mueren», por lo que, en teoría, si se evita el alimento durante al menos tres meses, es posible reintroducirlo sin que se produzcan reacciones. Ahora bien, conviene hacerlo de forma sistemática, porque algunas personas siguen sufriendo reacciones.

Nueve de cada diez personas que se someten a la prueba y evitan los alimentos perjudiciales afirman haber mejorado su estado de ánimo, la niebla mental y el letargo[154]. La siguiente tabla muestra el porcentaje de beneficios autodeclarados para una variedad de síntomas relacionados con la salud mental, a partir de una encuesta realizada a más de 3000 personas, como parte de la investigación de YorkTest (véase la sección «Recursos» para más detalles sobre las pruebas de intolerancia alimentaria).

Síntomas (3026 sujetos)	Beneficio por ciento	Poco o ningún beneficio por ciento
Ansiedad (40)	77,5	22,5
Autismo (1)	100,0	0,0
Mal humor (15)	93,3	6,7
Problemas de comportamiento (3)	100,0	0,0
Fatiga (436)	86,9	13,1
Hiperactividad (3)	100,0	0,0
Insomnio (12)	83,3	16,7
Niebla mental (24)	87,5	12,5
Náuseas (61)	90,2	9,8
Ataques de pánico (15)	100,0	0,0
Tensión (9)	66,7	33,3

Datos no publicados, reproducidos con permiso del estudio publicado como G. Hardman y G. Hart, «Dietary advice based on food-specific IgG results», *Nutrition and Food Science*, 37 (2007), 16-23.

Los neurotransmisores se fabrican en el intestino

Antes hemos aprendido sobre los neurotransmisores, los mensajeros químicos del cerebro, como la dopamina, que es la clave del ya mencionado «sistema de recompensa», vinculado a la adicción y que es el precursor de la adrenalina; la serotonina, a menudo llamada la hormona de la felicidad; y el GABA, que desactiva la respuesta suprarrenal a la hormona del estrés. Estos neurotransmisores se producen tanto en el intestino como en el cerebro.

El GABA, por ejemplo, lo producen algunos *Lactobacilli*[155] y cepas específicas de *Bifidobacterium*[156]. La deficiencia de GABA está asociada a problemas de salud mental, como la esquizofrenia, la depresión e incluso la ansiedad asociada al autismo[157]. El aumento de los niveles de GABA es fundamental para reducir la ansiedad.

La serotonina interviene en el estado de ánimo, la cognición y el sueño, así como en el control del apetito[158]. Se calcula que el 90 % de la serotonina del cuerpo se produce en el tracto digestivo[159]. Podría pensarse que esto es bueno, pero lo que se quiere es más serotonina en el cerebro y menos en el intestino. Demasiada serotonina en el intestino puede incluso favorecer la inflamación. Por eso, algunas personas sufren molestias intestinales cuando toman suplementos de 5-HTP (5-hidroxitriptófano), el precursor de la serotonina que mejora el estado de ánimo.

Tener buenos niveles de vitamina D, elemento vital para la optimización de vuestro cerebro, ayuda a optimizar los niveles de serotonina cerebral. La razón es que una enzima vital llamada TPH, que convierte el aminoácido triptófano en serotonina, se activa en el cerebro y se desactiva selectivamente en el intestino gracias a la vitamina D[160]. Así, con suficiente vitamina D, obtendréis niveles cerebrales más altos de serotonina, lo que promueve el buen humor, y niveles más bajos de serotonina en el intestino, lo que protege contra la inflamación intestinal.

El microbioma intestinal y los primeros años de vida

Una de las áreas más intrigantes de la investigación sobre el microbioma es la influencia de la microbiota intestinal en la salud cerebral. Dado que los estudios en humanos necesitan mucho más tiempo, gran parte de la investigación se realiza en criaturas de vida más corta, como los ratones.

Para este libro, consulté a David Vazour sobre esta frontera de la investigación:

«La microbiota intestinal es el cuarto factor clave en la configuración de la salud y la enfermedad cerebrales en los primeros años de vida, junto con el entorno prenatal y posnatal y la genética, tal y como indica un estudio[161]. El reto científico consiste en encontrar formas de alterar y ajustar la microbiota en beneficio de la salud y el bienestar cerebrales.

»Muchos científicos creen ahora en la estrecha relación entre la diversidad microbiana y el mantenimiento de un cerebro saludable con el paso del tiempo. Estudios realizados con ratones han demostrado que el trasplante de microbiota fecal de ratones jóvenes a ratones viejos puede corregir los defectos relacionados con la edad en la función inmunitaria y en funciones clave del sistema nervioso central y el cerebro[162]. Estos y otros hallazgos ponen de manifiesto la importancia del eje intestino-microbioma-cerebro durante el envejecimiento y plantean la posibilidad de que una microbiota "joven" pueda mantener o revitalizar las funciones cognitivas en los últimos años de la vida[163]. En animales, por ejemplo, ya logramos revertir rasgos característicos del envejecimiento intestinal, ocular y cerebral mediante trasplantes fecales de microbiota joven[164].

»Dado que las investigaciones en el campo de la neurología sugieren que la microbiota también desempeña un papel en las enfermedades neurodegenerativas, esto respalda la hipótesis de que el envejecimiento de la microbiota intestinal podría estar relacionado con la disfunción inmunitaria y neuronal presente en la enfermedad de Alzheimer».

¿Qué es exactamente un microbioma sano?

Pese a los grandes avances realizados en este campo, la disciplina está todavía en pañales. Aún se desconoce cuál es la definición de un microbioma intestinal «sano», es decir, cuáles deben ser sus características y su función. En general, los estudios han descubierto que una menor diversidad de especies bacterianas se asocia a un mayor riesgo de trastornos de salud[165]. Hasta ahora, poco se sabe sobre cómo cambia la microbiota con el tiempo y su posible relación con la aparición inminente de enfermedades. Datos recientes de más de 9000 adultos de diferentes edades muestran que, a medida que las personas envejecen, el microbioma intestinal se vuelve cada vez más único y diferente del de los demás, aproximadamente a partir de la edad adulta media o tardía.

Entonces, ¿son los suplementos probióticos necesarios a diario?

Varios estudios e investigaciones han analizado los efectos de los suplementos probióticos (es decir, bacterias benignas vivas) y prebióticos (es decir, nutrientes que alimentan a las bacterias), e incluso de alimentos fermentados, sobre los síntomas de la depresión, la ansiedad y el estado de ánimo, al igual que sobre la cognición. La mayoría de los estudios llegaron a la conclusión de que las intervenciones o los suplementos dietéticos tenían algunos efectos positivos sobre los síntomas de la depresión y la ansiedad[166], aunque en uno de los estudios los efectos solo se observaron en personas con ansiedad y depresión leve a moderada[167]. En otro, los efectos no fueron significativos, pero apuntaban en la dirección correcta[168]. En resumen, no es posible concluir que un suplemento probiótico diario sea esencial para la salud cerebral de todas las personas, pero puede serlo para las que padecen depresión (véase el capítulo 17). Existen muchos estudios en curso.

Mi opinión es que puede ser beneficioso, y desde luego no perjudicial, tomar a diario un suplemento probiótico en forma de polvo o bebida que contenga, al menos, algunas de las cepas de *Lactobacillus* y *Bifidobacteria*. Además, si tenéis una infección intestinal o tomáis antibióticos, es esencial reponer vuestro microbioma con un suplemento de probióticos durante varias semanas.

Cuando una persona es intolerante a ciertos alimentos, lo ideal es realizar una prueba de IgG fiable (véase la sección «Recursos») y, mientras tanto, tomar probióticos, glutamina (un aminoácido que promueve la integridad de la pared intestinal y ayuda a reparar un intestino permeable) y enzimas digestivas (véase la sección

«Recursos») durante un mes, además de evitar los alimentos que hayan provocado la intolerancia.

La dieta óptima para vuestro eje intestino-microbioma-cerebro

El consumo de alimentos integrales ricos en fibra y fibras solubles, como la avena y las tortas de avena, las judías, los frutos secos, las semillas, las frutas y verduras enteras, es beneficioso para el intestino. También es recomendable consumir alimentos prebióticos, como el tupinambo, el ajo, los puerros, las cebollas, los espárragos, la cebada y la avena, así como alimentos fermentados, como el chucrut, el kimchi, el yogur vivo, el kéfir, la kombucha, los encurtidos fermentados y algunos quesos blandos no pasteurizados. Dado que la integridad de la barrera intestinal se ve afectada negativamente por el alcohol[169] y la gliadina del trigo[170], y también por la falta de antioxidantes y grasas omega-3 antiinflamatorias, recomiendo beber menos alcohol, comer menos trigo y asegurar una ingesta adecuada de alimentos ricos en omega-3 y antioxidantes. Tampoco está de más tomar suplementos de vitamina C.

Si sospecháis que podéis tener una intolerancia alimentaria, os será de ayuda haceros una prueba de IgG. Si tenéis problemas intestinales importantes, es recomendable descartar la enfermedad celíaca mediante una prueba celíaca. Si optáis por tomar probióticos, aseguraos de que incluyan las familias de bacterias *Lactobacillus* y *Bifidobacterium*, y «miles de millones» de organismos viables, que figurarán en la etiqueta del producto.

En resumen, hemos aprendido lo siguiente:

- Nuestro intestino y nuestro cerebro están inextricablemente unidos, principalmente a través del nervio vago.
- Una dieta rica en fibras solubles, especialmente en avena, chía y semillas de lino, es favorable para el intestino.

- Los suplementos de vitamina C favorecen la salud de las bacterias intestinales, al igual que una dieta más cetogénica y el aceite C8.
- El trigo, que contiene gliadina, tiende a hacer más «permeable» la pared intestinal y favorece la intolerancia alimentaria y la celiaquía, que puede inducir problemas de salud mental, desde la depresión hasta la esquizofrenia.
- Alimentos fermentados, como chucrut, kimchi, yogur vivo, kéfir, kombucha, encurtidos fermentados y algunos quesos blandos no pasteurizados, no solo son buenos para nuestro microbioma, sino que también deberían serlo para nuestro cerebro.
- Analizar y eliminar las intolerancias alimentarias ayuda tanto al intestino como al cerebro.
- Los suplementos de vitamina D, probióticos y prebióticos pueden ayudar. No obstante, es demasiado pronto para decir si son necesarios a diario para todos.
- Aumentar el consumo de omega-3, vitamina D, vitamina C y alimentos ricos en antioxidantes, al tiempo que se reducen o eliminan el trigo y el alcohol, es beneficioso para el intestino y probablemente también para el cerebro.

Lo usáis o lo perdéis: la importancia de un estilo de vida activo

Hasta este momento, hemos esquivado una importante pregunta: ¿cuál es el objetivo de optimizar nuestro cerebro? Pues gozar de una salud mental y emocional óptima, sentirnos parte de ese rico tapiz que es la vida, dormir bien y no sufrir estrés, ansiedad ni agobios, ¿verdad?

Muchos de los secretos de la salud cerebral que hemos explorado hasta ahora tienen que ver con la estructura y el funcionamiento del cerebro y la red neuronal. Pero falta una pieza vital del rompecabezas: la utilización; «lo usáis o lo perdéis». El ejercicio y la estimulación que recibe el cerebro gracias a un estilo de vida físico, social e intelectual activo son fundamentales para mantenerlo sano. Es ese flujo de actividad lo que mantiene sano el cerebro, del mismo modo que el cuerpo necesita movimiento y ejercicio. También necesitáis recuperaros a diario, por eso es importante dormir y mantener bajos los niveles de estrés, tema del cual hablaremos en el próximo capítulo.

En la figura de la página siguiente se muestra cómo encajan todas estas variables.

Nuestro experto en el arte de un estilo de vida activo es el profesor adjunto Tommy Wood, de la Universidad de Washington. Su currículo habla por sí solo: ha asesorado a pilotos de Fórmula 1, olímpicos y campeones del mundo sobre cómo maximizar su rendimiento mental y físico. Le pregunté cuál era su principal consejo para mantener el cerebro en forma.

«En pocas palabras —respondió—, lo usáis o lo perdéis». El cerebro es un órgano asombroso, más resistente y adaptable de lo que creemos. Seguro habéis oído decir que los adultos tienen una cantidad fija de células cerebrales. Luego, a medida que envejecemos o cada vez que tomamos un sorbo de vino, perdemos algunas de esas células cerebrales como parte de un proceso imparable hacia la demencia o la enfermedad de Alzheimer. Eso no es necesariamente cierto.

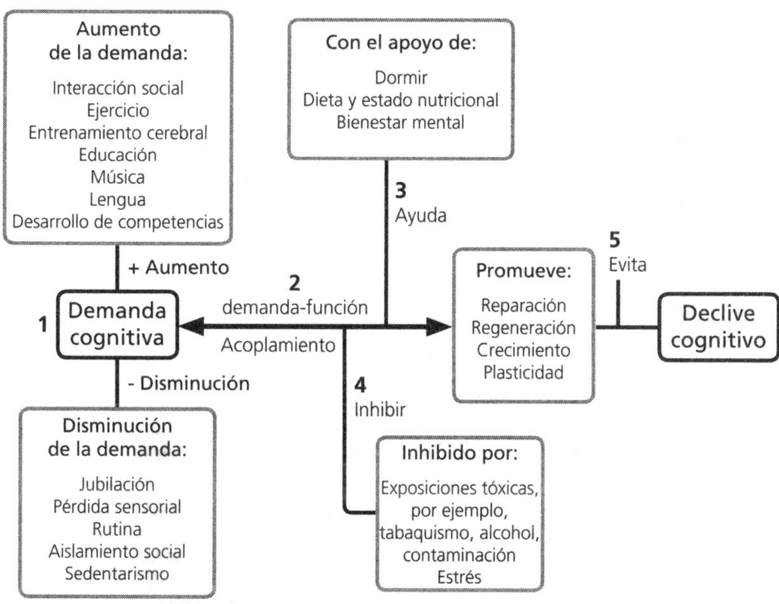

Fig. 22. El modelo de acoplamiento de la demanda; utilizado con permiso del Dr. Tommy Wood y Henry Turkel.

«Me gusta comparar el cerebro con los músculos. Para que nuestros músculos crezcan, necesitamos un estímulo, como levantar pesas en el gimnasio, y luego un periodo de descanso. Lo mismo ocurre con el cerebro: si dejamos de usarlo, se atrofia. Casi todo el mundo lo ha experimentado personalmente y todo indica que nuestro "músculo" cognitivo se comporta de la misma manera».

Un ejemplo clásico es el de los taxistas londinenses en prácticas, que, para conseguir el trabajo, deben conocer al dedillo cada calle de la ciudad. Muchos pasan hasta tres años recorriendo las 25.000 calles de Londres, acumulando decenas de miles de kilómetros, ya sea a pie o en moto. No todos aprueban a la primera. Katherine Woollett, del University College de Londres, decidió estudiar este interesante fenómeno y averiguar si adquirir nuevos conocimientos cambiaba realmente el cerebro midiendo la densidad de la materia gris como indicador del volumen cerebral. Aproximadamente la mitad de su grupo de taxistas en prácticas aprobó a la primera y la otra mitad suspendió. También tenía un grupo de control formado por personas de la misma edad, la mayoría treintañeros, con características demográficas similares y de similar coeficiente intelectual. Como era de esperar, los que aprobaron habían aumentado la densidad de materia gris en el cerebro, concretamente en la zona central del hipocampo, que está más relacionada con la capacidad de recuperación cognitiva[171].

Mantenerse cognitivamente activo

Si hay algo que caracteriza a nuestra sociedad es que se supone que aprendemos todos los días durante la infancia y la adolescencia (en la escuela y en el colegio); luego adquirimos un trabajo que, pasada una fase de formación, puede no requerir mucho más aprendizaje, y luego, alrededor de los 65 años, se supone que nos jubilamos, sin más «necesidad» de trabajar o aprender.

Todos los indicadores que se os ocurran —abandono escolar prematuro, menor nivel educativo[172] o jubilación anticipada[173]— se han asociado a un mayor riesgo de deterioro cognitivo.

Cuando la profesora May Beydoun, de los Institutos Nacionales de Salud de EE. UU., realizó un estudio exhaustivo de los principales factores de riesgo del alzhéimer, atribuyó el 24% del riesgo a la falta de nivel educativo (recordaréis que la falta de omega-3 y alimentos marinos representaba el 22 %; de vitaminas B, también el 22 %; de actividad física, el 32 %, y el tabaquismo, el 31 %)[174]. Así pues, utilizar el cerebro, algo que se refleja en las actividades educativas y físicas, es una parte importante para mantenerlo sano.

Pensad en cómo utilizáis vuestra mente: ¿cuánto tiempo dedicáis a actividades mentales relativamente sin sentido y a estimularos, en lugar de aprender algo? Según Fred Luskin, de la Universidad de Stanford, «una persona tiene, en promedio, entre 12.000 y 60.000 pensamientos al día. De ellos, el 80 % son negativos y el 95 % son exactamente los mismos pensamientos repetitivos».

La televisión puede estimular o adormecer la mente: capta vuestra atención, pero no fomenta la reflexión. La actividad en las redes sociales, como desplazarse por TikTok o Instagram, puede adormecer la mente, mientras que la interacción digital con otras personas puede estimularla. Un criterio sencillo es preguntarse: «¿Estoy aprendiendo algo o utilizando mi mente de algún modo?». Los complejos dramas policiales pueden hacer que vuestra mente se esfuerce en intentar averiguar quién cometió el crimen, mientras que los *realities* solo adormecen vuestra mente.

Posiblemente creáis que todas estas actividades mantienen vuestra mente ocupada, pero lo que realmente queréis es dedicaros a aprender o resolver algo, idealmente sin demasiado estrés. Como veréis en el capítulo siguiente, el estrés prolongado encoge el tamaño del cerebro. Muchas películas están diseñadas para engancharte estimulando una respuesta de estrés, de modo que te mantienen en vilo. Por otro lado, hacer un Wordle o un crucigrama, o jugar al backgammon o al ajedrez, implica concentrarse y pensar sin provocar una respuesta emocional negativa. Los juegos de azar, si bien son atractivos, también aumentan los niveles de respuesta al estrés y conducen a comportamientos adictivos y a la degeneración del cerebro, como hemos visto antes.

Hay muchas aplicaciones para entrenar vuestra mente. Dos de las mejor valoradas son Brain HQ y Lumosity. Brain HQ (brainhq.com) es muy buena porque se adapta a vuestras necesidades: ¿queréis empezar con la memoria, la atención o la velocidad de procesamiento? Se recomienda hacer entre 60 y 90 minutos de entrenamiento a la semana, en tres sesiones de 20 minutos. Lumosity (www.lumosity.com) es otra opción adaptativa que consigue prácticamente la misma mejora de la cognición. Del mismo modo que mejoráis vuestra forma física aumentando la duración o la intensidad del ejercicio, lo mismo ocurre con vuestra mente.

Leer libros o escuchar pódcast también son formas estupendas de estimular la mente, pero depende totalmente de lo que leas o escuches. Una vez más, preguntaos: «¿Estoy aprendiendo algo?». Mejor aún: uníos a un club de lectura, así contaréis con el estímulo social de compartir vuestros puntos de vista, escuchar los de los demás y saber a qué ateneros.

Aprender del fracaso

Tommy Wood anima a la gente a fracasar: «El fracaso constituye una demanda cognitiva protectora —afirma—. Las actividades que proporcionan el mayor estímulo cognitivo implican aprendizaje y desarrollo de habilidades. Eso significa que al principio las cosas se nos darán mal y que de vez en cuando fracasamos antes de mejorar. Y este es el verdadero obstáculo: como adultos, odiamos la sensación de ser malos en algo. Sin embargo, es en esos momentos cuando se produce la magia».

Prosigue así: «Un estudio fascinante examinó durante años el cerebro de los músicos[175]. Los cerebros de los músicos profesionales y aficionados parecen más jóvenes que los de las personas ajenas a la música de la misma edad, pero, más sorprendente aún, los músicos aficionados son los que más beneficios obtienen. Los investigadores sugirieron que tocar música suponía un mayor estímulo cognitivo para los aficionados: era más difícil y carecían de una guía concreta, por lo que obtenían más beneficios. La combinación de hormonas que se libera cuando intentamos, fallamos, repetimos y aprendemos proporciona el entorno ideal para que el cerebro crezca y se adapte».

Él recomienda elegir una actividad que suponga un verdadero reto: «La exigencia cognitiva requiere fracasar, así que elegid algo que se os dé mal al principio. Lo que para vosotros suponga un reto cognitivo es algo personal, pero aprender un nuevo idioma es mejor que hacer sudokus, construir maquetas de aviones es probablemente mejor que leer las noticias y jugar al ajedrez es sin duda mejor que desplazarse por Instagram. A medida que vayáis progresando, añadid retos para seguir estimulando vuestro cerebro».

Dos de las mejores actividades para el cerebro son aprender un nuevo idioma o empezar a tocar un instrumento musical. Dominarlos por completo puede llevar mucho tiempo y exigir un gran esfuerzo mental. Pero cada paso del camino —aprender nuevas palabras, procesar la gramática, aprender acordes y las posiciones de los dedos— ayuda a vuestro cerebro. Aunque solo le dediquéis unos minutos al día, estaréis estableciendo nuevas conexiones cerebrales. Hay muchas aplicaciones para aprender idiomas, como Duolingo, que sirven para manteneros ocupados cognitivamente.

Hablar dos idiomas no solo se asocia a un menor riesgo de deterioro cognitivo, sino que, según un estudio, «los efectos neuroprotectores del bilingüismo a lo largo de la vida actúan tanto contra los procesos neurodegenerativos como regulando la conectividad de las redes cerebrales» [176].

El resultado es un cerebro más conectado y, literalmente, más sano.

Mantenerse físicamente activo

Como se observa en el estudio de los Institutos Nacionales de la Salud mencionado anteriormente, la actividad física es el factor que mejor predice el riesgo de deterioro cognitivo. El cerebro trabaja duro durante el ejercicio, sobre todo si implica movimientos complejos, como aprender a bailar, hacer diferentes movimientos en una clase de yoga o taichí, o correr o caminar sobre superficies irregulares. El cerebro procesa mucha información, activa patrones de movimiento muscular y mantiene el equilibrio. Creedme: queréis un poco de movimiento y equilibrio. Hacer ejercicio en una máquina fija o caminar por un sendero llano, recto y asfaltado no es tan exigente como subir cuestas por un sendero irregular, montar en bicicleta, hacer surf, montar en monopatín o cualquier otra actividad en la que el cuerpo tenga que hacer microajustes para mantener el equilibrio.

Si os enfrentáis a un entorno desafiante, como al caminar por una colina o al aprender algo nuevo, vuestro cerebro no solo está haciendo más ejercicio, sino que también crece de forma positiva y establece nuevas conexiones. Un estudio realizado a personas jubiladas a las que se les asignó caminar a paso ligero durante 40 minutos tres veces por semana mostró un aumento del volumen cerebral de su hipocampo[177]. Otro estudio puso de manifiesto los beneficios de realizar una o dos sesiones de entrenamiento de resistencia o fuerza dos veces por semana[178].

Desarrollar la musculatura, que es lo que hace el entrenamiento de resistencia, puede tener más beneficios que la mera estimulación del ejercicio. Sí, hacer un solo ejercicio de forma repetitiva puede no parecer un reto mental. Sin embargo, de todas las medidas relacionadas con la forma física o la grasa corporal (peso, índice de masa corporal [calculado a partir del peso y la altura], masa grasa o masa muscular), es la masa muscular, o la cantidad de músculo en comparación con la grasa, la que mejor predice tanto el volumen cerebral como el riesgo de deterioro cognitivo en años posteriores. Lo deseable es tener menos grasa y más músculo. Un gran estudio, realizado a partir de los datos del Biobanco del Reino Unido, descubrió que las personas con una menor proporción de grasa y músculo (FMR) en las piernas tenían un 40 % menos de riesgo de demencia en el futuro[179]. El músculo consume energía y «absorbe» glucosa, lo que ayuda a mantener estables los niveles de azúcar en sangre y a prevenir la resistencia a la insulina. A menudo, a medida que las personas envejecen, aumentan de peso, pese a que juran que no comen más que antes. Esto suele deberse simplemente a que han perdido masa muscular. Otra vez, o lo usáis o lo perdéis.

Si encontráis una actividad que demande tanto de la mente como del cuerpo y que no sea demasiado repetitiva, mejor que mejor. Por ejemplo, yo empecé a volar en parapente a los 65 años y acabé titulándome. Tuve que pasar un examen de meteorología, aerodinámica y derecho aéreo y, si bien no aprobé a la primera, no me desanimé y ahora estoy en la obligación de tener en cuenta estas cosas antes y durante el vuelo: un gran estímulo para mi cerebro. Y eso sin mencionar el ejercicio de llevar una mochila de 11 kg montaña arriba, y el equilibrio y la fuerza que tiene que hacer mi cerebro para mantener estable la campana incluso antes del despegue.

Puede que el parapente no sea compatible con vuestros gustos, pero es un buen ejemplo de cómo una actividad que supone un reto constante puede estimular el cerebro. Por eso es bueno aprender deportes nuevos.

Un paso adelante

Un buen objetivo general es caminar a paso ligero 30 minutos al día. Puede que algunos días no hagáis nada y otros el doble, pero es una buena media semanal a la que aspirar. Con el tiempo, podéis aumentar el ritmo, caminando más deprisa, haciendo *footing* o incluyendo cuestas en el circuito.

Pero no os limitéis solo al «ejercicio». Podéis dedicaros a la jardinería, cortar el césped, practicar un deporte, hacer una limpieza enérgica, limpiar el jardín… Cualquier cosa que acelere vuestro ritmo cardíaco y os haga sudar un poco, y que implique la participación de diferentes grupos musculares, incluyendo la «resistencia», es buena[180]. Un buen truco es utilizar este tipo de actividades como ejercicio intensificando el ritmo o la intensidad, es decir, gastando energía en lugar de ahorrarla.

Otra forma de controlar y aumentar vuestro nivel físico es contar los pasos que dais. Los teléfonos inteligentes y los relojes tienen aplicaciones que lo hacen por vosotros. Intentad aumentar vuestros pasos diarios al menos un 10 % a la semana, o bien un 20 % como máximo. Si empezáis con 2000 pasos y añadís 200 al día cada semana, estupendo. Si ya llegasteis a los 4000 pasos, subir a 4400 en la semana siguiente también es estupendo. Aunque 8000 pasos al día se consideran lo óptimo, lo que es mucho más importante es conseguir resultados sostenibles a medida que «activáis» vuestro estilo de vida.

Si hacéis algo que implique un movimiento coordinado y, por lo tanto, comprometa tanto la mente como la necesidad de mantener el equilibrio, eso es una ventaja añadida.

Aeróbicos para prevenir el envejecimiento del cerebro

Incluir algo que ayude a desarrollar y mantener el tono muscular está estrechamente relacionado con la salud cerebral. Da igual si sois socios de un gimnasio, si vais a clases de pilates o yoga, o si tenéis equipo de ejercicio en casa. Sea como sea, lo más adecuado es incluir dos sesiones de entrenamiento de resistencia a la semana.

Si no sabéis por dónde empezar, os recomiendo mi libro *Burn Fat Fast* ('Quemando grasa a toda velocidad'), escrito en colaboración con la gurú del ejercicio y antigua gladiadora (Zodiac) Kate Staples. Yo diseñé la dieta y ella ideó las rutinas físicas, incluido un excelente conjunto de ejercicios de fortalecimiento que cualquiera puede hacer en casa en ocho minutos, tres veces por semana. Incluye versiones para todos los niveles. Si sois principiantes, no necesitáis nada más que una botella de agua, mientras que para el entrenamiento «intermedio» o «avanzado» necesitaréis una esterilla y un par de mancuernas (pesas libres), que se pueden conseguir en cualquier gran supermercado o tienda de material deportivo.

Podéis ver a Kate Staples haciendo una demostración de cada ejercicio en www.patrickholford.com/kate-staples-burn-fat-fast-videos/. La secuencia de los ejercicios se muestra en la siguiente tabla, empezando por la secuencia para principiantes y progresando a la avanzada a medida que os pongáis en forma. Aseguraos de calentar con unos minutos de cualquier ejercicio que aumente vuestro ritmo cardíaco para evitar tensiones o lesiones. Solo debería llevaros unos cinco minutos, por ejemplo, saltar o correr sobre el terreno, bailar o, incluso, caminar rápidamente por una colina.

Principiante	Intermedio	Avanzado
Sentadilla isométrica	*Squat press* de hombro	Sentadillas con salto
Prensa de caja modificada	*Box press* con elevación alterna de piernas	*Press-up* completo
Salidas en plancha	Flexiones en plancha	Montañeros
Reverso alternativo	Estocada inversa con patada hacia atrás de tríceps	Estocada pendular
Estocada		

- En la secuencia para principiantes, cada ejercicio dura 45 segundos y debéis repetir la rutina entera dos veces.
- Los ejercicios intermedios duran 60 segundos y repetiréis toda la secuencia dos veces. Necesitaréis una esterilla y mancuernas (mujeres, 2 kg; hombres, 3-4 kg).
- Los ejercicios avanzados duran 60 segundos y repetiréis la secuencia completa tres veces. Necesitaréis una colchoneta y mancuernas (mujeres, 2-5 kg; hombres, 4-6 kg).

Socializar

La falta de interacción social adecuada es también uno de los principales factores de malestar emocional y deterioro cognitivo a lo largo de la vida[181]. Para los seres humanos, la interacción social es como el agua para los peces. Somos seres sociales y necesitamos interactuar con los demás.

¿Con qué frecuencia acudís a reuniones sociales, conocéis a gente nueva y mantenéis conversaciones interesantes? Puede tratarse de quedar con amigos, ir al cine, a un museo, a una galería, a un espectáculo, a una iglesia o templo, a un restaurante…, a cualquier sitio donde podáis intercambiar ideas con otras personas. ¿Cuándo fue la última vez que lo hicisteis?

Hay momentos en la vida en los que nos sentimos más aislados. Por ejemplo, al separarse de una pareja y perder la conexión con sus amigos, o cuando una pareja muere y la mayor parte de la interacción social se producía con ella. Son momentos muy difíciles, pero recordad que ver una cara amiga os ayudará a salir adelante.

Una mente más libre

Con el paso del tiempo, cuando inevitablemente perdamos a algunos amigos, es importante buscar nuevas ideas y formas de ver o pensar, y tener la oportunidad de discutirlas con otros. Es demasiado fácil instalarse en una mentalidad y una forma de vida determinadas, hacer las mismas cosas y relacionarse solo con personas que coinciden con nosotros en la inmensa mayoría de los temas.

Así que poneos en marcha y salid. Estéis donde estéis, hay muchas oportunidades: hacer voluntariado, ayudar a los demás, plantar árboles o apoyar al club de arte local, por ejemplo. No hay nada mejor que salir de vuestra zona de confort y sumaros a un grupo de gente nueva que participa en una actividad que os puede gustar, pero a la que normalmente no soléis acudir. Tomad riesgos.

Y, venga, haced algo diferente. Si tenéis la sensación de que no sois creativos, haced algo creativo. Apuntaos a un curso de escritura o de arte. Si pensáis que no sois demasiado «inteligentes», haced algo que ponga a prueba vuestro intelecto. Si creéis que no sois sociables, haced algo social.

Investigad ahora mismo qué ofrece vuestro entorno. La librería de vuestro barrio sabrá de clubes de lectura. El centro de arte local os informará sobre lo que se cuece en ese campo. En las huertas de vuestro barrio encontraréis, sin duda, grupos de jardinería.

Quizá podéis, incluso, llamar a alguien a quien hace años que no veis. Cuando erais adolescentes, explorabais e intercambiabais nuevas ideas, probabais cosas nuevas y lo comentabais con vuestros compañeros. ¿Con quién salíais? ¿Quién desafiaba vuestra forma de pensar? Poneos en contacto con ellos.

Si paseáis por el parque o lleváis a vuestro perro, saludad a la gente. Haced el esfuerzo de establecer una conexión. Visitad a un vecino. Invitadle a tomar un té. Participad en lo que ocurre a vuestro alrededor. Alimentad vuestra curiosidad.

Es demasiado fácil encerrarse en un modo de vida que elimina cualquier forma de interacción social desafiante, pero no solo es así como aprendemos, sino que también alimenta el aspecto social que nos define. Así que aseguraos de tener un acontecimiento o interacción social importante cada semana, empezando esta misma.

Viajar y explorar otras culturas también amplía las perspectivas. ¿Adónde os gustaría ir?

Como dice Tommy Wood, «la clave está en llegar al límite de lo que uno es capaz de hacer, demostrando con fallos ocasionales que se está en el nivel adecuado de dificultad. Si lo lográis, tendréis más probabilidades de permanecer sanos y fuertes durante décadas».

En resumen, hemos aprendido que este tipo de actividades favorecen la salud cerebral:

- Dedicar al menos 20 minutos a actividades como caminar, trabajar en el jardín, realizar tareas domésticas ligeras o reparar cosas: cualquier cosa que os ponga en movimiento.
- Realizar dos horas o más a la semana de actividades físicas de intensidad, como bailar, montar en bicicleta, nadar, jugar al tenis/*squash*, ir al gimnasio o a clases de gimnasia, correr, caminar por las colinas o practicar un deporte de competición.
- Ser sociable. Intentad pasar dos horas a la semana o, mejor aún, algunos días enteros con otras personas en un entorno meramente social (no laboral): grupos, amigos, familia, etc.
- Mantener la mente activa aprendiendo algo nuevo y practicar una nueva habilidad: aprended un nuevo idioma, deporte, instrumento musical, etc.

El estrés envejece el cerebro: la importancia de dormir

¿Qué hace un perro después de salir a pasear? Duerme. El cerebro se recupera durmiendo. Las pruebas son abrumadoras: dormir es esencial para el cerebro. Si dormimos demasiado o muy poco, corremos el riesgo de padecer enfermedades y aumentar nuestro deterioro cognitivo.

La cantidad óptima de sueño para preservar la salud cerebral es de siete horas en total, aunque existe cierto debate sobre si tiene que ser todo de una sola vez. Según un estudio, echar una siesta después de hacer ejercicio físico reduce el riesgo de deterioro cognitivo [182].

Las personas con problemas para dormir o que duermen menos de lo recomendado pueden, literalmente, duplicar el riesgo de deterioro cognitivo relacionado con la edad [183]. Un estudio realizado en el Reino Unido entre funcionarios del Gobierno, que comenzó en la década de 1980 y examinó su salud a partir de los 35 años, descubrió que «una duración del sueño persistentemente corta a los 50, 60 y 70, en comparación con una duración del sueño persistentemente normal, también se asociaba con un aumento del 30 % del riesgo de demencia» [184]. Pero la falta de sueño no solo aumenta el riesgo futuro de demencia, sino también la capacidad de funcionar al día siguiente y de llevar una vida satisfactoria. La falta de sueño disminuye la empatía y aumenta las emociones negativas [185].

Si el sueño es un problema para vosotros, en el capítulo 19 os daré algunos consejos para dormir bien. Pero, antes, ¿por qué dormimos y qué importante papel juega el sueño en el cerebro?

Por qué dormir es esencial para el cerebro

Todos los mamíferos duermen y, cuando no lo hacen, las cosas empiezan a ponerse muy feas en el cerebro. Dormir ayuda a reparar el cerebro de las actividades diarias y de los daños inducidos por el exceso de azúcar, la falta de omega-3, los antioxidantes, el tabaco y la contaminación.

Entonces, ¿qué nos estimula a dormir? Cuando se acerca la noche, el cerebro empieza a convertir el neurotransmisor serotonina, producido a partir del aminoácido triptófano, en melatonina. Esto ocurre principalmente en la glándula pineal, ubicada casi en el centro exacto del cerebro, en el entrecejo. Se corresponde con el «tercer ojo», o *chakra ajna* en yoga, y se cree que es la sede del alma, según el filósofo René Descartes. En la mayoría de los animales, esta zona es sensible a la luz. También lo es en nosotros, pero no de forma directa. Producimos más melatonina cuando termina el día y empieza la noche, y la exposición a la luz reduce su producción.

La melatonina es el neurotransmisor que nos sincroniza con el ciclo día-noche. Un ejemplo de cómo funciona la melatonina es el *jet lag*. Cuando volamos a una zona horaria diferente, nuestro cerebro sigue atascado en un ciclo que nos dice que es de noche cuando en realidad no lo es en la nueva zona horaria. Si tomamos un suplemento de melatonina, nuestro cerebro se adaptará más rápidamente a la nueva zona horaria, lo que nos permitirá dormir mejor[186]. En el capítulo 19, os explicaré cómo utilizarla si el sueño es un problema para vosotros. La pérdida de este ritmo circadiano natural y la disminución de los niveles cerebrales de melatonina son características de las personas con deterioro cognitivo. Pero ¿qué hace realmente la melatonina aparte de mantenernos dormidos?

Se puede considerar que el sueño es el ama de llaves del cerebro y que el aumento del nivel de melatonina circulante es uno de los factores clave que ayuda a limpiarlo mientras dormimos. Durante el sueño, la melatonina mejora la circulación sanguínea y del líquido cefalorraquídeo y elimina los residuos metabólicos del cerebro[187]. Estos productos de desecho incluyen tanto oxidantes como proteína amiloide, asociada al alzhéimer y a la inflamación cerebral, que empieza a acumularse tras una sola noche de privación de sueño[188]. Esto comienza a explicar por qué el cerebro necesita este tiempo de inactividad.

Aunque son muchos los subproductos de toda la actividad cerebral del día, gran parte de las toxinas que se acumulan en el cerebro están compuestas por diversos oxidantes. Aparte de todos los antioxidantes y polifenoles que podemos ingerir para mantener joven nuestro cerebro, la melatonina que se libera en la circulación cerebral es quizá el antioxidante más importante que ayuda a desarmar estos oxidantes y a restablecer el pleno funcionamiento de las fábricas de energía mitocondrial. La melatonina se produce en el cuerpo a partir de un tipo de triptófano, el 5-HTP, que es un antidepresivo eficaz. Un estudio reveló que era incluso más eficaz para eliminar estos oxidantes que la melatonina o la vitamina C[189]. La melatonina también es un potente antiinflamatorio y su suplementación se ha utilizado para acelerar la recuperación del cáncer, el covid y las enfermedades cardiovasculares[190].

Por qué es importante soñar

Pero hay algo más que ocurre mientras dormimos, y sobre todo mientras soñamos, que ayuda a descargar las emociones negativas del día anterior.

Si todo va bien, tras unos treinta minutos entramos en un periodo de sueño profundo en el que se reducen el ritmo cardíaco y la tensión arterial, y la respiración se vuelve más lenta. Esta es la fase más reparadora del sueño, en la que se producen la reparación y regeneración de los tejidos. Tras unos 90 minutos, pasamos a un periodo de sueño REM (movimientos oculares rápidos), en el que se produce la mayoría de los sueños. Se cree que esta fase es especialmente importante para nuestra salud psicológica y nuestro bienestar. Luego, nos movemos entre el sueño profundo, el sueño ligero y la fase REM, que idealmente representa alrededor del 25 % del tiempo total de sueño.

Durante la noche, especialmente en las fases de sueño profundo y REM, el cerebro también produce niveles más altos de la hormona del crecimiento. Esta hormona contribuye a la reparación y regeneración de los tejidos del organismo, mientras que la melatonina ayuda a eliminar los productos de desecho del metabolismo.

Cuando estamos estresados, los altos niveles de la hormona del estrés cortisol suprimen la hormona del crecimiento y el sueño REM, desviando la energía destinada a la reparación del organismo para hacer frente a las demandas energéticas de una situación estresante. Esto, por supuesto, impide la reparación de los tejidos y acelera el proceso de envejecimiento cerebral.

En cuanto a la mente, las fases más críticas del sueño son las explosiones de sueño REM. Suelen durar unos treinta minutos y se producen entre tres y cinco veces por noche. Si nos vemos privados del sueño REM, despertamos sin sentirnos totalmente descansados y somos más propensos a deprimirnos. Cuando tenemos la oportunidad de descansar, los periodos de sueño REM son más largos, lo que sugiere que nuestras mentes necesitan disponer de este tiempo mientras dormimos para procesar lo ocurrido en nuestras vidas. Una teoría es que las emociones negativas, como la ira, el miedo, la tristeza y la frustración, que se desencadenaron el día anterior, pero no pudieron expresarse ni liberarse por completo, se experimentan y, con suerte, se descargan durante el sueño. Para comprobar esta teoría, cuando experimentéis una fuerte emoción negativa en sueños, pensad en las experiencias del día anterior en las que sentisteis una emoción similar.

El estrés envejece el cerebro

Como muy bien dijo William Shakespeare, «no hay nada bueno ni malo; es el pensamiento humano el que hace que las cosas parezcan así». El estrés es la forma en que reaccionamos ante las circunstancias de nuestra vida. Dicho esto, no es tan fácil «ver el lado positivo» cuando ocurren cosas malas. Más adelante os compartiré algunos secretos para aumentar la resistencia al estrés y desprogramar la ansiedad, que a menudo es consecuencia de experiencias negativas del pasado que no se han superado y que provocan miedo al futuro.

Está claro que el estrés intenso, percibido y prolongado envejece el cerebro y aumenta el riesgo de deterioro cognitivo y demencia. Así lo ha demostrado el seguimiento de personas que han sufrido dos o más acontecimientos estresantes importantes, como la muerte de un cónyuge, un hijo o un nieto, un divorcio, problemas económicos o de salud, y también el estrés psicológico percibido en la edad adulta y los niveles de neuroticismo (o inestabilidad emocional) [191].

El estrés y el control de lo que nos sucede están estrechamente relacionados. Así lo demostró un estudio que evaluó el trabajo de diferentes personas en función de dos criterios: altas o bajas demandas psicosociales (es decir, un trabajo exigente) y tener un alto o bajo nivel de control sobre la situación. Los que obtuvieron peores resultados tanto en depresión como en deterioro cognitivo tenían altas exigencias y bajo control sobre las circunstancias [192].

Cuidar de un padre con demencia y lidiar con la burocracia de los servicios sociales podría ser un ejemplo clásico de estrés elevado. Otro caso sería un trabajo en el que no se tiene el poder ni el presupuesto necesario para hacer los cambios pertinentes, es decir, donde se carece de control. Tener demasiadas cosas sin terminar también es una fuente clásica de estrés.

Pero ¿qué le hace realmente el estrés al cerebro? La mejor forma de entenderlo es hablar del cortisol.

Cortisol

En concreto, hay dos hormonas asociadas al estrés: la adrenalina y el cortisol. La adrenalina es de acción corta, actúa en menos de un segundo y dura hasta una hora, aunque normalmente dura menos.

Como hemos visto antes, se produce a partir de la dopamina, que a su vez se produce a partir del aminoácido tirosina, que a su vez se produce a partir de la fenilalanina, un aminoácido presente en las proteínas de los alimentos.

El cortisol, por su parte, es de acción prolongada y su nivel oscila a lo largo del día. Por la noche, y a medida que nos acercamos al sueño, su nivel debería reducirse. Por la mañana, los niveles de cortisol deben aumentar para empezar el día. En la primera hora después de despertarnos, se produce un pico de cortisol que nos ayuda a ponernos en marcha[193]. Por eso, probablemente sea mejor no tomar café, que estimula aún más las hormonas suprarrenales, al menos durante una hora después de despertar. Esto podría hacer que vuestro cuerpo dejara de producir el cortisol necesario y que os volvierais dependientes de la cafeína.

Si vuestro nivel de cortisol es alto por la noche, tendréis dificultades para conciliar el sueño, y, si es bajo por la mañana, tendréis dificultades para despertaros.

Estas hormonas son «estimulantes»: en otras palabras, las necesitamos para estar activos. En el otro extremo, si os sentís completamente agotados, lo que a veces se denomina «agotamiento suprarrenal», es posible que tengáis el cortisol bajo, lo que refleja una incapacidad para afrontar los inevitables retos de la vida. Pero esto no es tan común y representa el desenlace de un largo proceso de estrés prolongado.

El estrés nos vuelve estúpidos

Mucho más habitual es caer en un estado permanente de estrés, reaccionando y pensando de forma estresante y funcionando con un nivel de ansiedad también constante.

A nivel evolutivo, la reacción ante el estrés nos prepara para reconocer tanto las recompensas como las aversiones como parte del proceso de aprendizaje destinado a garantizar la supervivencia. Aprendemos qué nos gusta y qué debemos evitar. Todo forma parte de esa reacción de «luchar o huir» que nos impulsa a huir de las situaciones que percibimos como peligrosas o a reaccionar de forma agresiva ante situaciones amenazantes.

Sin embargo, si esta reacción se prolonga en el tiempo, el nivel de cortisol aumenta de forma continuada y muchos estudios han relacionado este exceso de cortisol con un empeoramiento del funcionamiento cognitivo general, de la memoria, de la capacidad para organizar las cosas, del pensamiento y de las habilidades sociales. En última instancia, todo esto aumenta el riesgo de demencia y alzhéimer en edades posteriores[194].

La realidad es que el cortisol desencadena estas respuestas al estrés en el cerebro límbico, que incluye al hipocampo, encargado de frenar la liberación de cortisol. Sin embargo, cuando el estrés se prolonga en el tiempo, los frenos no funcionan correctamente, lo que provoca un bucle que supone el aumento continuo del cortisol y, en consecuencia, un encogimiento del hipocampo.

El bucle negativo del azúcar, el alcohol y el estrés

Pero este no es el único bucle de retroalimentación negativa en el que el estrés puede atraparos. Cuando nos sentimos abrumados y tenemos dificultades para afrontar circunstancias que consideramos estresantes, tendemos a buscar formas de desahogarnos o gastar energía. El psicólogo y filósofo Óscar Ichazo llama a estos comportamientos «puertas de compensación». Y existen demasiadas. La toxomanía, es decir, el consumo de alcohol, tabaco u otras drogas, es una opción habitual. Esto se debe en gran parte a que el alcohol provoca un aumento inmediato del neurotransmisor calmante GABA, al abrir los receptores correspondientes, y dicho aumento desactiva la adrenalina durante aproximadamente una hora. Esta es una de las principales razones por las que utilizamos el alcohol para relajarnos. Sin embargo, este método tiene dos problemas. En primer lugar, el efecto desaparece y, si bebemos demasiado por la noche, los receptores GABA se desactivan al día siguiente, lo que nos sumerge en un ciclo de mayor ansiedad y estrés. En segundo lugar, el alcohol es una neurotoxina y, en última instancia, contribuye al deterioro cerebral, lo que, según vimos, aumenta el riesgo de demencia.

Otra «puerta de compensación» recurrente, sobre todo entre las personas que no beben, es el azúcar. Esto se debe en parte a la sensación de bienestar que produce. La glucosa estimula el sistema de recompensa del cerebro, pero una sobrecarga de azúcar puede ser tóxica y, en cierto modo, adormecedora. Ahora bien, lo que hace que la combinación de azúcar y estrés sea especialmente insidiosa es que la glucosa activa el sistema suprarrenal, magnificando la respuesta al estrés y los correspondientes niveles de cortisol[195]. Por si os lo estáis preguntando, los alimentos ricos en proteínas o grasas no hacen esto. Son específicamente el azúcar o la glucosa.

Los estimulantes que contienen cafeína, por supuesto, estimulan las hormonas suprarrenales, como el cortisol, tal y como vimos antes. Así, si «afrontamos» el estrés bebiendo alcohol o comiendo azúcar, o incluso ambas cosas, lo más probable es que al día siguiente nos sintamos más atontados y ansiosos o estresados al despertarnos, debido a la falta de receptores GABA y a la caída de los niveles de azúcar en sangre. En consecuencia, tendremos más tendencia a tomar una bebida con cafeína y querremos comer algo dulce, lo que, claro, nos predispone a liberar más cortisol, aumentando nuestro nivel de estrés y, por la noche, aumentando nuestra necesidad de alcohol. Esta combinación encoge cada vez más nuestro hipocampo, que deja de emitir la señal de retroalimentación necesaria para desactivar el cortisol. El resultado es una vida en permanente estado de estrés.

Si os suena familiar, seguid leyendo: en el capítulo 18 os daré algunos consejos para escapar de este ciclo.

Equilibrio hormonal para la mente y el estado de ánimo

Las mujeres son más propensas a desarrollar demencia que los hombres. Todavía se debate hasta qué punto esto se debe simplemente a que las mujeres viven más y hasta qué punto tiene que ver con el descenso de las hormonas, como la progesterona y el estrógeno.

Cuando una mujer deja de ovular (y muchas empiezan a tener ciclos anovulatorios a partir de los cuarenta), los niveles de progesterona descienden drásticamente. Los estrógenos, en esencia, hacen que las cosas crezcan, mientras que la progesterona, que prepara el útero para la fecundación, mantiene los tejidos sanos. También tiene propiedades antiinflamatorias y calma la respuesta al estrés, al contrarrestar la adrenalina mediante la producción de GABA.

De este modo, cuando los niveles de progesterona descienden antes de la menopausia, la mujer se vuelve «dominante en estrógenos». De ahí que aumente el riesgo de cáncer de mama y de ovario, ya que las células reciben demasiadas órdenes de crecimiento.

Esta dominancia estrogénica continúa durante y después de la menopausia, aunque los niveles de esta hormona se reducen entonces a la mitad. Los estrógenos también se producen en las células grasas y están presentes en la carne y la leche. Por tanto, la menopausia, el sobrepeso y el consumo de carne y leche favorecen la dominancia estrogénica. La situación solo empeora con la terapia hormonal sustitutiva (THS) basada en estrógenos.

Sin embargo, el mundo médico está obsesionado con los estrógenos e ignora en gran medida la progesterona, que, como pronto os daréis cuenta, es la verdadera heroína de esta historia.

Aunque existen pruebas poco convincentes de que las personas que utilizan THS podrían tener un menor riesgo de demencia y alzhéimer, los estudios no muestran beneficios reales, según la revisión más exhaustiva hasta la fecha [196]. No me sorprende en absoluto.

Como hemos visto antes, un exceso de cortisol, la hormona del estrés, ocasiona un encogimiento cerebral; y la progesterona sirve para amortiguar dicha respuesta. Por eso muchas mujeres se encuentran más nerviosas, malhumoradas, estresadas, ansiosas e, incluso, a veces, agresivas durante la pausa menopáusica. Esto también explica por qué la crema de progesterona bioidéntica puede evitar un ataque de pánico (véase la página 299).

La crema de progesterona bioidéntica se administra en dosis bajas y equilibradas directamente en el torrente sanguíneo, imitando así los niveles normales premenopáusicos. A diferencia de los estrógenos, también es anticancerígena, ya que no estimula el crecimiento desmedido de las células. De hecho, se opone al estrógeno, ya que comparten los mismos receptores, reduciendo así el riesgo de cáncer. La mayoría de los fármacos contra el cáncer de mama actúan de la misma manera, bloqueando los receptores de estrógenos.

Un exceso de estrógenos también interfiere en la recepción de tiroxina, la hormona tiroidea que nos da energía. Tras la menopausia, muchas mujeres desarrollan una tiroides hipoactiva que presenta síntomas similares a los de la demencia.

El mayor problema de la progesterona es que, al ser natural, no es patentable. Para empeorar las cosas, las farmacéuticas han inventado moléculas de progesterona artificiales, llamadas progestinas, que pueden patentarse y, por lo tanto, son rentables, pero crean problemas, aumentando, por ejemplo, el riesgo de cáncer de ovario. Muchos estudios y artículos denominan erróneamente «progesterona» a estas moléculas sintéticas, cuando en realidad no son lo mismo. En consecuencia, se destina muy poco dinero a la investigación sobre la progesterona, especialmente a los ensayos controlados a gran escala, que cuestan una media de 7 millones de dólares.

Por qué la progesterona es beneficiosa para el cerebro

Lo que realmente ocurre durante un episodio de estrés es que el cuerpo produce cortisol a partir de la progesterona, que a su vez se produce a partir de la pregnenolona (véase la siguiente figura). Así que, cuanto más cortisol se produce, menos pregnenolona hay disponible para producir progesterona, lo que provoca que esta caiga en picado. Lo mismo ocurre con la hormona del estrés DHEA y la testosterona. Esto conduce a una disminución del deseo sexual y, en general, a una sensación de malestar e infelicidad.

La deficiencia de progesterona también promueve los glutamatos, cuya presencia aumenta la ansiedad. No obstante, la administración de crema de progesterona invierte este proceso, ya que, al promover la producción de GABA, favorece la inhibición de la adrenalina. Todo el organismo se sume entonces en un estado de calma, incluido el metabolismo. Pero cuidado: si los estrógenos también bajan, pueden aparecer síntomas de sofocos.

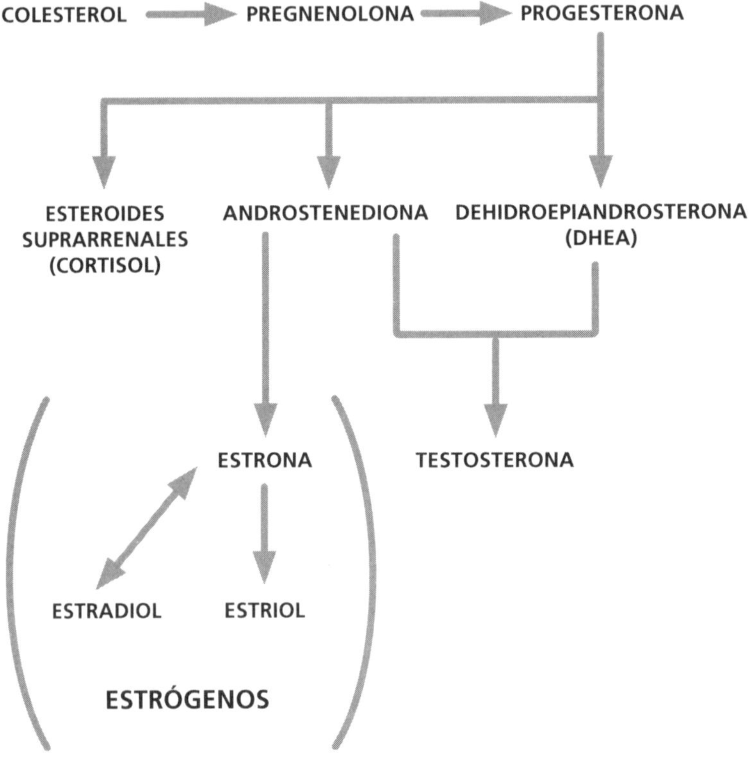

Fig. 23. Árbol genealógico de las hormonas sexuales.

Si creéis experimentar un deterioro cognitivo a causa de la menopausia, podéis plantearos utilizar una crema de progesterona bioidéntica (véase la sección «Recursos»). La clínica Marion Gluck destaca por el uso de este enfoque y está dirigida por la famosa Dra. Ghazala Aziz-Scott.

En sus propias palabras: «Veo a muchas mujeres en los periodos premenopáusico y menopáusico que se quejan de problemas de memoria, de bajo estado de ánimo y de aumento de la ansiedad. Por la forma en que se presentan los síntomas y tras realizar las pruebas de confirmación, puedo determinar con certeza que los niveles de progesterona son bajos y, generalmente, recomiendo el uso de una crema transdérmica de progesterona. Si las pacientes también presentan niveles bajos de estrógeno y testosterona, elaboramos una crema personalizada para tratar estos desequilibrios. La mayoría de las mujeres notan un cambio considerable al cabo de unas semanas y dicen sentirse como antes, con mejor humor, mayor concentración y menos ansiedad».

Liz, de 45 años, es un buen ejemplo. Cuando acudió a la clínica presentaba ciclos de 21 días, frente a los 28 días que solía tener hasta entonces, de mayor abundancia. Estaba sensible, triste y muy irritable. Además, tenía trastornos del sueño, niebla cerebral y mala memoria. También sufría ataques de pánico muy intensos, por lo que su médico de cabecera le recetó propranolol, medicamento que la tenía en cama desde hacía tres días. Tenía pensamientos catastróficos y estaba convencida de que se iba a estrellar en la autopista.

Los análisis de sangre mostraron buenos niveles de estrógenos, pero bajos de progesterona y testosterona. Se le administró una crema transdérmica de progesterona de 50 mg dos veces al día y una crema de testosterona de 0,5 mg, y los síntomas mejoraron enormemente, hasta el punto de que, en poco tiempo, pudo volver a valerse por sí misma.

En los hombres, la testosterona es beneficiosa para el cerebro

Una situación similar se da en el caso de los hombres mayores cuando los niveles de testosterona caen. De nuevo, una demanda excesiva de cortisol provoca un nivel bajo de testosterona. Cuanto más bajos son los niveles de testosterona, mayor es el riesgo de demencia[197].

Algunos estudios muestran cómo la función cognitiva evoluciona positivamente tras la administración de testosterona, pero no todos. Al igual que la progesterona, si se administra testosterona bioidéntica y la persona reduce el estrés, sigue una dieta baja en CG y suplementa omega-3 y vitaminas del grupo B, la sustitución de la testosterona es, en mi opinión, más probable que sea eficaz.

Para quienes deseen explorar la «menopausia masculina», también llamada andropausia, el mejor libro es *Testosterone Resistance* ('Resistencia a la testosterona'), del Dr. Malcolm Carruthers. Es el creador del Centro para la Salud Masculina (véase la sección «Recursos»).

El caso de Reg resulta, sin duda, ilustrativo:

Reg tenía unos cuarenta años cuando empezó a mostrarse irritable la mayor parte del tiempo. En los años siguientes, las cosas empeoraron: además de sufrir sudores nocturnos, empezó a tener problemas de memoria, experimentó cambios repentinos de humor y su libido decayó considerablemente.

«Ya no me sentía yo mismo —dijo—. Dejé de tener relaciones sexuales, no tenía energía y mi memoria era tan mala que tenía que escribirme instrucciones sencillas en la mano, como "Cierra la puerta de la oficina"». Los análisis de sangre revelaron que su nivel de testosterona libre era inferior a 10 pg/ml, la mitad del nivel normal para una persona de setenta años.

«Me recetaron cápsulas de testosterona. En dos días recuperé la memoria, el estado de ánimo y la libido. Me sentía ágil, brillante y lleno de energía». Con el tiempo, todos los demás síntomas desaparecieron.

En resumen, hemos aprendido lo siguiente:

- El sueño repara el cerebro. Necesitamos unas siete horas por noche.
- La melatonina, producida a partir del aminoácido triptófano, es un potente antioxidante cerebral. Tomar suplementos de melatonina, triptófano o 5-HTP os ayudará si padecéis insomnio.
- El estrés envejece el cerebro e inhibe su reparación. No os atasquéis en un ciclo de estrés ni utilicéis el alcohol para relajaros.
- El aminoácido natural GABA ayuda a desactivar el estrés, al igual que los ejercicios HeartMath (véase la página 377).
- Un déficit de progesterona en las mujeres y de testosterona en los hombres puede provocar un deterioro cognitivo. Hay buenas razones para administrar progesterona bioidéntica a las mujeres posmenopáusicas y testosterona a los hombres mayores que tienen problemas de memoria si se comprueba que su nivel es bajo.

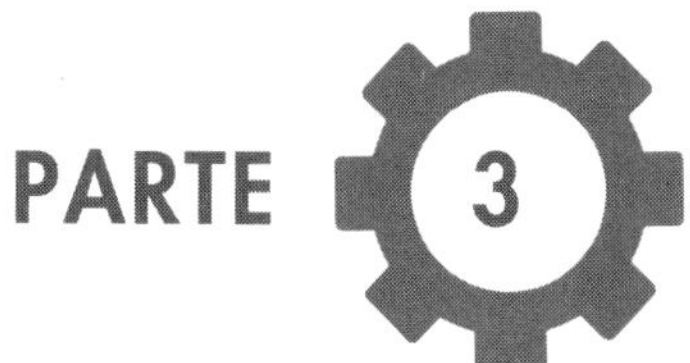

PARTE 3

RECUPERAR EL CEREBRO

Aplicando los principios básicos de la optimización cerebral, esta parte aborda cómo resolver problemas específicos de salud mental y recuperar la salud de vuestro cerebro: buen humor, mente tranquila, memoria aguda, sueño reparador, liberación de la ansiedad, el estrés y las adicciones, y conexión con vuestro propósito de vida. También incluye consejos útiles para ayudar a los niños a desarrollar cerebros jóvenes y sanos.

Mejorar el estado de ánimo

Si os sentís atrapados en un bucle de negatividad, infelicidad y falta de entusiasmo, sin disfrutar de vuestra vida y sin perspectivas de futuro, seguid leyendo para descubrir los siete puntos esenciales que os ayudarán a mejorar vuestro estado de ánimo.

Cada vez son más las personas que se sienten así y se calcula que a una de cada seis se le recetan antidepresivos. Creo firmemente que una combinación de soluciones psicológicas y nutricionales es el camino a seguir, en lugar de los fármacos. El mayor problema de los antidepresivos, aparte de su escasa eficacia en comparación con algunos de los agentes naturales de los que hablaré, es que no se pueden dejar. Según el profesor John Read, del Instituto Internacional de Abstinencia de Drogas Psicotrópicas, hasta el 86 % de las personas experimentan efectos de abstinencia, la mitad de los cuales son graves y pueden durar varios meses, y los médicos de cabecera no tienen ni idea de cómo ayudarlas[1].

El profesor John Read tiene una fácil definición de la depresión: «Ocurren cosas malas que hacen que os debilitéis». Hay mucho de cierto en ello. Pero algunas personas se recuperan y otras no.

Los psicólogos también señalan que la depresión suele ser una forma de ira sin entusiasmo, por lo que es importante examinar si estáis viviendo fieles a vosotros mismos y a aquello en lo que creéis.

Si os encontráis atrapados en una circunstancia —un trabajo, una relación o una situación— que no favorece vuestro crecimiento personal, ninguna cantidad de omega-3 o vitaminas del grupo B cambiará eso. A menudo recomiendo a la gente que lea el libro *Conexiones perdidas*, de Johann Hari[2], que explora muy bien todas las vías psicológicas y sociales que conducen a la ya habitual sensación de decaimiento que nos agobia. Lamentablemente, Hari ignora por completo la nutrición y su profundo impacto en la química emocional. Tras rechazar acertadamente los antidepresivos como respuesta, Hari descarta la idea de que la química del cerebro tenga algo que ver con la depresión.

Como os mostraré, la química cerebral y lo que ingerís están estrechamente relacionados con vuestros estados de ánimo, vuestra energía física y mental, y vuestra capacidad para pensar con claridad. De hecho, no se puede separar la psicología de la química cerebral. La adicción a las redes sociales, por ejemplo, puede causar depresión, ya que todo el mundo crea un «falso yo» que aparenta ser fantástico, generando la idea de que uno es, en verdad, un perdedor. El ciberacoso es un ejemplo extremo de esto y ambos agotan el sistema de recompensa del cerebro, que funciona con dopamina. Cuando os quedáis sin dopamina, os sentís mal. La dopamina se fabrica directamente a partir del aminoácido tirosina (véase más adelante).

En el Centro Brain Bio, que forma parte de nuestra fundación Food for the Brain, nos dedicamos a mejorar el estado de ánimo de las personas afinando su química cerebral; y no con fármacos, sino con nutrientes.

Gabrielle, que sufría letargo extremo y cambios de humor desde hacía décadas, nos regala las siguientes palabras: «Llevaba 25 años intentando sentirme así, ¡estoy encantada!».

Fran, que había sufrido una depresión debilitante, carecía de confianza y se sentía vapuleada por una fatiga que no la dejaba trabajar, se recuperó en pocos meses con nuestro programa nutricional. «He vuelto al trabajo y me siento justo como antes, fantástica. Este enfoque me ha salvado y transformado la vida».

Holly, que llevaba años sufriendo ansiedad, un muy mal estado de ánimo y se sentía asaltada por la indecisión, obtuvo múltiples beneficios al modificar su nutrición. «Fue una diferencia sustancial. Me siento mucho más equilibrada y tengo una visión mucho más positiva de la vida».

¿Cómo lograron cambiar sus vidas? Corrigiendo uno de los factores más críticos. Por favor, no os hagáis a la idea de que todo esto es aplicable a vosotros, porque es poco probable, pero la principal ventaja de estos enfoques nutricionales es que suelen dar resultados en un plazo de 10 días y no son nocivos ni adictivos, por lo que, aunque probéis uno y no funcione, no os causará daño alguno.

Podéis poner el foco en lo que probablemente os ayude analizando, por ejemplo, vuestros niveles de omega-3, vitamina D, HbA1c (azúcar en sangre) y homocisteína, para identificar posibles áreas de mejora. Cada una de estas pruebas está disponible en kits caseros (véase la sección «Recursos»).

Omega-3, un antidepresivo con evidencia

Como hemos aprendido, las grasas omega-3 construyeron literalmente nuestros cerebros como *Homo sapiens* y cuanto más omega-3 ingerimos, mejor es el estado de ánimo. Las grasas omega-3 afectan a la estructura y a la función de nuestro cerebro, mejorando la comunicación de los neurotransmisores y reduciendo la inflamación, un sello distintivo de muchos problemas de salud mental, ya sea como causa o como consecuencia.

Los aceites de pescado omega-3 contienen los ácidos grasos DHA y EPA. El DHA es estructural y se acumula en el cerebro. El EPA es más funcional, ya que favorece la comunicación cerebral. La ciencia demuestra, sin lugar a duda, que son eficaces contra la depresión. Ya en 2014, el estudio más completo de los diecinueve realizados hasta esa fecha concluyó: «El uso de grasas omega-3 es eficaz tanto en pacientes con trastorno depresivo mayor como con depresión más leve»[3]. En 2019, había 33 metaanálisis del estilo que mostraban que los omega-3 EPA en dosis de hasta 4400 mg/día (con una dosis terapéutica media de 1000-2000 mg de EPA al día) resultaban significativamente eficaces para tratar la depresión[4]. La menor eficacia se observó en suplementos que proporcionaban 300 mg de EPA y DHA combinados.

En uno de los primeros ensayos controlados con placebo, realizado en 2002 por el Dr. Andrew Stoll, de la Facultad de Medicina de Harvard, se administraron suplementos de omega-3 o un placebo a 40 pacientes con depresión y se observó una mejora muy significativa en aquellos que tomaban suplementos[5]. En el siguiente estudio, 20 personas con depresión grave que ya tomaban antidepresivos pero no mostraban mejoría recibieron una forma concentrada de omega-3 o un placebo[6]. A la tercera semana, los pacientes que tomaban un suplemento de aceite de pescado rico en EPA mostraban una mejora importante de su estado de ánimo, mientras que los que tomaban el placebo no. Es decir, los resultados se observan relativamente pronto.

También funciona para el trastorno bipolar. La Dra. Sophia Frangou, del Instituto de Psiquiatría de Londres, administró un suplemento de EPA o un placebo a 26 personas con trastorno bipolar y observó una mejora notable en los que tomaron el suplemento[7].

Si algún fármaco tuviera este tipo de pruebas consistentes y positivas tras veinte años de investigación, sería un éxito de ventas. Sin embargo, pocos médicos lo mencionan y menos aún evalúan los niveles de omega-3 en sangre de sus pacientes depresivos o preguntan por su ingesta dietética.

Pero los aceites de pescado omega-3 no solo mejoran el estado de ánimo. Numerosos estudios han demostrado que la combinación de EPA y DHA se traduce en menos agresividad, menos arrebatos emocionales y físicos y, en general, un estado de ánimo más tranquilo y contento. También aporta otros beneficios. Como me dijo el psiquiatra Joe Hibbeln: «Mis pacientes, con 4 g de EPA y DHA al día, afirman sentir un estado emocional de satisfacción, con mejoría de la piel, el cabello y la vida sexual».

Como sabemos, para conseguir 1000 mg de EPA hay que comer pescado azul como mínimo tres veces a la semana. Mi recomendación es que hagáis esto y toméis un suplemento de 1000 mg al día para conseguir cerca de 2000 mg diarios, que es probablemente la cantidad más eficaz si os sentís deprimidos. Algunas personas pueden necesitar más.

Por cierto, la conversión del tipo de omega-3 presente en alimentos de origen vegetal, como la chía y el lino, llamado ALA, en EPA es de alrededor del 5 % y en DHA es de alrededor del 0,05 %, por lo que no es posible alcanzar estos niveles con una dieta basada en plantas sin suplementos.

Serotonina y 5-HTP, la luz al final del túnel

¿Cómo mejora el omega-3 el estado de ánimo? Una posibilidad es que favorezca la comunicación entre las células cerebrales y la sensibilidad a la serotonina, el neurotransmisor relacionado con el bienestar cerebral. La serotonina es una triptamina. A partir de ella, producimos melatonina, otra triptamina, que, como vimos, controla el ciclo sueño-vigilia. Pero ¿de qué están hechas la serotonina, la melatonina y todas las triptaminas del cerebro? Se trata del aminoácido natural triptófano, que se convierte en 5-hidroxitriptófano (5-HTP), que es la forma más potente de triptófano y, a su vez, la más fácil de convertir en serotonina[8]. En animales a los que se les administra triptófano, se observa un claro aumento de los niveles cerebrales de 5-HTP y serotonina en las horas siguientes[9]. Las personas con antecedentes de depresión, que, a menudo, presentan carencias de triptófano, tienden a deprimirse más en tan solo 24 horas[10], mientras que las personas deprimidas a las que se administra 5-HTP experimentan un alivio significativo, normalmente superior al obtenido con los antidepresivos en ensayos comparativos, pero con pocos efectos secundarios y sin problemas de abstinencia.

El primer estudio que demostró la eficacia del 5-HTP para elevar el estado de ánimo se llevó a cabo en la década de 1970 en Japón, bajo la dirección del profesor Isamu Sano, de la Facultad de Medicina de la Universidad de Osaka. El profesor Sano administró 50-300 mg de 5-HTP al día a 107 pacientes y, en dos semanas, más de la mitad experimentaron mejoras en sus síntomas. Al final de las cuatro semanas del estudio, casi tres cuartas partes de los pacientes manifestaron un alivio completo o una mejora significativa, sin efectos secundarios[11].

Se han realizado 29 estudios con 5-HTP para tratar la depresión, en los que han participado 1050 personas hasta la fecha, la mayoría de los cuales han demostrado ser eficaces[12].

Por desgracia, no existe ninguna prueba fiable y fácil de realizar para medir el nivel de serotonina. El lugar ideal para medirla sería el líquido cefalorraquídeo (LCR) del cerebro, pero para ello sería necesario realizar una punción lumbar. Algunos laboratorios miden la serotonina en el plasma sanguíneo o su producto de descomposición, el 5-HIAA, en la orina, pero ninguno de los dos se correlaciona bien con la serotonina del LCR[13]. La única medida que conozco que refleja los niveles cerebrales es la medición de la serotonina plaquetaria, donde se almacena la serotonina antes de transferirse al cerebro. Lamentablemente, no es fácil obtener pruebas de serotonina plaquetaria (véase la sección «Recursos»).

Entonces, ¿por qué no tomar 5-HTP en lugar de antidepresivos? Naturalmente, la respuesta es la de siempre. Como nutriente, no es patentable y, por tanto, no reporta beneficios económicos. Sin embargo, un estudio farmacéutico sugiere añadirlo a fármacos patentables (el combo podría ser patentable) para aumentar la eficacia de los antidepresivos[14].

El caso de Holly nos muestra lo que se puede lograr. Holly sentía que la ansiedad, la depresión y la indecisión estaban arruinando su vida. Estaba constantemente estresada, tenía frecuentes cambios de humor, lloraba sin motivo y le costaba pensar con claridad. Una prueba de serotonina plaquetaria mostró que sus niveles de serotonina eran muy bajos. También tenía niveles muy bajos de magnesio, un mineral importante para la salud mental. Un estudio administró 248 mg a 126 adultos y descubrió que «el magnesio es eficaz para tratar la depresión leve o moderada en adultos», con mejoras tanto en la depresión como en la ansiedad[15].

A Holly le recomendaron un programa de suplementos para aumentar la serotonina que incluía 5-HTP, vitaminas del grupo B y 300 mg de magnesio. Muy pronto empezó a sentirse mucho mejor. Empezó a dormir bien, su ansiedad disminuyó y su estado de ánimo mejoró. Su nivel de serotonina se normalizó y se sorprendió por la reducción de su ansiedad. Se sentía mucho más equilibrada y podía ver el lado positivo de la vida en lugar del negativo.

Entonces, ¿existe algún inconveniente en este tipo de enfoque? La mayor parte de la serotonina se produce en el intestino a partir del triptófano o 5-HTP y algunas personas experimentan náuseas leves o moderadas o calambres estomacales al empezar a tomar 5-HTP. Estos síntomas suelen desaparecer si se continúa o se reduce la dosis. Dos estudios indican que las cápsulas de 5-HTP con recubrimiento entérico o de liberación lenta reducen sustancialmente los efectos adversos gastrointestinales[16]. La presentación de liberación lenta tiene la ventaja añadida de aumentar la duración de la eficacia del 5-HTP[17]. La vitamina D también puede influir en esto, ya que fomenta la conversión de triptófano en serotonina en el cerebro, donde resulta efectiva, y la suprime en el intestino[18]. Por tanto, aseguraos de tomar suficiente vitamina D (véase la página 285).

La otra preocupación es la posibilidad teórica del llamado «síndrome de la serotonina», es decir, un exceso de serotonina si se toma 5-HTP junto con antidepresivos. Sin embargo, según la revisión más reciente, «el 5-HTP nunca se ha asociado con el síndrome de la serotonina en humanos» e «incluso en combinación con antidepresivos, tiene una baja propensión a causar efectos adversos graves en los seres humanos»[19]. De hecho, en todo caso, el uso prolongado de antidepresivos es probable que agote la serotonina[20], por lo que el 5-HTP podría ayudar a disminuir los síntomas de abstinencia.

Aun así, generalmente aconsejo a la gente que no tome 5-HTP mientras tome antidepresivos, sino que empiece a tomarla cuando deje de tomarlos, bajo la supervisión de un médico, y que tome una dosis decente (entre 200 y 300 mg al día), ya que es muy probable que el uso prolongado de antidepresivos haya agotado la serotonina. La cantidad mínima viable es de 100 mg y recomiendo tomarla por la mañana y por la noche. Dado que el 5-HTP ayuda a producir melatonina, la cual ayuda a conciliar el sueño, existe una buena razón para tomarlo una hora antes de acostarse si tenéis dificultades para dormir o no soñáis. Existe cierto debate sobre si se absorbe mejor con el estómago vacío, como otros aminoácidos, por lo que yo recomendaría tomar el primer suplemento al menos quince minutos antes del desayuno y el segundo una hora antes de acostarse.

Tirosina, el motivador

La razón por la que la nueva generación de antidepresivos IRSN inhibe la recaptación de serotonina y noradrenalina es que, cuando la noradrenalina (norepinefrina en EE. UU.), que se produce a partir de la dopamina, se agota, se pierde la motivación o el impulso. La serotonina baja se asocia con el «agujero negro» de la depresión, mientras que la dopamina o noradrenalina baja se asocia con la falta de motivación para hacer algo que suponga una mejora en nuestras vidas.

Sabemos que casi todas las adicciones (redes sociales, juegos de azar, azúcar, alcohol, sexo y cocaína) están relacionadas con el agotamiento de la dopamina, porque activan el sistema de «recompensa» del cerebro responsable de hacernos sentir bien con nosotros mismos. Con el tiempo, los receptores de dopamina y noradrenalina empiezan a apagarse. Esto también redunda en una disminución de la serotonina. Por eso, el *marketing* pretende provocar precisamente esta respuesta. El consumo excesivo de azúcar, alcohol, cafeína, redes sociales, etc., puede llevar a un sistema de recompensa agotado: la vida parece no tener sentido, nada tiene sentido. Creo que esta situación es una de las principales causas del gran aumento de la tasa de suicidios entre los adolescentes, aunque también sabemos que la conducta suicida es un efecto secundario no infrecuente de los fármacos antidepresivos.

En lugar de bloquear el canal de recaptación de noradrenalina con un fármaco IRSN, lo que probablemente reducirá aún más la disponibilidad de noradrenalina/dopamina y, en consecuencia, empeorará los efectos estimulantes, ¿por qué no proporcionar el nutriente a partir del cual se producen la dopamina y la noradrenalina? Se trata del aminoácido natural denominado tirosina. Aunque me encanta la combinación de 5-HTP con tirosina, quiero recalcar que no tiene mucho sentido tomar tirosina si seguís comiendo azúcar en exceso, bebiendo café, siendo adictos a las redes sociales y consumiendo alcohol para calmaros y adormeceros por la noche. Por lo tanto, el primer paso es eliminar los hábitos que te hacen depender de la cafeína y el alcohol y empezar a seguir una dieta baja en CG (véanse los capítulos 11 y 23).

La cantidad recomendada de tirosina como suplemento diario, idealmente combinada con 5-HTP, es de 750 mg a 1500 mg, tomados dos veces al día sin alimentos, quince minutos antes o dos horas después de una comida. Algunos suplementos combinan, incluso, tirosina con 5-HTP (véase la sección «Recursos»).

El cromo y el equilibrio del azúcar en sangre

La diabetes y la depresión no solo van de la mano, sino que la depresión suele preceder en dos años al diagnóstico de diabetes. Además, la HbA1c, la medida a largo plazo del control de la glucemia, predice la aparición de ambas enfermedades. La HbA1c es un sencillo análisis de sangre que los médicos realizan de forma rutinaria y que también está disponible en forma de kit casero (véase la sección «Recursos»). No se trata solo de una prueba de resultado dicotómico, como, por ejemplo, «con diabetes» o «sin diabetes», sino que abarca una zona gris con una puntuación inferior al 6,5% y superior al 5,5% (o entre 48 y 37 mmol/mol), lo que indica que se está empezando a perder la estabilidad de los niveles de azúcar en sangre, un factor importante, dado que las caídas en los niveles de azúcar en sangre son un conocido promotor del bajo estado de ánimo. La zona diabética se sitúa por encima del 6,5% o 48 mmol/mol.

Reducir sustancialmente el azúcar en la dieta y la ingesta total de carbohidratos, especialmente de carbohidratos blancos refinados, es, por tanto, esencial para el estado de ánimo. Otra opción es seguir una dieta baja en CG o, si se quiere ir un paso más allá, probar una dieta cetogénica (véase el capítulo 23), que también ha demostrado ser eficaz para combatir la depresión.

El oligoelemento cromo, si se toma como suplemento, podría aliviar la ansiedad derivada del consumo de azúcar y afectar positivamente al estado de ánimo. Aunque se sabe que los suplementos de cromo son eficaces para tratar el síndrome metabólico y ayudan a estabilizar los niveles de azúcar en sangre, reduciendo las cifras de HbA1c en personas con diabetes tipo 2[21], el efecto del cromo sobre el estado de ánimo es poco conocido y se llegó a él de una forma interesante.

Malcolm McLeod, catedrático de Psiquiatría de la Universidad de Carolina del Norte, tenía un paciente, George, que llevaba varios años sumido en una grave depresión y que, de repente, mejoró por completo tras tomar un suplemento nutricional. McLeod pensó que se trataba de un efecto placebo y, como el suplemento contenía efedra, una hierba potencialmente peligrosa, le pidió a George que lo dejara. Lo que ocurrió a continuación dejó a McLeod boquiabierto.

«Era increíble. Al principio no me lo creía, pero sin el suplemento la depresión volvió a atormentarlo».

McLeod ignoraba cómo había podido producirse el rápido cambio, pero llegó a la conclusión de que podría estar relacionado con uno de los seis ingredientes del suplemento. Para averiguarlo, le dio a George un sobre con un ingrediente no identificado para que lo tomara durante la semana siguiente. Seis semanas después, tras descartar los demás ingredientes, determinó que el cromo del suplemento había aliviado la depresión de su paciente.

Ese mismo día, organizó un ensayo controlado aleatorio con pacientes afectados por el mismo tipo de depresión que George y seis de cada diez participantes mejoraron completamente con el cromo.

Tradicionalmente, la depresión melancólica se ha asociado con personas que no comen lo suficiente, no duermen lo suficiente y pierden peso con rapidez. Sin embargo, muchas personas con depresión, como George, aumentan de peso, se sienten cansadas todo el tiempo, tienen antojos de carbohidratos y podrían dormir eternamente. Las personas con este tipo de depresión «atípica» suelen experimentar un alivio instantáneo al tomar entre 400 y 600 mcg de cromo al día, que es también la dosis eficaz para controlar el azúcar en sangre en personas con diabetes.

Echad un vistazo a esta lista de preguntas para ver si os podéis identificar con alguna:

- ¿Os entran antojos de dulces u otros carbohidratos o tendéis a engordar?
- ¿Os cansáis sin motivo aparente u os pesa la parte superior del cuerpo?
- ¿Os sentís somnolientos o aturdidos la mayor parte del tiempo?
- ¿Os sentís fácilmente heridos por el rechazo de los demás?
- ¿Vuestra depresión comenzó antes de los treinta años?

Si habéis respondido afirmativamente a alguna de estas preguntas y a menudo os sentís decaídos, lo más probable es que el cromo y una dieta baja en CG os ayuden.

Hasta un tercio de las personas diagnosticadas con depresión cumple los criterios de la depresión atípica[22]. Un estudio de varios cientos de pacientes con depresión, realizado por el Dr. Andrew

Nierenberg, director adjunto del Programa de Depresión e Investigación Clínica del Hospital General de Massachusetts, reveló que la depresión «atípica» afectaba a uno de cada cinco pacientes con depresión mayor y a un porcentaje aún más alto de mujeres jóvenes con ansiedad[23]. Un estudio realizado en China con más de 1000 pacientes deprimidos identificó al 15 % como «atípicos»[24].

McLeod puso a prueba su teoría realizando un estudio doble ciego con 15 pacientes diagnosticados con depresión atípica. A cinco se les administró un placebo y diez recibieron 600 mcg de picolinato de cromo. Tras ocho semanas, siete de los diez pacientes que recibieron cromo habían experimentado una mejora importante, frente a ninguno de los que recibieron placebo[25].

Un estudio más amplio confirmó luego el descubrimiento de McLeod. El catedrático de Psiquiatría John Doherty, del Weill Medical College de la Universidad de Cornell, administró 600 mcg de cromo o un placebo a 113 pacientes con depresión atípica durante ocho semanas y midió su estado mental mediante la Escala de Calificación de la Depresión de Hamilton. Al cabo de las ocho semanas, el 65 % de los que tomaron cromo había experimentado una mejoría importante de su depresión, frente al 33 % de los que tomaron placebo[26].

El cromo es especialmente eficaz para los trastornos premenstruales del estado de ánimo. En un estudio en el que se administró cromo a mujeres con estos trastornos, se observaron mejoras significativas[27], y en un estudio controlado con placebo se observaron «mayores reducciones de los atracones, el peso y la depresión»[28].

Otro ensayo más largo analizó los efectos del cromo en el trastorno bipolar durante dos años. Casi un tercio de los pacientes informaron de una gran disminución en los síntomas depresivos[29].

El cromo es un mineral extraordinariamente seguro, incluso en cantidades varias veces superiores a 600 mcg a largo plazo. George, el paciente original, lleva más de una década tomando cromo y su vida ha dado un vuelco considerable.

McLeod recomienda tomar cromo dos veces al día, pero se debe tomar por la mañana (en el desayuno y la comida), ya que puede provocar insomnio y sueños vívidos. Si va a funcionar, suele hacerlo en dos o tres días. En los estudios de McLeod con cromo, muchos de sus pacientes obtuvieron un alivio completo en cuestión de semanas. Las puntuaciones de Hamilton de varios pacientes en cuanto a depresión cayeron por debajo de 5 en dos semanas, lo que supone que ya no mostraban síntomas de depresión. No se observa una disminución de este tipo con los ISRS.

Los niveles de cromo disminuyen con la edad, por lo que, cuanto mayores seáis, más necesitaréis. En cualquier caso, nuestras dietas suelen ser muy deficientes, pero cuantos más hidratos de carbono de liberación rápida comamos, más cromo perderemos. El estrés también agota el cromo.

Estos resultados coinciden con otras fronteras prometedoras en el tratamiento nutricional de la depresión. El 5-HTP, precursor de la serotonina, necesita insulina para pasar de la sangre al cerebro. El cromo puede ayudar en este sentido. Los omega-3 también mejoran la capacidad de la serotonina para unirse a los receptores.

Teniendo en cuenta el papel que desempeñan el estrés, las dietas muy refinadas ricas en azúcar y cafeína sobre el azúcar en sangre, y la falta de cromo y omega-3 en la dieta de la mayoría de la gente, quizá no sea tan difícil comprender por qué aumenta la incidencia de la depresión en el siglo XXI.

La cantidad más baja de cromo que recomiendo es de 200 mcg, que es la cantidad que encontraréis en la mayoría de los suplementos, aunque la mayoría de los estudios recomiendan 400-600 mcg por la mañana y 200 mcg en la comida.

¿Y el zinc?

El zinc es otro mineral esencial para el cerebro. Se encuentra en alimentos ricos en proteínas, como los frutos secos y las semillas, siendo las ostras su principal fuente alimentaria.

El zinc es uno de los minerales cuya carencia es más habitual en una dieta basada en comida rápida o basura. Sin él, podéis incluso volveros locos (véase la página 343). Las personas con depresión suelen tener carencias de este mineral y, sobre todo en estos casos, un suplemento de al menos 15 mg de zinc (es posible tomar el doble sin peligro alguno) es eficaz, ya que combinado con otros suplementos reduce el riesgo de depresión en más de una cuarta parte (28%)[30].

Un buen multivitamínico debería proporcionar al menos 10 mg. El zinc también es importante para reducir la homocisteína, por lo que podéis encontrar un suplemento reductor de homocisteína que os proporcione un poco más.

Magia metilada, SAMe y vitaminas B

El adjetivo que escucharéis a menudo si os sentís deprimidos es «desconectados», es decir, desconectados social, sentimental, espiritual y existencialmente. El equivalente bioquímico de la conexión es la metilación.

Vitaminas B

Recordaréis que la metilación depende de las vitaminas del grupo B, especialmente de la B_6, la B_{12} y el folato, y que su carencia se asocia a un mayor riesgo de depresión[31].

Una metilación sana, indicada por un nivel bajo de homocisteína en plasma, es esencial para la producción de todos los neurotransmisores clave, como la serotonina, la dopamina y la noradrenalina, y las personas con depresión tienen niveles más altos de homocisteína[32]. Esta relación es especialmente fuerte en el caso de los hombres[33].

Aunque os he hablado mucho de la relación entre la homocisteína elevada y el deterioro cognitivo y la demencia en etapas posteriores de la vida, la metilación es vital para todos en cualquier etapa de la vida. Un ejemplo de ello es un estudio en el que se compararon 89 niños y adolescentes con depresión con pacientes «control» de la misma edad. Los pacientes en tratamiento por depresión presentaban niveles mucho más altos de homocisteína, lo que indica una peor metilación, y niveles claramente más bajos de vitamina B_{12} y vitamina D, los cuales también predecían la gravedad de sus síntomas[34].

No todos los estudios en los que se ha administrado vitamina B (normalmente B_{12} o ácido fólico) a personas con depresión han dado resultado. Esto no es de extrañar, ya que la ingesta de estas vitaminas debe aumentarse solo si se tienen niveles elevados de homocisteína o bajos de dichas vitaminas.

Un estudio británico probó los efectos de añadir ácido fólico al tratamiento convencional. A las personas con depresión se les administró un antidepresivo ISRS con 500 mcg de ácido fólico o un ISRS con un placebo. Nueve de cada diez mujeres que tomaron el ISRS con ácido fólico redujeron al menos a la mitad su índice de depresión[35].

Un estudio realizado en Pakistán seleccionó a 199 pacientes aquejados de depresión con un nivel bajo de B_{12} (190-300 pg/ml) y les administró antidepresivos con o sin una inyección semanal de B_{12} (1000 µg). Los que recibieron B_{12} obtuvieron mejores resultados, pero todos ellos redujeron su índice de depresión HAM-D en al menos un 20 %[36]. Lo interesante de este estudio es que en el Reino Unido el intervalo de referencia para la B_{12} normal es cualquier valor por encima de 180 pg/ml. Este estudio realizado en Pakistán, donde la población es mayoritariamente vegetariana, descubrió que una cuarta parte de las personas deprimidas tenían niveles bajos de B_{12}, inferiores a 200 pg/ml. Este estudio usó 300 pg/ml como punto de corte para la inclusión en el estudio. En la UE y Japón, el extremo inferior del rango de referencia es precisamente 500 pg/ml (véase la página 397). No me sorprendería que al menos un tercio de las personas con depresión tuvieran un nivel bajo de B_{12}.

La moraleja de esta historia es que, si padecéis de depresión, especialmente si esta va acompañada de problemas cognitivos, como sentir una desconexión o tener problemas de memoria, merece la pena analizar vuestros niveles de homocisteína y B_{12} y tomar suplementos en consecuencia. Si vuestro nivel de homocisteína es elevado, tomad una fórmula reductora de homocisteína (véase la sección «Recursos»). Si vuestro nivel sérico de B_{12} está por debajo de 500 pg/ml, debéis tomar 100 mcg, y si está por debajo de 300 pg/ml, tomad 500 mcg.

Amanda-Jane ofrece un buen ejemplo. Sufría de fatiga crónica y bajo rendimiento emocional, así que decidió comprobar su nivel de homocisteína. Se quedó de piedra cuando descubrió que su índice H era de 26 mcmol/l (debería ser inferior a 7).

Siguió la dieta y los suplementos que recomiendo en el libro, y su sueño mejoró casi de inmediato. Al cabo de cuatro semanas, tenía mucha más energía.

Dos meses después, volvió a analizar su nivel de homocisteína y descubrió que había descendido a 9 µmol/l. Eso supone un descenso del 64 %.

En sus palabras: «Me siento mucho mejor. Mi estado de ánimo no puede ser mejor, sin pánico ni depresión. Me siento animada, enérgica y llena de entusiasmo. Duermo mucho mejor y el síndrome premenstrual ha desaparecido».

SAMe, el metilador maestro

Optimizar la metilación tiene como propósito producir S-adenosil metionina, o SAMe (pronunciado Sammy), como muestra la figura 16 (página 157). En EE. UU., la SAMe se vende sin receta y se puede comprar por internet para uso personal. Sin embargo, en la UE no, ya que está clasificada como fármaco. Se trata de un clásico «callejón sin salida»: como sustancia natural, no puede patentarse, por lo que no es intrínsecamente rentable, pero, puesto que funciona, está clasificada como fármaco, por lo que no puede venderse sin receta médica. Pero el proceso de obtención de dicha licencia, especialmente sin el monopolio de una patente, es demasiado costoso para que nadie pague la factura de una sustancia natural. Esta situación provoca que haya menos interés en investigar la eficacia de este antidepresivo seguro, que no haya presupuesto para promocionarlo y que pocos médicos lo conozcan.

Una revisión Cochrane exhaustiva de ocho estudios, en los que participaron casi 1000 personas, muestra que la SAMe ha superado a los ISRS en todos los análisis[37], con efectos adversos mínimos y sin síntomas de abstinencia.

Además, funciona con rapidez. En un ensayo cuyos participantes no habían respondido a los antidepresivos ISRS, la administración de 800 mg de SAMe dos veces al día produjo una impresionante mejora de 5 puntos en las puntuaciones de la HAM-D en el plazo de una semana[38]. Un estudio reciente, en el que se utilizó una dosis inferior de 200 mg de SAMe administrada junto con un probiótico, *Lactobacillus plantarum*, mostró una mejoría en las personas con depresión de leve a moderada en tan solo dos semanas[39].

Recomiendo tomar 400 mg de SAMe en una cápsula de cubierta entérica dos veces al día como alternativa o complemento para bajar la homocisteína con vitaminas del grupo B, especialmente si os resulta difícil hacerlo. La SAMe puede ser muy eficaz junto con 5-HTP.

Además, cabe señalar que el omega-3 y las vitaminas del grupo B son codependientes, como se explica en el capítulo 10, por lo que es posible que algunos estudios en los que se administraron vitaminas del grupo B no hayan funcionado en personas con bajo contenido de omega-3. Un ejemplo de ello, expuesto en este mismo capítulo, fue el estudio B-PROOF, en el que se administró una cantidad suficiente de vitaminas B (B_{12}, 100 µg; ácido fólico, 500 µg) a personas mayores para controlar la depresión. No parecían aportar ningún beneficio en la prevención de la depresión o en la mejora del estado de ánimo o de la memoria, hasta que se observó la diferencia entre las personas con buena o mala concentración de omega-3. En aquellos con niveles adecuados, las vitaminas B funcionaron[40]. En resumen, os recomiendo que os aseguréis siempre de tomar suficiente omega-3 y suficientes vitaminas B si os sentís tristes o deprimidos.

Vitamina D: la vitamina del sol

La vitamina D es un nutriente esencial para el cerebro y la salud mental. Favorece la neurotransmisión y reduce la inflamación y el estrés oxidativo, lo que le confiere efectos antiinflamatorios y neuroprotectores en el cerebro [41].

En términos generales, cuanto más baja sea la vitamina D, peor será vuestro estado de ánimo, por lo que es especialmente importante tomar suplementos de vitamina D de octubre a marzo si vivís en el Reino Unido o en una latitud similar del hemisferio norte, ya que durante esos meses el ángulo del sol es muy bajo y también es menos probable que salgáis al aire libre y expongáis la piel a la luz solar. Lo mejor es suponer que todos tenemos carencia de vitamina D en invierno, a menos que viajemos al sol, y que necesitamos un suplemento de al menos 15 mcg (600 UI), aunque puede ser necesario el doble para corregir la carencia.

Cuanto más bajo sea vuestro nivel de vitamina D, peor será vuestro estado de ánimo. Si este decae en invierno, podría ser un signo de que necesitáis más vitamina D. Eso es lo que descubrieron investigadores de la Universidad de Tromsø (Noruega) al analizar los niveles de vitamina D en sangre de 441 voluntarios a los que se les hizo una prueba para detectar depresión y luego se les administró un suplemento de vitamina D o un placebo. Al cabo de un año, las personas que recibieron vitamina D presentaron índices de depresión considerablemente más bajos [42].

Sin embargo, no es necesario esperar un año para notar la mejoría. En un estudio realizado en Australia durante ocho semanas, se observó que algunas de las personas que recibieron suplementos de vitamina D mejoraron su estado de ánimo en solo cinco días [43]. En otro estudio realizado en Irán, se administró una única inyección de vitamina D y se observó una remisión de la depresión tres meses después [44].

Dado que la vitamina D se almacena en el organismo, no es necesario tomar un suplemento diario. Podéis tomar una dosis semanal. En el estudio hecho en Noruega, se administraron 20.000 UI o 40.000 UI semanales. Ambos funcionaron y no hubo grandes diferencias en el efecto sobre el estado de ánimo. Por tanto, podéis asumir que 20.000 UI semanales o 3000 UI diarios serían suficientes.

Sin embargo, la cantidad que necesitáis depende de vuestros niveles sanguíneos, que deben situarse en el rango óptimo. En el estudio anterior, las personas que recibieron 20.000 UI a la semana tenían un nivel medio de 88 nmol/l, mientras que las que recibieron 40.000 UI presentaban un promedio de 111 nmol/l. En la actualidad, se reconoce que los niveles superiores a 75 nmol/l se correlacionan con una buena salud en muchos aspectos, mientras que los niveles superiores a 100 nmol/l pueden ser incluso mejores en otros. Mi recomendación es que os hagáis la prueba y consideréis que todo lo que esté por debajo de 50 nmol/l es deficiente y por encima de 75 nmol/l es suficiente, con un nivel óptimo cercano a 100 nmol/l. Si os suplementáis con 3000 UI al día, es decir, siete veces a la semana, especialmente de octubre a marzo, medíos de nuevo con estos parámetros.

Pero no solo necesitamos vitamina D, sino también luz solar. Durante los meses de verano, bastará con estar media hora al aire libre con la piel aún más expuesta para obtener los beneficios de la luz solar, e incluso un multivitamínico que proporcione 800 UI (apenas una cuarta parte de lo que necesitas en los meses más oscuros) podría ser suficiente.

Otra forma de aumentar la exposición a la luz es la fototerapia. Investigadores canadienses compararon los efectos de un antidepresivo (fluoxetina), un placebo y 30 minutos diarios de fototerapia nada más despertar en personas con depresión mayor. La fototerapia fue superior tanto al placebo como al antidepresivo, que ni siquiera fue mejor que el placebo[45]. Yo tengo una luz de espectro completo (véase la sección «Recursos») en mi estudio, que pongo en invierno cuando escribo por la mañana temprano, antes de que salga el sol.

Las mejores fuentes alimentarias de vitamina D son el pescado azul y los huevos. Una ración de salmón o caballa os proporcionará aproximadamente 400 UI. Dos huevos aportan unos 130 UI. En algunos países, aunque no en el Reino Unido, la leche está enriquecida con vitamina D, pero no destaca por ser una gran fuente. Algunas setas se enriquecen a propósito con vitamina D exponiéndolas a la luz ultravioleta.

Daryl, paciente del Centro Brain Bio, padecía lo que él mismo describía como «niebla cerebral» y se sentía débil, irritable y enfadado, sobre todo en invierno.

Los análisis de sangre mostraron que tenía niveles muy bajos tanto de vitamina D como de grasas esenciales. Le dimos suplementos de vitamina D y omega-3, y le recomendamos que comiera más pescado azul.

Rápidamente notó una enorme mejoría en sus síntomas. Por primera vez en seis años, ya no se despertaba con dolor de cabeza, sino que se sentía totalmente renovado.

En resumen, el camino que lleva desde abajo hacia arriba supone lo siguiente:

- Seguir una dieta baja en CG, con abundante pescado azul y huevos.
- Evitar el azúcar.
- Reducir el consumo de estimulantes y alcohol.
- Asegurarse de que nuestros suplementos diarios incluyen omega-3, vitaminas del grupo B (con B_{12} extra si vuestro nivel de homocisteína es alto), vitamina D, zinc, magnesio y cromo, además de los aminoácidos 5-HTP y tirosina.

Desprogramar la ansiedad y resistir el estrés

El estrés suele manifestarse emocionalmente en forma de ansiedad, una afección que aflige a muchas personas en distintos grados. En mi encuesta «Salud al máximo», realizada a más de 55.000 personas, dos de cada tres (66 %) afirmaron que se ponían ansiosas o tensas con facilidad, y el 39 % reconoció que a menudo se sentían nerviosas o «hiperactivas». Para algunas personas, la ansiedad extrema y los ataques de pánico pueden llegar a ser tan frecuentes que debilitan y limitan su vida.

Además de provocar miedo e incapacidad para pensar con claridad, los síntomas del estrés pueden incluir palpitaciones, sequedad de boca, sudoración excesiva, insomnio, fatiga, dolores de cabeza y tensión muscular. Los retos normales de la vida diaria, como entrar en una habitación llena de gente, quedarse atrapado en un embotellamiento, viajar a un lugar desconocido o tener que hablar en una reunión, pueden ser desencadenantes. Sin embargo, la ansiedad también puede aparecer sin una causa obvia, lo que hace que los afectados teman no poder controlar estas reacciones.

No obstante, tal y como veremos, la fuerza de voluntad por sí sola no basta. Los investigadores que trabajan en el campo de la neurociencia han descubierto que las emociones funcionan mucho más rápido que los pensamientos y, con frecuencia, pueden eludir por completo el proceso de razonamiento lineal de la mente[46]. La parte del cerebro implicada en el procesamiento emocional (la amígdala) también evolucionó antes que la parte cognitiva o pensante del cerebro, por lo que está especialmente sintonizada con el peligro potencial y es hipersensible a posibles amenazas.

Esto significa que un acontecimiento pasado, que en su momento pareció amenazador, puede establecer un patrón de reacciones futuras. Y, como este desencadenante suele permanecer en el subconsciente, su identificación puede resultar problemática. Así, por ejemplo, ser testigo de una discusión airada entre vuestros padres cuando erais pequeños puede hacer que os aterroricen la ira y la confrontación. Por si fuera poco, si os enfrentáis a un periodo especialmente difícil que provoca en vosotros un estrés o una ansiedad extremos, vuestra amígdala puede volverse hiperreactiva y buscar otros posibles desencadenantes. Si esto ocurre, es posible que experimentéis un ataque de pánico antes de que vuestro cerebro racional pueda evaluar la situación y determinar si esa respuesta es realmente necesaria. Este estado se conoce como «secuestro emocional». Uno de los mejores métodos para afrontarlo es el HeartMath (véase la página 377).

Pero no os preocupéis: podéis cambiar mucho vuestra alimentación y vuestro estilo de vida para sanar. Mientras os ponéis en marcha para adoptar un estilo de vida más tranquilo, evitad actividades que aumenten considerablemente vuestro ritmo cardíaco, ya que pueden confundir al cerebro y hacerle creer que se encuentra en una situación de emergencia. En su lugar, es mejor optar por actividades como el yoga, la meditación o el taichí, que favorecen la relajación y aumentan los niveles naturales de energía. Asimismo, lo mejor es evitar los estimulantes que aceleran el ritmo cardíaco: café, té, cigarrillos, refrescos de cola, bebidas energéticas, chocolate y pastillas de cafeína.

La ansiedad está asociada a niveles elevados de las hormonas del estrés adrenalina y cortisol. Cuando el nivel de azúcar en sangre desciende (normalmente como rebote tras una subida de azúcar), se favorece la liberación de hormonas suprarrenales, al igual que ocurre con los estimulantes, como la cafeína y la nicotina. Por lo tanto, el primer paso para reducir la ansiedad es equilibrar el nivel de azúcar en sangre mediante una dieta baja en CG que contenga hidratos de carbono de liberación lenta y proteínas, y evitar o reducir considerablemente el consumo de estimulantes y alcohol (véase más adelante). Así de simple es empezar a reducir vuestra ansiedad.

Dirigir una cadena de supermercados había dejado a Andrew con enormes niveles de estrés. Durante el día tomaba café y por la noche se relajaba con una cerveza o un poco de vino, ya que, de lo contrario, le costaba conciliar el sueño. Poco a poco, comenzaba, también, a ganar peso.

Un día, decidió seguir mi dieta baja en CG: dejó el café y el alcohol y tomó los suplementos que le recomendé. Tres semanas después me contactó y me dijo: «Mi energía está por las nubes, ya no me siento estresado y no tengo problemas para dormir. ¡Ahora me despierto descansado!».

En busca del GABA: el antídoto contra la ansiedad

La mayoría de las personas, al enfrentarse a una sensación de ansiedad intensa o constante, recurren al alcohol o al cannabis para «automedicarse». Si la ansiedad es más extrema y solicitan consulta con su médico, es posible que se les recete un tranquilizante, ahora también llamado «estabilizador del estado de ánimo». En una semana, en el Reino Unido tomamos unos 10 millones de tranquilizantes, fumamos 10 millones de porros de cannabis y bebemos 120 millones de bebidas alcohólicas.

La elección de estas tres sustancias no es casual. Todas ellas estimulan los receptores de GABA, que es el pacificador del cerebro y ayuda a desactivar el exceso de adrenalina y a calmarnos. Por eso, después de esa cerveza o esa copa de vino, nos sentimos sociables, relajados, felices y menos serios, al menos durante una hora, ya que los niveles de GABA aumentan. Pero después los niveles de GABA empiezan a descender y nos sentimos irritables y desconectados, por lo que nos tomamos otra copa y otra. El problema es que, después de una sesión de bebida, los niveles de GABA se suprimen, lo que nos deja malhumorados e irritables. La mayoría lo evitamos bebiendo por la noche y yéndonos a dormir bajo los efectos de la bebida. Lo que no sabemos es que el alcohol también altera el ciclo normal del sueño, que es lo que regenera la mente. Así que, cuando nos despertamos por la mañana, estamos mentalmente cansados, malhumorados e irritables debido al bajo nivel de GABA, y también tenemos hambre y sueño mientras nuestro cuerpo desintoxica el alcohol de la noche anterior. En definitiva, a largo plazo, el alcohol nos pone más ansiosos, no menos. Lo mismo ocurre con el cannabis, que, si se fuma habitualmente, también reduce el impulso y la motivación.

Suplemento de GABA y taurina

Pero hay alternativas. El GABA (ácido gamma-aminobutírico) no solo es un neurotransmisor, sino también un aminoácido. Esto significa que es un nutriente y que, si os tomáis un suplemento, podréis ayudar a mantener unos niveles normales y saludables de GABA en el cerebro.

Sin embargo, hay un problema. En la UE, el GABA se ha clasificado como medicamento, por lo que ya no se puede adquirir sin receta. En algunos países, como EE. UU., está disponible, en cambio, en tiendas de dietética. El GABA se obtiene a partir de la taurina y la glutamina, y algunos suplementos «relajantes» contienen estos promotores del GABA.

Si podéis haceros con suplementos de GABA, tomad entre 250 y 500 mg, una o dos veces al día, para disfrutar de sus efectos relajantes. Pero recordad que, aunque no es adictivo, puede tener efectos secundarios. La ingesta de hasta 2 g al día no ha sido asociada a efectos secundarios; sin embargo, si se superan los 10 g al día, pueden aparecer náuseas, vómitos e incluso un aumento de la tensión arterial. En otras palabras, utilizad el GABA con prudencia, especialmente si ya sufrís hipertensión, comenzando por no más de

1 g al día y sin superar los 3 g diarios. Si lo tomáis por la noche, os ayudará también a conciliar el sueño.

La taurina es otro aminoácido relajante con una estructura y un efecto similares a los del GABA. Muchas personas creen que es un estimulante porque se utiliza en las llamadas «bebidas energéticas», pero no es así. Al igual que el GABA, ayuda a relajarse y a desconectar de los altos niveles de adrenalina. También se recomienda a menudo como suplemento antienvejecimiento, ya que la suplementación ralentiza los marcadores clave de este inevitable fenómeno[47].

La taurina está muy concentrada en alimentos de origen animal, como el pescado, los huevos y la carne. Por ello, los vegetarianos son más propensos a sufrir deficiencias. Para prevenirlas, tomad entre 500 y 1000 mg de taurina dos veces al día. No se conocen precauciones ni efectos adversos a dosis razonables.

La taurina y el aminoácido glutamina contribuyen a la producción de GABA, por lo que puede que los encontréis en suplementos «relajantes» (véase la sección «Recursos»).

Tomar vitaminas del grupo B y vitamina C

Las vitaminas del grupo B también ayudan a combatir la ansiedad. Los suplementos de vitamina B_6 aumentan los niveles de GABA, y, en un estudio reciente, la ingesta de 100 mg redujo la ansiedad autodeclarada de sus participantes[48]. Otro estudio descubrió que una mayor ingesta de vitamina B_6 se asociaba a un menor riesgo de depresión y ansiedad en las mujeres, no así en los hombres[49]. Una combinación de vitamina B_6 y magnesio ha demostrado ser especialmente eficaz para reducir la ansiedad premenstrual[50, 51 y 52]. En líneas generales, una mayor ingesta de vitaminas del grupo B se asocia a niveles más bajos de ansiedad y depresión[53]. Una revisión de la evidencia científica sobre nutrientes concluyó: «El magnesio y la vitamina B_6 pueden ser eficaces para reducir el estrés premenstrual en combinación, y que la vitamina B_6 puede reducir eficazmente la ansiedad en mujeres mayores. Una dosis elevada de vitamina C de liberación retardada puede reducir la ansiedad y mitigar el aumento de la presión arterial en respuesta al estrés»[54].

La vitamina C, de producción endógena en todos los animales, excepto en algunos primates, actúa como una hormona del estrés. Se almacena en la corteza suprarrenal, junto con el cortisol, y se libera en la sangre, elevando sus niveles varias veces en situaciones de estrés. De hecho, ayuda al cortisol a funcionar, de modo que los animales que producen vitamina C no tienen que producir tanta cantidad. Es lógico que nuestra pérdida evolutiva de la capacidad de producir vitamina C nos haya vuelto más propensos al estrés y la ansiedad.

Varios estudios demuestran que el aumento de la ingesta de vitamina C reduce la ansiedad. Un ensayo de catorce días con 500 mg de vitamina C frente a un placebo, administrado a estudiantes de secundaria, arrojó precisamente estos resultados[55]. Otro ensayo, en el que se administraron 500 mg dos veces al día, mejoró la «vitalidad mental» y la atención, además de reducir la fatiga en otros tantos estudiantes[56]. Los efectos energéticos de la vitamina C se conocen desde los años setenta, cuando el Dr. Emanuel Cheraskin, de la Universidad de Alabama, demostró que las personas que tomaban más de 400 mg al día presentaban un nivel de fatiga mucho menor[57]. Personalmente, recomiendo tomar 1000 mg dos veces al día, sobre todo cuando se sufre estrés o ansiedad.

Hierbas relajantes: valeriana, lúpulo, pasiflora y *ashwagandha*

Valeriana

La valeriana (*Valeriana officinalis*) es una excelente hierba ansiolítica. Como relajante natural, es útil para aliviar varios trastornos, como la inquietud, el nerviosismo, el insomnio y la histeria, e incluso se ha utilizado como sedante para el estómago «nervioso». La valeriana actúa sobre los receptores GABA del cerebro, potenciando su actividad y ofreciendo así un efecto tranquilizante similar al de los fármacos tipo Valium, pero sin los mismos efectos secundarios. Para utilizarlo como relajante, necesitáis 50-100 mg dos veces al día y el doble de esta cantidad 45 minutos antes de acostaros si lo que buscáis es dormir bien.

Dado que la valeriana potencia los fármacos sedantes, incluidos los relajantes musculares y los antihistamínicos, evitad su consumo si estáis tomando medicamentos sin el consentimiento de vuestro médico. La valeriana también puede interactuar con el alcohol, así como con ciertos fármacos psicotrópicos y narcóticos.

Lúpulo

El lúpulo (*Humulus lupulus*) es un antiguo remedio que ayuda a dormir bien, lo que, probablemente, hizo que se incluyera en la cerveza. Ayuda a calmar los nervios actuando directamente sobre el sistema nervioso central, en lugar de afectar a los receptores GABA. Necesitáis unos 200 mg al día, pero su efecto es mucho menor que el de la kava o la valeriana. No obstante, puede potenciarse si se toma en combinación con estas y otras hierbas, como la pasiflora.

Pasiflora

La pasiflora (*Passiflora incarnata*) era una de las plantas favoritas de los aztecas, que la utilizaban para preparar bebidas relajantes. Tiene un efecto suave y favorece el sueño sin generar efectos secundarios (siempre en dosis normales). También puede ser útil para los niños hiperactivos. Necesitáis entre 100 y 200 mg al día.

Las combinaciones de estas hierbas son especialmente eficaces para aliviar la ansiedad y pueden ayudar a romper el patrón del estrés, al lidiar con los múltiples retos de la vida.

El lúpulo y la pasiflora son mejores opciones si no queréis estar somnolientos.

Ashwagandha

Existen pruebas fehacientes de que la *ashwagandha*, una hierba ayurvédica, reduce la ansiedad. Un ensayo controlado aleatorizado en el que se compararon 240 mg con un placebo mostró una reducción de la ansiedad y el estrés, además de una notoria disminución del cortisol. En los hombres, los niveles de testosterona incluso aumentaron[58]. Al parecer, la *ashwagandha* ayuda a regular el eje hipotálamo-hipófisis-suprarrenal, equilibrar el cerebro y las glándulas suprarrenales, y desactivar la ansiedad.

Una revisión reciente de 12 estudios concluyó: «La presente revisión sistemática y el metaanálisis de los ECA [ensayos controlados aleatorizados] reveló que la administración de suplementos de *ashwagandha* tiene un efecto beneficioso sobre el estrés y la ansiedad»[59].

El caso de Holly puede serviros de ejemplo:

Tuve una ruptura sentimental importante que me dejó con altos niveles de ansiedad. Había oído hablar de la ashwagandha *y tomé 500 mg de* ashwagandha *orgánica durante un mes. En poco tiempo, sentí una diferencia definitiva pero sutil en mis niveles de ansiedad, lo que además tuvo un impacto positivo en los síntomas físicos, como el síndrome del intestino irritable y los dolores musculares.*

Aumentar el magnesio

El magnesio es otro nutriente importante que ayuda a relajar tanto los músculos como la mente. Por este motivo, suele incluirse en las fórmulas para dormir (véase la página 309). También es un potente antioxidante y ayuda a estabilizar los niveles de azúcar en sangre. Actúa en colaboración con el zinc y las vitaminas del grupo B, especialmente la B_6, en muchas enzimas clave del organismo.

La peor dieta para el magnesio es la que tiene un alto contenido en carne, leche, alimentos refinados y azúcar. No solo es deficiente en magnesio, sino también en calcio. El cuerpo necesita el equilibrio adecuado de estos minerales que «tiran y aflojan» y que controlan la función cerebral, nerviosa y muscular. Demasiado calcio en relación con los niveles de magnesio puede provocar calambres musculares, latidos cardíacos irregulares, hipertensión, nerviosismo, irritabilidad, insomnio y depresión. El estrés, el café y el alcohol también agotan el magnesio.

El magnesio también es un potente antioxidante y ayuda a estabilizar el nivel de azúcar en sangre. Trabaja junto con el zinc y las vitaminas del grupo B, especialmente la B_6, en muchas enzimas fundamentales para el organismo.

En un estudio en el que se administró magnesio solo o una combinación de vitamina B_6 (30 mg) y magnesio (300 mg) a adultos estresados pero sanos, se observó una mejora significativa tanto de la ansiedad como de la depresión, siendo más eficaz la combinación que la ingesta por separado[60]. El estudio duró ocho semanas, pero la mayoría de las mejoras se produjeron en cuatro semanas. En otro estudio, tras administrar 248 mg de magnesio, se observó una mejoría de la depresión al cabo de solos seis semanas[61].

La mayoría de la gente consume unos 270 mg diarios de magnesio, pero necesita, en verdad, más de 500 mg. Una dieta rica en verduras, frutos secos y semillas puede elevar la ingesta hasta los 500 mg, pero, al igual que ocurre con el omega-3, nuestros antepasados consumían el doble que nosotros. Un puñado pequeño o una cucharada colmada de semillas de chía o calabaza (28 g o 1 onza) proporcionará más de 100 mg. Una cantidad similar de almendras, cacahuetes o anacardos proporciona 80 mg. Una ración de avena, arroz integral, patatas o alubias (siendo las negras las mejores) aporta unos 50 mg. El germen de trigo es otro gran alimento rico en magnesio.

Las verduras con mayor contenido de magnesio son las de hoja verde, sobre todo las espinacas, la col rizada, las acelgas, las judías verdes y los guisantes, en este orden. Con una ración decente, que equivale a medio plato, se pueden alcanzar fácilmente los 100 mg. Como parte de una dieta saludable para el cerebro (véase el capítulo 25), os animo a incluir al menos dos raciones, si no tres, de verduras de hoja verde en vuestra dieta diaria, contando medio plato como dos raciones, más un pequeño puñado de frutos secos y semillas, y otra fuente de alimentos ricos en magnesio, como una ración de avena, arroz integral o alubias. Con ello, os acercaréis a una ingesta diaria de 500 mg.

Si hacéis todo esto y además tomáis un multivitamínico que os aporte 150 mg de magnesio (pocos proporcionan más de 50 mg), deberíais estar en la zona óptima. Pero, si os encontráis especialmente ansiosos, deprimidos o no podéis dormir, un suplemento de 300 mg de magnesio por la noche puede ayudaros a calmar la mente.

Los terapeutas nutricionales saben que hay que suplementar con unos 300 mg de magnesio a personas que necesiten más, por ejemplo, para dormir, reducir la ansiedad y la depresión, tratar los calambres musculares o prevenir enfermedades cardíacas. El magnesio también es un potente antioxidante. Lamentablemente, muy pocos multivitamínicos contienen más de 50 mg; los mejores aportan hasta 150 mg.

Teanina: por qué el té es mejor que el café

En los estudios en los que se comparan los niveles de cafeína, los efectos del té y el café sobre el estado de ánimo varían considerablemente[62]. Esto puede deberse a que el té también contiene L-teanina, un aminoácido natural con propiedades relajantes. Las investigaciones sugieren que 50 mg de L-teanina estimulan de forma natural las ondas cerebrales alfa, asociadas a un estado mental más relajado, pero alerta[63].

Los complementos que contienen L-teanina y GABA pueden ayudaros a sentiros más relajados y menos nerviosos. Un ensayo con 400 mg de teanina ha demostrado que su ingesta ayuda a los chicos con TDAH a conciliar el sueño[64]. Los suplementos que proporcionan combinaciones de GABA o sus precursores, teanina, magnesio o hierbas relajantes son, sin duda, los más eficaces (véase la sección «Recursos»).

Que no cunda el pánico: nada está bajo control

Algunas personas experimentan ataques de pánico con regularidad, los cuales se caracterizan por sentimientos extremos de miedo. Los síntomas que se suelen experimentar son palpitaciones, respiración acelerada, mareos, inestabilidad y sensación de muerte inminente. Quienes padecen agorafobia, es decir, miedo a estar solos o en lugares públicos, saben que pueden superar la situación, pero temen sufrir un ataque de pánico.

Aunque suene «psicológico», detrás de los ataques de ansiedad de muchas personas se esconde un desequilibrio bioquímico, además de los obvios componentes psicológicos. A menudo, se trata de un exceso de ácido láctico.

Cuando los músculos no reciben suficiente oxígeno, fabrican energía a partir de la glucosa sin él. El problema es que ese proceso deja un subproducto llamado ácido láctico. Por extraño que parezca, administrar ácido láctico a personas propensas a sufrir ataques de pánico puede inducir uno[65].

La hiperventilación provoca un aumento de los niveles de ácido láctico. Muchas personas tienden a hacerlo cuando sufren un ataque de pánico. La hiperventilación altera el equilibrio del dióxido de carbono en sangre, a lo que el cuerpo responde produciendo más ácido láctico. La solución es respirar dentro de una bolsa de papel y concentrarse en respirar profundamente durante un minuto. Esa es una de las formas más sencillas de restablecer el equilibrio[66].

La hipoglicemia también puede provocar hiperventilación y aumentar el ácido láctico. Por tanto, es importante mantener un nivel de azúcar en sangre uniforme comiendo poco y a menudo.

Una técnica respiratoria más avanzada y muy eficaz es la respiración Buteyko (véase la sección «Recursos»). No solo es buena para la ansiedad general, sino especialmente para quienes suelen hiperventilar y sufrir ataques de pánico, que pueden agravarse por la falta de CO_2 inducida por una respiración excesiva. La respiración Buteyko puede enseñarse en un taller o en sesiones individuales.

El otro factor fundamental de los ataques de pánico es el exceso de adrenalina. Muchas personas desconocen que la progesterona es antiadrenalínica. Cuando los niveles descienden, normalmente en las fases peri- y posmenopáusicas, las mujeres suelen volverse más ansiosas y propensas a los ataques de pánico. Basta con frotar crema de progesterona natural (bioidéntica) (véase la sección «Recursos») en la cara interna de los brazos para detener los ataques de pánico en pocos minutos.

Una forma instantánea de eliminar la ansiedad

Si os enfrentáis a un ataque de pánico o de ansiedad extrema, sumergir la cara en un recipiente con agua muy fría durante treinta segundos (aguantando la respiración) puede provocar el llamado reflejo de inmersión, que tiene un rápido efecto calmante. Esto se debe a que el agua fría estimula el nervio vago, que forma parte del sistema nervioso parasimpático (SNP). El SNP trabaja en colaboración con el sistema nervioso simpático (SNS), que interviene en la respuesta al estrés. Por eso, después de un acontecimiento estresante, es el SNP el que toma el relevo para calmaros y restaurar la normalidad de vuestro organismo. En cualquier caso, el reflejo de inmersión activa inmediatamente el SNP, por lo que os sentiréis más tranquilos y menos estresados en cuestión de segundos. Salpicarse la cara con agua helada o presionar una bolsa de plástico llena de hielo puede tener el mismo efecto en algunos casos y es más eficaz si, además, os inclináis hacia delante y contenéis la respiración durante treinta segundos. La única advertencia es que este procedimiento no debe realizarse en personas con ritmo cardíaco lento o presión arterial baja, ya que puede ralentizar el pulso.

El caso de Emily ilustra la cuestión:

«Hace poco, después de una semana de acontecimientos desagradables que hicieron que mi futuro se volviera incierto, empecé a tener ataques de pánico. Nunca supe con certeza qué los desencadenaba, pero durante un mes estuve en un estado constante de nerviosismo, taquicardia, falta de apetito y sensación de calor y sudoración, y no podía determinar la causa.

»Hoy puedo decir con satisfacción que llevo tres semanas sin sufrir pánico. Gracias a la crema de progesterona y a la técnica de buceo, conseguí detener los ataques drásticamente, pasando de 12 horas de pánico a cero. Gracias a un viaje, en el que tuve tiempo de respirar y conocer esa faceta de mí misma que no está marcada por el pánico, supe que podía detener los ataques en cualquier momento si volvían a aparecer».

Técnicas de reducción del estrés

Algunas personas necesitan un poco más de ayuda para obtener las herramientas que les permitirán vivir sin pánico. Existen técnicas de respiración y meditación diseñadas para ello, así como vías psicoterapéuticas que explorar, y varias de ellas pueden resultar extremadamente útiles. A mí me han impresionado especialmente las técnicas de HeartMath (véase la página 377).

Si sospecháis que la raíz de vuestra ansiedad reside en lo más profundo de vuestro subconsciente, también existen enfoques psicoterapéuticos que pueden liberaros de esos patrones de pensamiento negativos, como la técnica de liberación emocional (EFT, por su sigla en inglés) y la terapia de desensibilizacion y reprocesamiento por movimientos oculares (EMDR, por su sigla en inglés) (véase la sección «Recursos»).

La eficacia de los enfoques integrados

Aunque las causas suelen ser psicológicas, es posible romper el hábito de reaccionar con miedo y ansiedad ante las inevitables tensiones de la vida equilibrando el nivel de azúcar en sangre, reduciendo los estimulantes y garantizando una nutrición óptima, además de utilizando juiciosamente estas hierbas y nutrientes naturales contra la ansiedad. También es importante abordar los posibles desencadenantes que la provocan.

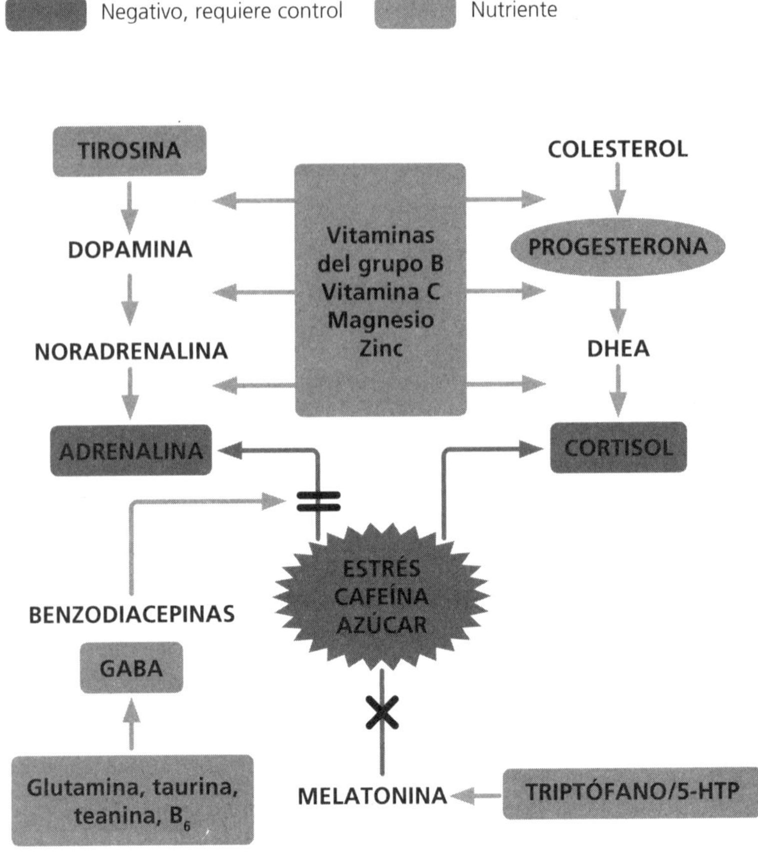

Fig. 24. Cómo ayudan los nutrientes a controlar las hormonas del estrés adrenalina y cortisol.

En cuanto a los suplementos, a menudo una combinación de aminoácidos y hierbas relajantes es lo más eficaz para reducir niveles elevados de ansiedad. La acción sinérgica de nutrientes y hierbas como el GABA o sus precursores (taurina, glutamina y B_6), el magnesio y el 5-HTP, y la valeriana, el lúpulo y la pasiflora implica que las dosis individuales pueden ser menores. La vitamina C y las vitaminas del grupo B, además del zinc, también son necesarias para fortalecer el sistema suprarrenal (véase la figura anterior). Estos son mis preferidos entre los ingredientes alimenticios «relajantes», ideales para tomarlos por la tarde o una hora antes de acostarse.

Si también estáis agotados y no podéis hacer frente al estrés, os recomiendo que por la mañana toméis una fórmula «estimulante», es decir, que contenga tirosina, además de hierbas adaptógenas, como el ginseng y el hongo reishi (véase la sección «Recursos»). Una opción es tomar dos raciones de la fórmula «estimulante» antes del desayuno y dos raciones de la fórmula «relajante» por la tarde durante un mes: esta combinación os ayudará a retomar el ritmo.

En resumen, hemos aprendido lo siguiente:

- Practicar HeartMath es una forma estupenda de desprogramar el secuestro emocional.
- Es bueno optar por actividades como el yoga, la meditación o el taichí.
- Lo mejor es reducir el consumo de café, té, cigarrillos, refrescos de cola, bebidas energéticas, chocolate y pastillas de cafeína.
- Idealmente, debemos optar por una dieta baja en CG (véanse los capítulos 11 y 23).
- Se recomienda tomar un suplemento de vitaminas del grupo B y vitamina C extra cuando nos hallemos estresados (2 g/día).
- Tomar un suplemento de 300 mg de magnesio y comer alimentos ricos en magnesio, como verduras, chía y semillas de calabaza, puede ayudar a nuestro organismo.
- No está de más complementar nuestra producción de GABA (500 mg) o de sus precursores, la glutamina, la taurina y la teanina.
- Podemos probar también con hierbas relajantes: valeriana, lúpulo, pasiflora y *ashwagandha*. Es probable encontrar este tipo de nutrientes en fórmulas combinadas.
- Si sufrimos ataques de pánico, podemos aprender la técnica del «buceo» o recurrir a la respiración Buteyko para superarlos (véase la sección «Recursos»).

- Existen diversas técnicas de reducción del estrés, como la EFT y la EMDR (véase la sección «Recursos»).

Cómo dormir mejor

Los investigadores suelen coincidir en que los adolescentes necesitan hasta nueve horas de sueño ininterrumpido, cifra que disminuye a unas siete horas en la edad adulta[67], aunque algunos sugieren hacerlo en dos «sesiones», como en las siestas. Todos somos diferentes y la cantidad de horas de sueño que os haga sentir despiertos y descansados al día siguiente depende de vosotros.

El insomnio se define como «la dificultad para conciliar el sueño (tardar una media de más de 30 minutos en dormirse); despertarse con frecuencia durante la noche y tener dificultades para volver a dormirse; despertarse demasiado temprano por la mañana y no poder volver a dormirse; despertarse cansado o agotado, con sentimientos de depresión y ansiedad durante el día».

Alrededor de un tercio de la población mundial padece algún tipo de insomnio. En mi encuesta «Salud al máximo», el 55 % de la población reportó dificultades para dormir o un sueño agitado, mientras que el 43 % afirmó que se despertaba cansado. Si esto os suena familiar, podríais tener un problema de sueño. ¿Qué opciones tenéis en este caso?

Hay dos dinámicas en juego. En la mayoría de los casos, la incapacidad para conciliar el sueño se debe a la incapacidad para «desconectar» la respuesta suprarrenal al estrés. Muchos recurren al alcohol para conseguirlo, pero dormir bajo los efectos del alcohol altera el ciclo normal del sueño, lo que puede provocar un bajón anímico. La consecuencia directa del consumo regular de alcohol es el agotamiento del GABA, lo que provoca más adrenalina, ansiedad e hipersensibilidad emocional, y menos calidad de vida y de sueño. Un estudio reveló que los hombres que bebían más aumentaban su riesgo de padecer problemas de sueño en un 25 %[68]. Cuanto menos se duerme, más potentes y peligrosos son los efectos del alcohol: no solo suprime los sueños, sino que también disminuye el sueño profundo[69].

Si mantenéis un patrón de sueño tranquilo, durante la primera fase de sueño, también llamada sueño ligero, os desconectáis de lo que os rodea. La temperatura corporal empieza a bajar un poco y las ondas cerebrales se ralentizan. Si todo va bien, tras unos 30 minutos pasaréis a un periodo de sueño profundo, en el que el ritmo cardíaco disminuye, la tensión arterial baja y la respiración se hace más lenta. Es la fase más reparadora, en la que se producen la reparación y la regeneración de los tejidos. Después de unos 90 minutos, llegáis a un periodo de sueño REM, en el que se producen la mayoría de los sueños. Ya hemos explicado la importancia de soñar para la salud psicológica y el bienestar. A continuación, os moveréis entre el sueño profundo, el sueño ligero y la fase REM, y lo ideal es que la fase REM represente alrededor del 25 % del tiempo total de sueño. Si no soñáis o no recordáis vuestros sueños, hay varias explicaciones posibles. Los niveles de acetilcolina son especialmente altos durante la fase REM, así que verificad cuál es vuestra ingesta de colina (véase la página 173). Además, es recomendable optimizar vuestra ingesta de B_6 y zinc.

En el último capítulo vimos muchas formas de desconectar y prepararse para el sueño, desde técnicas de HeartMath (véase el capítulo 24 de la parte 4) hasta nutrientes que favorecen el GABA. La incapacidad para conciliar el sueño se debe a menudo a la falta de melatonina, un neurotransmisor que se produce a partir de la serotonina, que a su vez se produce a partir del triptófano. En el capítulo 17 se explica cómo mantener un nivel saludable de serotonina, sustancia importantísima para regular el estado de ánimo. Los elementos esenciales para el cerebro, como el omega-3 y las vitaminas del grupo B, contribuyen a que los neurotransmisores funcionen correctamente (véanse los capítulos 8 a 10).

¿Por qué evitar los somníferos?

Si no podéis dormir y consultáis con el médico, lo más probable es que os recete somníferos, también conocidos como hipnóticos. Todos ellos incrementan los niveles de GABA (véase la página 37). Las benzodiazepinas (pensad en Valium o Librium) pertenecen a la primera generación y son altamente adictivas. La siguiente generación se denominó «no benzodiacepinas». Con nombres como zopiclona y zolpidem, en conjunto, suelen denominarse fármacos «Z». Estos fármacos aparecen regularmente entre los 20 más recetados en el Reino Unido y en Estados Unidos, a pesar de su larga lista de efectos secundarios[70]. Además, según un informe de la *British Medical Journal*, tampoco son muy útiles[71]. Su escasa eficacia quedó patente en un estudio realizado en 2007 por los Institutos Nacionales de Salud de EE. UU., según el cual los nuevos fármacos, como Ambien (zolpidem), conciliaban el sueño solo 12,8 minutos antes que con una pastilla falsa y durante 11 minutos más[72].

Soluciones nutricionales para los problemas de sueño

Los nutrientes desempeñan un papel clave en la producción de las hormonas que ayudan a conciliar el sueño y también garantizan que el cuerpo esté en condiciones de relajarse. Asimismo, son capaces de reducir la ansiedad, así que no os perdáis el último capítulo.

La capacidad de permanecer dormido y no despertarse demasiado pronto depende en gran medida de la melatonina. Entre las fuentes naturales de melatonina se encuentran las gachas de avena, las cerezas ácidas (por ejemplo, en forma de zumo concentrado Cherry Active), los plátanos, los cacahuetes, la piel de las uvas, las nueces y el regaliz, aunque yo evitaría tomar regaliz por la noche, ya que estimula las glándulas suprarrenales. También se concentra en plantas como la hierba de San Juan, la salvia y la matricaria. Evitar la cafeína, al menos después del mediodía, es una obviedad, porque la cafeína suprime la melatonina hasta por diez horas[73].

En EE. UU. podéis comprar melatonina como medicamento de venta libre y en el Reino Unido con receta médica. También podéis tomar suplementos de 5-HTP, un aminoácido que el cuerpo utiliza para producir melatonina. Hay pruebas de que un suplemento de 200 mg de 5-HTP tomado media hora antes de acostarse mejora el sueño[74, 75]. La melatonina es segura y eficaz si se toman entre 1 y 10 mg una hora antes de dormir. Las dosis superiores a 5 mg no parecen ser más eficaces. Ah, y la dosis habitual es de 3 mg. Por ejemplo, un estudio de cuatro semanas de duración en el que se administraron 3 mg de melatonina o un placebo a adultos con insomnio demostró que estos últimos se despertaban más tarde[76]. Además, no es adictiva, por lo que no es necesario tomar más cantidad ni se sufren efectos de abstinencia si se deja de tomar. Si vuestro médico quiere recetaros un somnífero, este es el indicado. Sin embargo, pocos lo hacen y, en su lugar, recomiendan fármacos sin benzodiacepinas. Un estudio halló que esta clase de fármacos suponía «un factor de riesgo independiente de deterioro cognitivo en pacientes de mediana y avanzada edad con insomnio crónico» y concluyó que, debido a la adicción y la tolerancia que pueden aflorar al usarlos, los fármacos Z también deben prescribirse con gran precaución en estos pacientes[77].

La combinación de 5-HTP y melatonina puede ser aún más eficaz. Un estudio mexicano con pacientes aquejados de depresión administró 100 mg de 5-HTP de liberación lenta y 10 mg de melatonina frente a un placebo y descubrió claras mejoras en el estado de ánimo, el sueño y la función cognitiva[78].

La combinación de GABA y 5-HTP es aún mejor. En un ensayo controlado con placebo, los suplementos combinados de GABA y 5-HTP redujeron el tiempo necesario para conciliar el sueño de 32 a 19 minutos y prolongaron el sueño de cinco a casi siete horas[79]. Mucho mejor que las pastillas para dormir. (Para más información sobre el GABA y sus precursores, véase la página 235).

La L-teanina, el aminoácido del té, puede relajaros y reducir los niveles de nerviosismo. Las investigaciones sugieren que 50 mg estimulan de forma natural la actividad de las ondas alfa en el cerebro, que es el patrón de ondas cerebrales asociado a la relajación y que vosotros necesitáis para conciliar el sueño[80].

El magnesio es especialmente importante para la ansiedad y el insomnio. Una mayor ingesta, ya sea a través de alimentos o suplementos, se asocia con un mejor descanso[81].

Otra forma de aumentar potencialmente la ingesta de magnesio y disfrutar de un momento de relajación es darse un baño de sales de Epsom. Las sales de Epsom son sulfato de magnesio. Hay pruebas de que una pequeña cantidad de magnesio se absorbe a través de la piel[82], pero yo no me fiaría de esto como sustituto de aumentar la ingesta dietética o suplementaria.

Los aceites de pescado omega-3 también pueden ayudar. En un estudio en el que se compararon los efectos de una dosis más alta de EPA (900 mg) o una combinación de una dosis más baja de EPA (270 mg) con 900 mg de DHA, ambos mejoraron aspectos del sueño en adultos sanos[83].

Una vez más, son las combinaciones de estos nutrientes, junto con una dieta baja en CG, las que pueden marcar la diferencia. Es especialmente importante evitar los alimentos con alto contenido en CG por la noche y consumir suficientes proteínas (carne, pescado, legumbres, tofu, etc.). Si os despertáis con frecuencia entre las dos y las tres de la madrugada con el corazón palpitante o empapados en sudor, es posible que estéis experimentando un bajón de azúcar. Comer un pequeño tentempié rico en proteínas, como una tortita de avena con mantequilla de frutos secos, antes de dormir podría aliviar el problema. No se recomienda comer alimentos dulces en mitad de la noche.

El enfoque de la higiene del sueño

Un consejo de sentido común: la higiene del sueño es fundamental para disfrutar de un buen descanso. La idea es crear hábitos regulares que favorezcan el sueño, ya que cuanto menos éxito se tenga a la hora de conciliar el sueño, mayor será la inquietud al respecto. Por ello, es importante mantener el dormitorio tranquilo y oscuro, llevar ropa cómoda, evitar las comidas copiosas antes de acostarse, el consumo de café y alcohol, y hacer ejercicio con regularidad, pero no tres horas antes de acostarse. Si consumís bebidas con cafeína, los estudios demuestran que hacerlo en las seis horas previas a la hora de acostarse puede tener efectos muy perjudiciales para el sueño[84].

Aunque la higiene del sueño está ampliamente recomendada, se han realizado muy pocos estudios sobre ella como tratamiento individual y los que se han llevado a cabo solo han encontrado una mejora limitada. Sin embargo, se han registrado buenos resultados con algo similar conocido como «terapia de control de estímulos», que consiste básicamente en asociar la cama únicamente con el sueño. Se aconseja a los pacientes que no duerman siestas (aunque puede tener algunos beneficios para la salud; véase más adelante), que se acuesten cuando tengan sueño, que se levanten a los 20 minutos si no se han dormido y que hagan algo relajante hasta que sientan ganas de dormir nuevamente; entonces que lo intenten de nuevo, pero que se levanten si falla. Es también importante reducir al mínimo la luz artificial en el dormitorio, porque la exposición a una luz brillante puede desactivar la producción de melatonina, que alcanza su punto máximo hacia la una de la madrugada. Si necesitáis levantaros por la noche, utilizad solo bombillas de bajo consumo.

Considero que el enfoque HeartMath es una parte fundamental de la higiene del sueño. Una vez en la cama, dedicar unos minutos a hacer uno de sus sencillos ejercicios (véase la página 382) es estupendo para conciliar el sueño. También es muy útil para volver a dormiros si os despertáis a primera hora de la mañana.

Teléfono apagado

También hay cada vez más pruebas de que la radiación electromagnética de los teléfonos móviles y de las conexiones inalámbricas a internet puede interferir en la producción de melatonina. Por ejemplo, en un pequeño estudio se observó que los niveles de melatonina eran un

44% más bajos a las dos de la mañana en personas con diabetes expuestas a señales de telefonía móvil, en comparación con las que no lo estaban[85]. Así que puede valer la pena experimentar para ver si apagar el móvil y cualquier conexión wifi por la noche ayuda a mejorar la calidad del sueño. La melatonina puede incluso proteger contra los efectos negativos de la exposición a la radiación electromagnética[86].

Dormir la siesta

Dormir la siesta durante el día también puede reducir algunos de los riesgos para la salud derivados de dormir mal. Científicos de la Universidad de Atenas y de la Escuela de Salud Pública de Harvard estudiaron a 23.681 adultos sanos de entre 20 y 86 años durante un periodo medio de seis años. Descubrieron que las personas que dormían la siesta durante al menos 30 minutos tres veces por semana tenían un riesgo de mortalidad coronaria un 37% menor que las que no dormían durante el día[87]. Hacer ejercicios de HeartMath (véase la página 377) o escuchar *Silence of Peace* (véase más abajo) puede ayudaros a desconectar a la hora de la siesta.

Psicoterapia

En muchos casos, la causa más probable de la falta de sueño es psicológica: estrés, ansiedad o depresión. Una terapia como la cognitivo-conductual (TCC) puede ayudar a los pacientes a reconocer el estrés que les impide dormir y a afrontarlo. A veces, basta con identificar pensamientos negativos o poco útiles —«No puedo dormir sin mis pastillas», por ejemplo— y hacer todo lo posible por cambiarlos.

Una revisión publicada en la revista médica *The Lancet* concluyó que diversas formas de asesoramiento y ayuda psicológica no solo eran las más eficaces, sino también las más seguras para abordar el insomnio crónico[88]. Por ejemplo, un estudio comparó la TCC con uno de los somníferos «Z» (zopiclona). Mientras que la TCC mejoró el porcentaje de tiempo de sueño del 81% al 90% en seis meses, con la zopiclona se invirtió la tendencia y se redujo el tiempo de sueño[89]. En un sistema sanitario basado en pruebas, la mayoría de las personas serían remitidas a consejeros y pocas recibirían fármacos, no al revés.

Sonidos del sueño

La doctora Galina Mindlin, psiquiatra neoyorquina, utiliza «música cerebral» —patrones rítmicos de sonidos derivados de las ondas cerebrales de los propios pacientes— para ayudarlos a superar el insomnio, la ansiedad y la depresión. Las grabaciones suenan como música clásica de piano y parecen tener un efecto calmante similar al del yoga o la meditación. Según un pequeño estudio doble ciego realizado en 1998 en la Universidad de Toronto (Canadá), el 80 % de las personas que se sometieron a este tratamiento afirmaron haber notado sus beneficios[90].

Otro estudio descubrió que una música compuesta específicamente para ello inducía un cambio en los patrones de ondas cerebrales a ondas alfa, que se asocian con la relajación profunda antes de irse a dormir, y que esto inducía menos ansiedad en un grupo de pacientes sometidos a tratamientos odontológicos[91]. Muchos de mis clientes también han informado de excelentes resultados al escuchar la música inductora de ondas alfa de John Levine llamada *Silence of Peace* antes de dormir (véase la sección «Recursos»).

Sue, insomne, y Olga, que sufría estrés postraumático,
escuchaban Silence of Peace *antes de acostarse. Olga dijo:*
«Fue un milagro. A los 15 minutos experimenté un milagro.
Obtuve el descanso que necesitaba desesperadamente».

En palabras de Sue: «Antes dormía unas tres horas y me
despertaba cada 45 minutos. La mejoría se produjo desde la
primera noche y ahora, solo una semana después, duermo entre
seis y siete horas. Si me despierto, cosa cada vez menos
frecuente, ¡simplemente vuelvo a reproducir las canciones! Aún
no he oído el final del CD».

En resumen, para dormir bien:

- Priorizad actividades relajantes en las horas previas a acostaros; esto os ayudará a reducir el estrés y a preparar vuestro cuerpo para un estado de calma ideal para dormir.
- Evitad el alcohol antes de acostaros y limitad el consumo de cafeína después del mediodía.
- Procurad seguir una rutina relajante antes de dormir, como daros un baño caliente con sales de Epsom y lavanda, escuchar música tranquila, como *Silence of Peace*, o practicar la técnica Quick Coherence de HeartMath.
- Mantened una buena higiene del sueño asegurándoos de que vuestro dormitorio sea tranquilo, oscuro y cómodo. Apagad los teléfonos móviles y desconectad el wifi por la noche.
- Una vez en la cama, haced unos ejercicios sencillos de relajación para prepararos para dormir.
- Si tenéis dificultades para conciliar el sueño, considerad tomar melatonina o 100 mg de 5-HTP media hora antes de acostaros. También podéis optar por una fórmula para dormir que combine estos con GABA o sus precursores (taurina y glutamina) y teanina.

Liberar al cerebro de la adicción

Una sustancia o un comportamiento muy adictivo imita o secuestra uno de los neurotransmisores del bienestar natural de nuestro cerebro. Como ya hemos aprendido, la razón por la que acabamos volviéndonos adictos es que, con el consumo excesivo de la sustancia adictiva, el cerebro deja de producir suficientes sustancias químicas para sentirse bien y sentimos que «necesitamos» la sustancia externa para sentirnos bien o para aliviar los síntomas de abstinencia cuando desaparecen sus efectos.

A menudo, empezamos a consumir sustancias adictivas para afrontar sentimientos o circunstancias difíciles o porque ya nos encontramos en un estado de «deficiencia de recompensa» (véase el capítulo 4). Cuando nuestro cerebro nos recompensa tras consumir una sustancia, tendremos un deseo irrefrenable de volver a consumirla. Esto se aplica a las adicciones leves, como el café que tomamos para despertarnos, el azúcar que utilizamos para obtener un subidón de energía o el alcohol que consumimos para relajarnos, pero también a las grandes adicciones, como la heroína, la cocaína o el alcohol.

Sin embargo, como ya hemos aprendido, sea cual sea la sustancia, cuanto más consumimos, más se adapta nuestro cerebro a la presencia de estas grandes cantidades, hasta que debemos utilizar cantidades cada vez mayores para obtener el mismo efecto. Al final, el cerebro deja de producir neurotransmisores y se vuelve dependiente de dicha sustancia, que altera el estado de ánimo.

Nombre: ____

Sexo: M F (Marque con un círculo) Fecha de nacimiento: ____/____/_____ Fecha de hoy: ________

Marque con un círculo el número que mejor indique la gravedad de cada uno de los síntomas que está experimentando actualmente (0 indica la ausencia del síntoma, 10 representa un nivel de intensidad extremo e intolerable). **Responda a cada pregunta con la mayor sinceridad posible.**

	NIVEL BAJO						NIVEL ALTO			
1. Ansia o sed de droga	0	1	2	3	4	5	6	7	8	9	10
2. Antojo de dulces / azúcar / pan	0	1	2	3	4	5	6	7	8	9	10
3. Ansia de sal	0	1	2	3	4	5	6	7	8	9	10
4. Pérdida de apetito	0	1	2	3	4	5	6	7	8	9	10
5. Comer en exceso / siempre hambriento	0	1	2	3	4	5	6	7	8	9	10
6. Hinchazón o somnolencia después de comer	0	1	2	3	4	5	6	7	8	9	10
7. Sensación de vacío/ incompletitud	0	1	2	3	4	5	6	7	8	9	10
8. Ansiedad	0	1	2	3	4	5	6	7	8	9	10
9. Temblor interno	0	1	2	3	4	5	6	7	8	9	10
10. Inquietud	0	1	2	3	4	5	6	7	8	9	10
11. Impulsividad / actuar antes de pensar	0	1	2	3	4	5	6	7	8	9	10
12. Dificultad para concentrarse / enfocarse	0	1	2	3	4	5	6	7	8	9	10
13. Pensamiento confuso / cabeza nublada / niebla cerebral	0	1	2	3	4	5	6	7	8	9	10
14. Problemas / pérdida de memoria	0	1	2	3	4	5	6	7	8	9	10
15. Depresión	0	1	2	3	4	5	6	7	8	9	10
16. Cambios de humor	0	1	2	3	4	5	6	7	8	9	10
17. Autoconversación negativa	0	1	2	3	4	5	6	7	8	9	10
18. Irritabilidad / impaciencia con la gente	0	1	2	3	4	5	6	7	8	9	10
19. Somnolencia diurna / somnolencia / sueño	0	1	2	3	4	5	6	7	8	9	10
20. Problemas para conciliar o mantener el sueño	0	1	2	3	4	5	6	7	8	9	10
21. Cansancio / falta de energía / agotamiento	0	1	2	3	4	5	6	7	8	9	10
22. Hipersensibilidad al estrés	0	1	2	3	4	5	6	7	8	9	10
23. Hipersensibilidad al sonido o al ruido	0	1	2	3	4	5	6	7	8	9	10
24. Hipersensibilidad al dolor	0	1	2	3	4	5	6	7	8	9	10
25. Boca seca / ojos secos / piel seca	0	1	2	3	4	5	6	7	8	9	10
26. Dolor muscular / de articulaciones / de cabeza	0	1	2	3	4	5	6	7	8	9	10
Sume la puntuación total:________________										

Fig. 25. Escala de gravedad de los síntomas de abstinencia.

Es importante reconocer que, sean cuales sean los problemas psicosociales que hayan podido llevar a consumir sustancias adormecedoras y adictivas, una vez que el cerebro es adicto a ellas, nos encontramos ante una problemática dependencia bioquímica que es necesario solucionar. Joan Mathews-Larson, que dirigió con gran éxito el Centro de Recuperación de la Salud de Minneapolis, se refirió a esta cuestión diciendo: «Cuando se ha desordenado el cerebro, sentarse a hablar de ello no va a desentrañarlo».

Este capítulo no trata de los problemas vitales que llevan a la gente a la adicción ni de cómo desintoxicarse si se tiene una adicción grave, ya que existen grupos de apoyo para ello, sino de cómo liberar el cerebro de la adicción, que, en mi opinión, es el requisito previo para mantenerse limpio o sobrio.

La paradoja de la adicción es que, para liberarse de ella, es necesaria la abstinencia. Pero los síntomas derivados de la abstinencia interfieren con la capacidad de mantenerse limpio o sobrio, y algunos de estos síntomas pueden durar meses o años en estado de sobriedad. O tal vez nunca desaparezcan.

El Dr. Jim Braly y David Miller, profesor adjunto de Investigación de la Adicción en la Universidad de Graceland, en Misuri, quienes me ayudaron a escribir *How to Quit without Feeling Sh**t* ('Cómo dejar una adicción sin sentirse una m*****'), me enseñaron esto y me mostraron cómo podían predecir quién empezaría a consumir drogas de nuevo después de dejarlo basándose en la escala de gravedad de los síntomas de abstinencia, que podéis ver y completar en la página anterior. La forma en que podéis utilizarla es la siguiente: primero, puntuaos; después, volved a puntuaros unos días después de haber dejado la adicción; luego, tomad todos los nutrientes recomendados y volved a puntuaros cada dos o tres días a partir de entonces.

Nutrición y adicciones

David Miller era un alcohólico «en recuperación» que había luchado por mantenerse sobrio con el apoyo de Alcohólicos Anónimos y el programa de los 12 pasos, que él pregonaba dirigiendo grupos locales. Pero, años después de dejar de beber, seguía experimentando síntomas de abstinencia. El punto de inflexión llegó cuando descubrió la importancia de los aminoácidos y cómo suplementarlos desintoxicaba su cerebro. Miller fue uno de los primeros en experimentar con aminoácidos intravenosos.

Junto con Jim Braly, fue pionero en administrar a los adictos un cóctel personalizado de aminoácidos y nutrientes de apoyo por vía intravenosa durante una semana después de dejar de fumar, tras comprobar sus niveles de neurotransmisores (véase la sección «Recursos»). En un centro de tratamiento llamado Bridging the Gaps (Salvando las distancias), realizaron un ensayo inicial en el que administraron aminoácidos intravenosos durante cinco días seguidos a un grupo de adictos, muchos de los cuales habían estado más de una vez en tratamiento de recuperación, y los compararon con otras personas del centro de tratamiento. El resto del tratamiento fue igual: asesoramiento, buena dieta, ejercicio y reuniones de los 12 pasos. El trato con el centro de tratamiento consistía en hacer un seguimiento de estas personas un año después para ver cómo les había ido. Por término medio, uno de cada cinco adictos del centro estaba limpio o sobrio un año después, pero la mitad había recaído en los 90 días siguientes a su salida. Sin embargo, 21 de los 23 que recibieron el refuerzo nutricional estaban limpios o sobrios un año después, y 16 habían mantenido una sobriedad continuada, sin ninguna recaída[92].

Esto demostró que, con el apoyo nutricional adecuado, una persona podía pasar de una puntuación de síntomas de 70 a menos de 10 en dos semanas.

Neurotransmisor	Aminoácido del que está hecho	Para qué sirve	Síntomas de deficiencia	Sustancias utilizadas para compensar la carencia
Adrenalina, noradrenalina	L-fenilalanina, L-tirosina	Excitación, energía, estimulación, concentración mental	Falta de energía, depresión, falta de concentración	Cafeína, cocaína, anfetaminas, tabaco, marihuana, alcohol, azúcar
Dopamina	L-fenilalanina, L-tirosina	Buenas sensaciones, satisfacción, comodidad, estado de alerta	Vacío, falta de placer y recompensa, fatiga, depresión, falta de motivación, comer en exceso	Alcohol, marihuana, cocaína, cafeína, anfetaminas, azúcar, tabaco
Endorfinas, encefalinas	D-fenilalanina, DL-fenilalanina	Alivio de dolor físico y emocional, placer, sentimientos buenos, euforia, sensación de bienestar	Hipersensibilidad al dolor emocional y físico, incapacidad de sentir placer, sensación de incompletitud, ansia de comodidad o placer, ansia de determinadas sustancias, depresión	Heroína, alcohol, marihuana, azúcar, chocolate
Serotonina	L-triptófano o 5-HTP	Estabilidad emocional, confianza en uno mismo, tolerancia al dolor, sueño de calidad	Depresión, preocupación, obsesividad, compulsividad, baja autoestima, problemas de sueño, ansia de dulces, irritabilidad, miedos, rabietas, violencia, promiscuidad	Alcohol, azúcar, chocolate, tabaco, marihuana
GABA	GABA, L-glutamina	Calma, relaja	Ansiedad, pánico, tensión, inseguridad, insomnio, convulsiones	Valium, alcohol, marihuana, tabaco, azúcar
Taurina	L-taurina	Calma, favorece el sueño y la digestión, controla las convulsiones	Tendencia a las convulsiones, insomnio, ansiedad, mala digestión	Benzodiacepinas, alcohol

Fig. 26. Acciones de los neurotransmisores y los aminoácidos.

En el cuadro anterior se muestra la función de cada neurotransmisor, cómo os hace sentir, cómo os sentiréis en caso de deficiencia y qué fármacos compensan dicha deficiencia. Si subrayáis los síntomas que sentís y los fármacos que utilizáis para compensarlos, os resultará más fácil comprender qué aminoácidos os pueden ayudar.

Lamentablemente, casi ningún centro de recuperación de drogodependientes utiliza este enfoque ni la terapia nutricional intravenosa. La suplementación oral también funciona, pero no tan rápido.

Sin embargo, la recuperación de la adicción no solo es cuestión de aminoácidos. En nuestro libro *Cómo dejar de fumar*, analizamos 12 claves para la recuperación, ocho de las cuales están estrechamente relacionadas con las ocho estrategias esenciales para optimizar el cerebro. Es decir, para liberar al cerebro de la adicción hay que asegurarse de tener suficientes grasas esenciales y vitaminas del grupo B que ayuden a reducir el nivel de homocisteína a unos 7 mcmol/l, equilibrar el nivel de azúcar en sangre, aumentar la ingesta de antioxidantes, tener un intestino sano, hacer ejercicio, aumentar la resistencia al estrés y dormir bien por la noche (véanse los capítulos 18 y 19, y la parte 2).

El «complemento» consiste en suplementar los aminoácidos que ayudan a desintoxicar. Estos dependerán de la sustancia a la que os hayáis vuelto adictos.

También existen otros nutrientes y aminoácidos generalmente beneficiosos para todas las adicciones. Estos incluyen:

- la familia de la vitamina B_3: niacina, niacinamida, NAD y NMN (mononucleótido de nicotinamida), NR (ribósido de nicotinamida)
- N-acetilcisteína
- vitamina C
- vitamina D

También otras vitaminas del grupo B y grasas omega-3, que han demostrado reducir las ansias de adicción y el consumo de drogas en animales[93].

Vitamina B₃

La vitamina B$_3$ recibe el nombre de niacina. La niacina es un vaso-dilatador que nos hace sonrojar. El rubor puede ayudar a eliminar toxinas de las células, por lo que es útil en un proceso de desintoxicación. La forma no ruborizante se denomina niacinamida, aunque también existe una forma «no ruborizante», que une la niacina a un fosfolípido. Esta se convierte en una sustancia química vital para el organismo llamada nicotinamida adenina dinucleótido (NAD). Un paso más cerca del NAD está el NMN (nicotinamida mononucleótido). Existen suplementos de todas estas formas y se promocionan tanto por sus propiedades antienvejecimiento[94] como antiadicción[95]. Algunos centros de tratamiento administran inyecciones intravenosas de NAD.

Soy un gran fan de la niacina en cualquiera de sus formas y en cantidades bastante elevadas. De hecho, el difunto Bill Wilson, fundador de Alcohólicos Anónimos (AA), se convenció de que la terapia nutricional era la pieza que faltaba en el rompecabezas cuando conoció el enfoque nutricional gracias a mi mentor, el Dr. Abram Hoffer, allá por los sesenta. El Dr. Hoffer fue pionero en el tratamiento de la adicción con altas dosis de vitamina B$_3$ y vitamina C, y lo recogió en su libro *The Vitamin Cure for Alcoholism* ('La cura vitamínica del alcoholismo').

Él recomendaba 500 mg dos veces al día de una forma no ruborizante o de liberación prolongada de niacina, y yo sigo su consejo. Sin embargo, quienes deseen desintoxicarse pueden obtener mejores resultados con la forma ruborizante, tomando 100 mg con las comidas, tres veces al día, y aumentando gradualmente hasta 1 g. Tras varios días, el rubor, que dura hasta media hora, disminuye. Ayuda a reducir el deseo de consumir alcohol y nicotina, ya que ambos comparten los mismos receptores que la niacina, también llamada ácido nicotínico.

La niacina también puede ser muy útil para la esquizofrenia (véase la página 146) y reduce el colesterol. Paradójicamente, pasó a segundo plano tanto en psiquiatría como en el tratamiento de la hipercolesterolemia cuando se impusieron los medicamentos farmacéuticos con afirmaciones erróneas sobre daños hepáticos. Curiosamente, ahora se está reconsiderando para el tratamiento de la enfermedad del hígado graso no alcohólico, debido a que reduce la acumulación de grasa en el hígado, producto de comer demasiado azúcar y demasiados hidratos de carbono, lo que obliga al hígado a convertir el exceso en grasa[96].

N-acetilcisteína (NAC)

La N-acetilcisteína es el precursor de uno de los antioxidantes más importantes del organismo, el glutatión, pero también tiene efectos muy interesantes sobre los trastornos de adicción. Se utiliza para recargar la capacidad de desintoxicación del hígado en caso de insuficiencia hepática debida al exceso de alcohol y paracetamol. La NAC ha demostrado ser prometedora en el tratamiento de la adicción a la cocaína[97], el alcohol[98], el juego[99], probablemente los medios digitales y tal vez el cannabis. Lo consigue al promover la unión entre el glutamato y el GABA, por lo que puede ayudar a satisfacer la ansiedad relacionada con la deficiencia de GABA. Es eficaz para reducir la búsqueda de recompensas y un reciente ensayo controlado aleatorizado confirmó la eficacia de la NAC como complemento de la terapia conductual en el tratamiento de la ludopatía[100]. Este es un gran ejemplo de cómo un nutriente puede cambiar una adicción psicológica.

Necesitáis al menos 1 g, mejor tomado como 500 mg dos veces al día, aunque el doble de dicha cantidad puede ser más eficaz y es bastante seguro. La NAC también ayuda a reducir la homocisteína, por lo que podéis encontrar cantidades significativas en algunas fórmulas destinadas a ello (véase la sección «Recursos»).

Vitamina C

La vitamina C es otro tremendo nutriente de apoyo para cualquier persona que se enfrente a una adicción. Al igual que la NAC, no daña el hígado, algo especialmente importante para los alcohólicos.

En 1977, los doctores Alfred Libby e Irwin Stone fueron pioneros en un tratamiento de desintoxicación a base de megadosis de vitamina C. En un estudio con 30 heroinómanos, Libby y Stone administraron de 30 a 85 g al día, con un índice de éxito del 100 %. El Dr. Abram Hoffer informó de resultados similares en una semana con 10 heroinómanos, utilizando 50 g de vitamina C combinada con altas dosis de niacina[101].

Si tomáis demasiada vitamina C, se os aflojarán los intestinos. Mi consejo, si estáis dejando de tomar medicamentos, es consumir vitamina C hasta alcanzar la tolerancia intestinal, empezando con 1 g tres veces al día. Una vez alcanzada la «tolerancia intestinal», podéis añadir vitamina C liposómica (véase la sección «Recursos»), que utiliza canales de grasa para su absorción y evita el efecto de intestino flojo, lo que permite aumentar la dosis.

Un pequeño estudio en el que se suministraba a los heroinómanos una dosis de 20 g al día registró una enorme reducción de los síntomas de abstinencia en comparación con los que no recibían vitamina C[102].

Vitamina D

La vitamina D, como hemos aprendido ya, ayuda a promover la serotonina en el cerebro. Curiosamente, la deficiencia de vitamina D se asocia con una mayor adicción a los opiáceos[103], lo que sugiere la necesidad de aumentar la ingesta de vitamina D para reducir el ansia. La exposición al sol, que eleva los niveles de vitamina D, reduce también la adicción a los opiáceos.

Permitidme daros otro dato interesante sobre la vitamina D, la exposición al sol y la adicción: ¡la gente puede volverse adicta a las camas solares!

Suplementos de aminoácidos para la recuperación de la adicción

La suplementación de los aminoácidos adecuados reduce rápidamente los antojos. La mayoría de los aminoácidos se toman mejor después de una comida proteica, idealmente con un tentempié de carbohidratos.

Pero siempre deben tomarse simultáneamente con multivitaminas/minerales, ya que ayudan a los aminoácidos a actuar.

No necesitáis suplementar «aminos» para siempre, solo hasta que se alivien los síntomas de abstinencia.

En ocasiones, los suplementos de aminoácidos provocan náuseas leves. Si esto ocurre y persiste, reducid la dosis.

Programas de apoyo contra la adicción

Dado que cada adicción requiere su propio programa de apoyo específico, lo que va más allá de la capacidad de este libro, he creado páginas en mi sitio web (patrickholford.com/how2quit/) para ayudaros a dejar:

- el alcohol
- los antidepresivos
- la cafeína
- el cannabis
- la cocaína
- la nicotina
- los opiáceos (incluida la heroína)
- las pastillas para dormir
- el azúcar

En resumen, los puntos clave son los siguientes:

- Poner en práctica tantos puntos esenciales de la parte 2 como sea posible.
- Seguir una dieta baja en CG.
- Aumentar el consumo de antioxidantes y las grasas esenciales omega-3.
- Suplementar según vuestra adicción, pero en todos los casos incluir más vitaminas del grupo B y vitamina C.

Qué aminoácidos os ayudarán a liberar vuestro cerebro de la adicción depende en gran medida del tipo de adicción que tengáis. Pensad en un programa completo de suplementos de tres meses para que vuestro cerebro y los niveles de sus respectivos neurotransmisores se recuperen por completo. Quizá deseéis consultar con un terapeuta nutricional titulado (véase la sección «Recursos») para que os ayude a elaborar vuestro plan de recuperación cerebral.

Recuperar la memoria y reconstruir el cerebro

Si os preocupa vuestra memoria, ya sea si queréis evitar que empeore o mejorar y optimizar vuestra agudeza mental, el punto de partida son los «ocho aspectos esenciales» de la parte 2, teniendo en cuenta que una cognición óptima depende de tener la mejor «estructura», es decir, la construcción de células cerebrales y sus conexiones; la mejor «función», como el suministro de combustible, y la «utilización», es decir, llevar un estilo de vida físico, social e intelectual activo.

Lo que ocurre con la memoria es que es muy subjetiva. Mucha gente, a una edad avanzada, cree que su memoria está empeorando. Para otros, está claro que sí, pero lo niegan, a menudo durante años, probablemente alimentados por el miedo inconsciente a padecer alzhéimer. Sin embargo, los aspectos específicos de la cognición que se deterioran en el camino hacia la demencia pueden medirse objetivamente décadas antes de que se produzca cualquier diagnóstico y, lo que es más importante, mejorarse si se toman las medidas adecuadas con suficiente antelación. Por eso recomiendo encarecidamente realizar nuestra prueba de función cognitiva, objetivo y validado (véase la sección «Recursos»). Muchas personas a las que les preocupa que su memoria esté empeorando descubren que su puntuación se sitúa en la zona verde saludable. Solamente si contamos con un número suficiente de personas de distintas edades podremos explorar qué es lo óptimo y qué es posible mejorar aún más, y descubrir qué hacen de forma distinta las personas con puntuaciones más altas y las que tienen puntuaciones más bajas para mantenerse en la zona verde.

Por ejemplo, si una persona tiene entre 50 y 70 años, la puntuación media esperada es de 54, y esperamos que la mayoría de los encuestados obtengan puntuaciones de entre 43 y 65. Las puntuaciones inferiores a 43 y superiores a 38 se clasifican como ámbar, o «en riesgo». Por debajo de 38, se encuentra la zona roja, que se corresponde con un deterioro cognitivo leve.

Jan supone un buen ejemplo. Había monitorizado su función cognitiva cada año desde que se jubiló y había visto cómo sus puntuaciones disminuían constantemente, de 53 en 2019 a 48 en 2020, y luego a 40, entrando en la zona ámbar, en 2021. Entonces se unió a nuestro programa COGNITION y empezó a hacer los cambios que recomiendo en este libro. Su puntuación cognitiva mejoró constantemente hasta 50 en 2022, luego 59 y ahora 63 en 2023, en el extremo superior de lo normal para su edad y bien dentro de la zona verde.

¿Qué hizo para conseguir esta mejora constante de la memoria? Siguió los consejos educativos, paso a paso, del programa COGNITION.

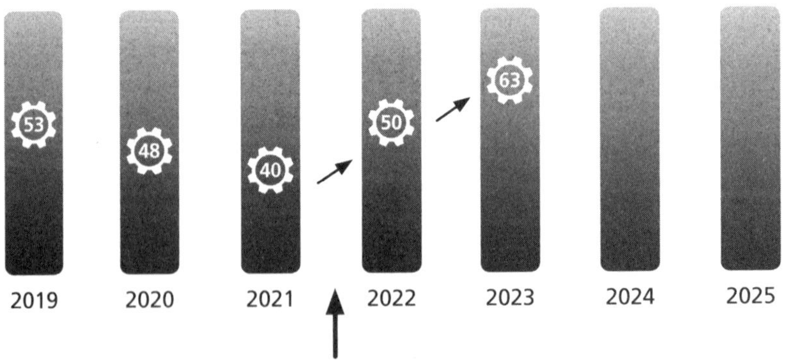

Fig. 27. Cambios en la función cognitiva de Jan.

En sus palabras: «El programa COGNITION de Food for the Brain me ha ayudado mucho a centrar mi mente en los cambios necesarios, paso a paso. Desde que seguí sus consejos, mi función cognitiva, que estaba cerca del rojo después de 17 meses de declive, ha vuelto al verde, mejor que la media para mi edad. Había perdido mi trabajo y mi capacidad de tener una vida productiva, incluso mi capacidad de hablar sin largas pausas, y cualquier esperanza de recuperación. El apoyo educativo de Food for the Brain a través de COGNITION me ha recuperado de tal manera que ahora tengo confianza y cada vez más esperanza en el futuro. Food for the Brain ha sido mi salvavidas».

Así pues, el primer paso para mejorar la memoria es realizar la prueba de función cognitiva y, a continuación, rellenar el cuestionario que sigue para descubrir vuestros «eslabones más débiles» y actuar en consecuencia, que es de lo que trata el programa COGNITION.

También hay algunos logros rápidos y vías que vosotros podéis explorar para mejorar vuestra memoria.

El dúo dinámico vitamina B-omega-3

La primera vía, relacionada con la construcción de las neuronas y sus conexiones, se basa en combinar vitaminas del grupo B, que reducen la homocisteína, y grasas omega-3, especialmente el DHA. Como expliqué en el capítulo 10, aquellos con problemas de memoria que tenían niveles altos de DHA en sangre y recibieron vitaminas B reductoras de la homocisteína experimentaron una reducción del 73 % en la tasa anual de encogimiento cerebral en comparación con los que tomaron un placebo. También mencioné un ensayo en el que se administraron 2,3 g de aceites de pescado omega-3, lo que redujo a la mitad el índice de demencia clínica (CDRsob) y mejoró la memoria en el miniexamen del estado mental (MMSE) de los participantes con niveles más bajos de homocisteína (menos de 11,7), lo que indicaba un nivel adecuado de vitaminas B.

Sin embargo, quiero enfatizar que un nivel de homocisteína inferior a 11,7 no es «óptimo». Se encuentra por encima del nivel en el que se puede medir el encogimiento cerebral. Sin embargo, es mejor que la media para las personas mayores de 70 años. Pero ciertamente no es óptimo.

Además, es posible que 2,3 g de aceite de pescado tampoco sean la cantidad óptima. El psiquiatra Joe Hibbeln suele recomendar 4 g, cuatro cápsulas grandes de aceite de pescado al día. Por eso, medir la homocisteína y reducirla por debajo de 9 (si no de 7) es más probable que sea óptimo para la agudeza mental. Del mismo modo, medir vuestro índice de omega-3 y conseguir que supere el 8% por cualquier medio, ya sea comiendo pescado, tomando suplementos de omega-3 o ambas cosas, es más probable que sea beneficioso para vuestra salud mental.

En cuanto a la homocisteína, si está elevada (m de 10 mcmol/L), es mejor tomar un suplemento reductor (véase la sección «Recursos») que cubra todas las bases, incluyendo B_{12}, folato, B_6, TMG, zinc y NAC.

Aumentar los antioxidantes

Lo siguiente es hacer todo lo posible por aumentar vuestros niveles de antioxidantes. Dos de los antioxidantes más importantes del organismo son el glutatión y la melatonina. El glutatión se produce a partir de la NAC (N-acetilcisteína), un aminoácido que deberíais incluir en vuestra fórmula para reducir la homocisteína. También lo «reciclan» las antocianinas, es decir, todos esos alimentos azules y rojos. Yo intento tomar una ración de bayas al día con este fin, pero complementarlo con glutatión o NAC en un antioxidante, solo para cubrir las bases. El glutatión está presente en buenas cantidades en cebollas y huevos.

La melatonina es un producto de vuestro estado de serotonina, elaborado a partir del triptófano o 5-HTP. Si padecéis una enfermedad neurodegenerativa, un deterioro cognitivo, mucho estrés o dormís mal, y sobre todo si tenéis más de uno de estos problemas, un suplemento de 1 a 5 mg de melatonina cada noche, siendo el nivel más alto para aquellos con problemas de sueño, puede prevenir el envejecimiento de vuestro cerebro[104].

Estos nutrientes se suman a una dieta rica en antioxidantes y polifenoles (véase el capítulo 13 y la dieta beneficiosa para el cerebro en la parte 4).

No olvidéis la niacina

Una vitamina B beneficiosa para la memoria es la niacina, o vitamina B_3. En el último capítulo, os hablé de los primos de la niacina, el NMN y el NAD, que contribuyen a la lucha contra las adicciones y tienen efectos antienvejecimiento. También es probable que ayuden a la memoria. En estudios con animales, la combinación de NMN y melatonina ayudó a proteger la zona central del hipocampo del cerebro, ralentizando el envejecimiento y mejorando la producción de energía mitocondrial y la cognición[105]. Estos son los nuevos nutrientes de moda en la investigación del cerebro y, al parecer, esconden el potencial de proteger contra la formación de amiloide y p-tau.

En un estudio a largo plazo donde se analizaron los niveles de nutrientes en personas de 18 a 30 años y se midió su memoria 25 años después, la ingesta de niacina fue la que más predijo un mejor rendimiento, seguida del folato, la B_6 y la B_{12}[106]. Otro estudio descubrió que la ingesta de niacina protegía contra el alzhéimer: quienes consumían más niacina tenían un tercio menos de padecerlo[107].

Un pequeño estudio en el que se administraron suplementos de niacina en dosis de 141 mg, es decir, casi 10 veces el «valor de referencia de nutrientes» básico de 16 mg, produjo una mejora apreciable de la memoria en ocho semanas en personas sanas sin deterioro cognitivo[108].

Personalmente, me gusta añadir 50 mg diarios a mi multivitamínico.

Llenar el vacío energético con aceite C8

En el capítulo 12, aprendimos que al cerebro le encanta usar las cetonas como combustible, derivadas principalmente de un tipo específico de triglicérido de cadena media (TCM) llamado aceite C8. El aceite C8 constituye el 7% del aceite de coco, del que suele derivarse.

Para las personas con niveles altos de azúcar en sangre, como los diabéticos, pero también para muchas personas mayores que pueden perder la capacidad de asegurar el suministro adecuado de glucosa, que es el otro combustible esencial del cerebro, a las fábricas de energía mitocondrial, dentro de las neuronas, y acabar con un déficit de energía cerebral, llenar este vacío energético con una o dos cucharadas soperas (entre 15 y 30 g) de aceite C8 es una solución rápida.

Gracias a las excelentes investigaciones del profesor Stephen Cunnane, se ha demostrado que dicho aceite aumenta la energía cerebral en personas con deterioro cognitivo. Cuatro de cada seis estudios en los que se administraron aceites MCT mostraron mejoras de la memoria en personas sin demencia[109]. Pero ¿hay algún beneficio aplicable a personas más jóvenes y sanas? Un estudio de la Universidad Hope de Liverpool en el que se administró una combinación de C8 y C10 a adultos jóvenes sanos reveló mejoras cognitivas en tres semanas. Se administraron 12 g, aproximadamente una cucharada sopera, o 18 g, y no se observaron diferencias significativas entre las dosis. El aceite que utilizaron contenía un 60% de C8 y un 40% de C10[110].

Ahora que sabemos que la mayor parte del beneficio de la energía cetona proviene del aceite C8, mi sugerencia es complementar una cucharada de aceite C8 al día para apoyar la memoria si se es más joven y saludable, y el doble si se tienen problemas de azúcar en la sangre, como un nivel de HbA1c superior al 6% o 53 mmol/mol (véase la sección «Recursos» para las pruebas), o si se es mayor y ya se está experimentando algún deterioro cognitivo. Se trata de un suplemento opcional.

La otra forma de suministrar cetonas al cerebro es seguir una dieta baja en carbohidratos y rica en grasas (véase la página 200) o ayunar. Recomiendo hacer ayuno intermitente 18:6 dos o tres días a la semana: no comer entre la cena y la comida, sino empezar el día con un café con leche híbrido (véase la página 367) que contenga una cucharada de aceite C8. Vuestro cerebro estará más predispuesto a convertir el C8 en cetonas si estáis «hambrientos» de hidratos de carbono de esta manera.

La vitamina D protege el cerebro y la memoria

La vitamina D es un todoterreno en lo que respecta al cerebro y la salud mental, y merece la pena asegurarse de que vuestro nivel es el indicado, tanto para el cerebro como para el cuerpo. La vitamina D ayuda a la neurotransmisión y tiene un efecto antiinflamatorio y neuroprotector, al reducir la inflamación y el estrés oxidativo[111], dos factores que contribuyen al deterioro cognitivo.

La carencia de vitamina D aumenta el riesgo de desarrollar alzhéimer[112]. Un estudio realizado en Francia con 912 pacientes ancianos, seguidos durante 12 años, registró 177 casos de demencia. Los participantes con niveles bajos de vitamina D presentaron un riesgo casi tres veces mayor de padecer alzhéimer[113]. Asimismo, se ha demostrado que un suplemento diario de 800 UI (20 mcg) durante 12 meses puede mejorar la función cognitiva[114].

Los suplementos también pueden ayudar a prevenir la demencia, según un reciente estudio a gran escala en el que participaron más de 12.000 personas mayores de 70 años sin demencia en EE. UU.[115]. Más de un tercio (37 %) tomaba suplementos de vitamina D y los que lo hacían tenían un 40 % menos de incidencia de demencia.

El profesor Zahinoor Ismail, de la Universidad de Calgary y la Universidad de Exeter, que dirigió la investigación, declaró: «Sabemos que la vitamina D tiene efectos en el cerebro que podrían influir en la reducción de la demencia, aunque hasta ahora los estudios habían arrojado resultados contradictorios. En general, nuestros hallazgos sugieren que una suplementación temprana podría ser especialmente beneficiosa antes del inicio del deterioro cognitivo».

Para mantener niveles óptimos en sangre superiores a 75 nmol/L (30 ng/mL), se suele recomendar una suplementación de 3000 UI diarias en invierno y, posiblemente, hasta 1000 UI en verano, dependiendo de vuestra exposición al sol.

Plantas beneficiosas para el cerebro

Las setas y la mente

Varias plantas y hongos poseen efectos positivos sobre la memoria que merecen ser destacados. Entre ellos, se encuentran el ginkgo biloba, el árbol vivo más antiguo del mundo, así como los hongos melena de león y reishi.

El ginkgo biloba es un compuesto potente con propiedades antioxidantes, antiinflamatorias y neuroprotectoras. Las dosis habituales oscilan entre 120 y 300 mg de ginkgo biloba estandarizado. Este compuesto puede diluir ligeramente la sangre, por lo que debe administrarse con precaución en personas que estén tomando anticoagulantes. Aunque su uso es opcional, un ensayo realizado en adultos sanos demostró que el consumo de ginkgo durante 30 días mejoró la memoria[116].

Por su parte, el hongo melena de león (*Hericium erinaceus*) ha mostrado beneficios en la memoria y la función cognitiva en tres estudios: en voluntarios sanos[117], en personas con deterioro cognitivo leve[118] y en pacientes con demencia[119].

El hongo reishi, ampliamente investigado y utilizado durante siglos en Japón por sus propiedades antienvejecimiento, es otro aliado para la salud cerebral. Su potente efecto antioxidante protege el cerebro frente a daños[120]. En el país del sol naciente, de hecho, muchas personas lo consumen a diario como parte de su rutina.

Brahmi para el cerebro

El brahmi (*Bacopa monnieri*) es una hierba adaptógena originaria de la India, utilizada tradicionalmente para promover la longevidad y mejorar la función cognitiva. Numerosos estudios realizados con extractos de brahmi, generalmente administrados en dosis de 300 mg al día, han demostrado efectos positivos en la retención de la memoria y el rendimiento cognitivo en comparación con un placebo. Un metaanálisis que analizó nueve ensayos, en los que participaron 437 personas mayores con problemas de memoria, mostró mejoras significativas en la cognición, el funcionamiento general y la atención [121]. Un estudio también informó de una mejora en pacientes con párkinson [122].

Otras plantas beneficiosas para el cerebro

Existen otras plantas beneficiosas para el cerebro que se clasifican más en la categoría de estimulantes. Entre ellas, destacan la raíz de maca de Perú [123], el ginseng, el ginseng siberiano (*Eleutherococcus*) y la rhodiola. Estas plantas pueden ser especialmente útiles para personas con poca energía mental, fatiga cerebral o altos niveles de estrés, ya que actúan sobre las hormonas relacionadas con el estrés y pueden mejorar la resistencia frente a este. Algunos suplementos estimulantes (véase la sección «Recursos») combinan estas plantas para potenciar sus efectos.

Por otro lado, existen opciones como el guaraná, cuyo principal ingrediente activo es la cafeína. Personalmente, no recomiendo este tipo de suplementos, ya que la cafeína puede provocar una regulación a la baja que reduce vuestra sensibilidad a las hormonas suprarrenales. Esto significa que, cuanto más se consume, más se necesita para obtener los mismos efectos (véase el capítulo 4).

Reconstruir el cerebro

Aunque está claro que es posible prevenir el deterioro cognitivo, ¿podemos realmente reconstruir el cerebro? Una vez establecido el alzhéimer, con un encogimiento visible del cerebro y pérdida de células cerebrales, esto es poco probable. Pero ¿es posible después de estabilizar el deterioro cognitivo haciendo las cosas que se describen en este libro? Esto también es especialmente pertinente para cualquiera que haya sufrido una lesión cerebral, por ejemplo, un ictus o un accidente isquémico transitorio (AIT), que a menudo se muestran en los escáneres cerebrales como pequeñas lesiones o cicatrices.

La reconstrucción tiene dos aspectos:

- Crear nuevas conexiones dendríticas entre las células cerebrales, algo que ocurre constantemente. Esta reconexión es especialmente importante tras una lesión cerebral, ya que la red neuronal desarrolla «soluciones». Es lo que se llama «neuroplasticidad».
- Fabricar nuevas células cerebrales, que es una tarea más difícil y que algunos consideran imposible o, al menos, un proceso muy lento.

Algunos de los potenciadores de la memoria mencionados previamente pueden ayudar. Mantener niveles bajos de homocisteína, por ejemplo, contribuye a una recuperación más rápida en personas que han sufrido un derrame cerebral[124]. Asimismo, contar con niveles elevados de vitamina D o suplementarse con dosis superiores a 2000 UI diarias también puede favorecer una mejor recuperación[125]. Yo recomiendo 3000 UI al día o 21.000 UI a la semana, pero lo más importante es controlar el nivel de vitamina D para mantenerlo por encima de 75 nmol/l (30 ng/ml). Un nivel de 100 nmol/l puede ser óptimo.

Dado que las membranas neuronales están compuestas por fosfolípidos, el consumo de alimentos ricos en estas sustancias, como el pescado y los huevos, junto con un suplemento de fosfolípidos derivados de la lecitina, podría favorecer la recuperación. La lecitina está disponible en cápsulas de 1200 mg o en formato de gránulos; algunos de ellos tienen un alto contenido en fosfatidilcolina (PC). La combinación de vitaminas del grupo B con colina resulta especialmente beneficiosa en la recuperación tras un ictus, ya que contribuye a mejorar la neuroplasticidad[126].

Un precursor de la colina, que también se encuentra en el cerebro, es el DMAE, que a veces se vende como Deanol. El DMAE ayuda a optimizar la producción de acetilcolina, el neurotransmisor asociado al aprendizaje. Se ha demostrado que es capaz de aumentar el estado de alerta, mejorar la atención y el humor en general[127], así como favorecer la calidad del sueño y la ensoñación[128]. También se ha sugerido que podría ayudar a los niños hiperactivos[129] y a los que padecen trastornos del aprendizaje y del comportamiento[130] en dosis diarias de 500 a 2000 mg. Es otro «nootrópico» adicional que podríais agregar a vuestra dieta. Yo solía incluirlo en mi suplemento «alimento para el cerebro», pero la normativa de la UE ya no lo permite.

De entre las plantas y hongos, la melena de león es especialmente interesante, ya que parece estimular la neuroplasticidad gracias a sus dos principios activos, las hericenonas y las erinacinas, que potencian el factor de crecimiento nervioso (NGF, por su sigla en inglés) propio del cerebro, una hormona esencial para favorecer el desarrollo y la regeneración neuronal[131]. La dosis habitual es de 500 a 1000 mg al día (véase la sección «Recursos»).

En California, el Dr. Dale Bredesen, experto en demencia y autor de *The End of Alzheimer's Program* ('El programa para el fin del alzhéimer'), ha estado ayudando a las personas a recuperarse del deterioro cognitivo con un enfoque integral hecho a medida de cada individuo, que abarca todos los factores de este libro… y más. Su ensayo de «prueba de concepto», publicado en la revista *Journal of Alzheimer's Disease*[132], en el que participaron 25 personas diagnosticadas con diversos estadios de deterioro cognitivo, muestra una mejoría en el 84 % de las personas con DCL o demencia precoz, lo que constituye un resultado sin precedentes. Cuando se comparan con las inyecciones de anticuerpos antiamiloides, estos resultados son realmente impresionantes, como se muestra a continuación.

El protocolo del Dr. Bredesen, aunque pone énfasis en la importancia de la dieta, los suplementos de apoyo cerebral y el estilo de vida, también considera otros factores, como las micotoxinas, las toxinas inorgánicas (como la contaminación atmosférica o el mercurio), las infecciones crónicas no diagnosticadas, la apnea del sueño y otros factores de riesgo.

«Repetidamente se escucha que "no se puede hacer nada", pero, en realidad, sí se puede prevenir, y nuestro ensayo demuestra que no es inútil para quienes padecen deterioro cognitivo leve o incluso demencia en fase inicial».

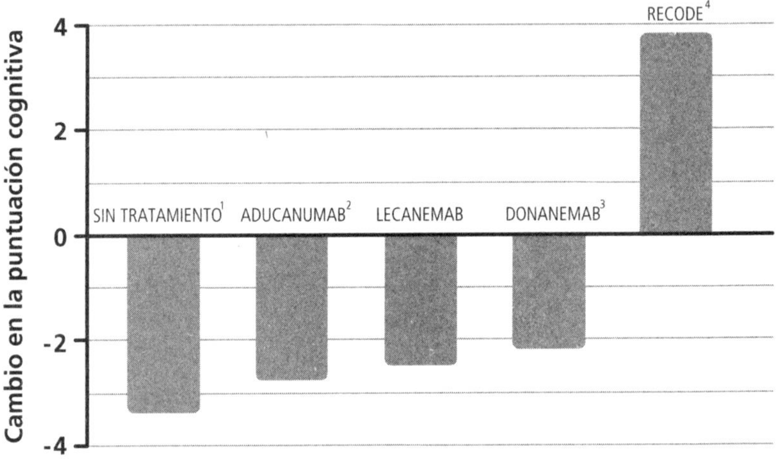

Fig. 28. Enfoque de nutrición de precisión RECODE del Dr. Bredesen para el deterioro cognitivo comparado con tratamientos antiamiloides; del Dr. Dale Bredesen, utilizado con permiso.

¿Psicodélicos para la recuperación cerebral?

Una de las áreas más relevantes es el estudio de los efectos de diversos compuestos alucinógenos, en particular la psilocibina, el LSD y la ayahuasca, una planta amazónica rica en DMT, sobre la salud mental y la función cerebral. Estos compuestos son triptaminas y comparten la cualidad de activar un sitio receptor cerebral clave, los receptores 5-HT2, para la serotonina. Como grupo, todos ellos han demostrado ser potenciales promotores de la neuroregeneración y la neuroplasticidad, ayudando a crear conexiones neuronales y, posiblemente, nuevas neuronas[133]. También estimulan el factor neurotrófico derivado del cerebro (BDNF, por su sigla en inglés), un señalizador cerebral clave que favorece el crecimiento neuronal.

Ahora que muchos estudios demuestran el potencial de los psicodélicos para ayudar a personas con depresión resistente al tratamiento y adicciones reincidentes, así como a pacientes terminales con ansiedad, se presta cada vez más atención al efecto que realmente tienen en el cerebro. A nivel psicológico, por lo general, los avances en la investigación de la depresión y la ansiedad debilitantes parecen producirse a través de la experiencia de los pacientes a los que, mediante viajes asistidos por psicoterapia, se les permite «exorcizar los demonios» de traumas tempranos. Ahora bien, a nivel biológico, puede haber algo más en juego.

También se están llevando a cabo estudios para probar dosis más bajas de estos agentes. Es demasiado pronto para saber si podrían ser útiles para las personas con deterioro cognitivo precoz y reducción cerebral, pero no cabe duda de que es una posibilidad plausible y un campo de investigación en curso. Habrá que estar atentos.

En resumen:

- En primer lugar, realizad la prueba de función cognitiva en foodforthebrain.org para averiguar qué factores pueden estar provocando vuestro riesgo futuro de deterioro cognitivo.
- Analizad también vuestro índice de homocisteína y omega-3 en sangre con un kit de análisis casero. Si vuestro nivel de homocisteína es superior a 10, tomad un suplemento de 20 mg de B_6, 500 mcg de B_{12} y, preferiblemente, metilfolato de 400 mcg o más.
- Conseguid que vuestro índice de omega-3 supere el 8 %, lo que probablemente requerirá un suplemento de 500 mg de DHA al día y consumir tres raciones de pescado azul a la semana.

- Garantizad una cantidad adecuada de fosfolípidos mediante suplementos de lecitina y consumiendo huevos y alimentos marinos. Intentad ingerir al menos 250 mg de fosfatidilcolina.
- Aumentad vuestra ingesta de antioxidantes, no solo de los alimentos coloridos y bayas, sino también suplementándolos, especialmente con NAC o glutatión. Leed el capítulo 13 para aumentar vuestro poder antioxidante y de polifenoles. La melatonina (5 mg) también puede ayudar, al igual que la niacina (de 100 a 500 mg).
- Tomad 2 cucharadas de aceite C8 o seguid la dieta cetogénica durante unos días cada mes. También puede servir una dieta rica en grasas y baja en carbohidratos para mantener un nivel de cetosis leve.
- Analizad vuestro nivel de vitamina D y aseguraos de que esté por encima de 75 nmol/l (30 ng/ml). En invierno es probable que necesitéis un suplemento de 3000 UI al día para conseguirlo.
- Probad melena de león, reishi, ginkgo o brahmi para potenciar la memoria.

Construir cerebros jóvenes

En los últimos años ha aumentado el número de niños a los que se les diagnostica algún problema de aprendizaje, comportamiento y salud mental. El trastorno por déficit de atención con hiperactividad (TDAH), el trastorno del espectro autista (TEA) y otros trastornos del neurodesarrollo que clasifican a los niños como «neurodivergentes», en contraposición a los «neurotípicos», se han disparado tanto en el Reino Unido como en Estados Unidos. En la última década también se ha producido un aumento constante de los problemas de salud mental entre los jóvenes: cuatro de cada diez declaran tener sentimientos persistentes de tristeza o desesperanza, y casi una cuarta parte (22 %) reconoce tener problemas de salud mental contemporáneos, como contemplar el suicidio [134].

«En la actualidad, uno de cada seis niños de EE. UU. se clasifica como neurodivergente y uno de cada 36 como autista, lo que supone un aumento de cuatro veces en 20 años» [135], afirma el Dr. Allesio Fasano, catedrático de Pediatría del Hospital General Infantil de Massachusetts de la Facultad de Medicina de Harvard.

En el Reino Unido, se están registrando cifras cada vez más elevadas. Según la Dra. Rona Tutt, expresidenta de la Asociación Nacional de Directores de Centros de Enseñanza, «se ha producido un aumento espectacular del número de personas diagnosticadas con TEA. Aunque en parte se debe a una definición más amplia del autismo y a un mejor diagnóstico, cabe preguntarse si no será también consecuencia de los cambios ambientales, que también han sido drásticos». Algunas escuelas británicas informan de que hasta uno de cada cuatro niños tiene problemas de aprendizaje.

A modo de aclaración, la Universidad de Washington define a una persona «neurodivergente» como «una persona del espectro autista o, más en general, alguien cuyo cerebro procesa la información de un modo que no es el típico de la mayoría de los individuos». Estas personas pueden tener problemas de aprendizaje, trastornos por déficit de atención y ansiedad, así como trastornos obsesivo-compulsivos y del espectro autista, como el síndrome de Tourette. Desde el punto de vista de la neurodiversidad, estos trastornos reflejan distintas formas de ser que son experiencias humanas normales. Aunque «neurodiversidad» suele utilizarse para describir a un grupo de individuos neurodivergentes, también se refiere a toda la humanidad, porque cada persona tiene una forma única de procesar la información.

En el caso de las singularidades menos deseables que causan dificultades a los individuos, la pregunta es por qué se dan en unos y no en otros, y si pueden prevenirse.

Bebés sanos

A menudo se ha afirmado que el trastorno del espectro autista está relacionado con la genética. Sin embargo, dado que los genes no pueden haber cambiado tan rápidamente, esto sugiere la influencia de factores externos, de los cuales la dieta y la nutrición materna contribuyen en gran medida.

El desarrollo del cerebro comienza desde la concepción

El desarrollo del cerebro se ve influido desde el momento de la concepción. Por eso es tan importante la nutrición de la madre antes de concebir.

Nada puede construirse sin una metilación saludable, es decir, sin un nivel bajo de homocisteína. La homocisteína elevada es un conocido predictor de abortos espontáneos y problemas durante el embarazo, por lo que recomiendo que ninguna mujer intente quedarse embarazada hasta que su nivel de homocisteína esté por debajo de 7 mcmol/l. Aunque se ha aprendido que un nivel de homocisteína superior a 11 significa un mayor encogimiento cerebral, incluso un nivel superior a 9 durante el embarazo predice más problemas, concretamente comportamiento retraído, ansiedad, depresión, problemas sociales y comportamiento agresivo en el niño a la edad de seis años[136].

Por eso, para garantizar el desarrollo cerebral saludable de un niño, es fundamental que las futuras madres gocen de una salud adecuada.

Ya sabemos que el profesor Michael Crawford, investigador pionero, en colaboración con el Dr. Enitan Ogundipe, puede predecir qué bebés van a nacer prematuros con mayor riesgo de padecer problemas de desarrollo a partir de las grasas presentes en la sangre de la embarazada. Pero las pruebas más convincentes provienen de un estudio en el que participaron 11.875 mujeres embarazadas, que demostró una clara relación entre la cantidad de alimentos marinos consumidos por una mujer embarazada y el desarrollo de su hijo. Cuanto menos alimento marino se consume, peores son el comportamiento social, la motricidad fina, la comunicación y el desarrollo social, y el cociente intelectual verbal del niño[137].

Además, la falta de vitamina A durante el embarazo puede afectar al desarrollo del cerebro y provocar trastornos a largo plazo o incluso permanentes en el proceso de aprendizaje, la formación de la memoria y la función cognitiva[138].

Suplementar a las futuras madres con ácido fólico (400 mcg/día) durante el segundo y el tercer trimestre del embarazo se asocia con una mejor cognición en sus hijos a la edad de tres años y un mejor razonamiento de palabras y coeficiente intelectual (verbal y de rendimiento) a los siete años[139].

Nutrición óptima para los lactantes

Una vez que nace el bebé, el 75 % de toda la energía derivada de la leche materna se destina a construir el cerebro, un órgano que continúa desarrollándose a una velocidad alucinante de un millón de conexiones por minuto. Los bebés utilizan las cetonas para impulsar su desarrollo cerebral, pero también necesitan las materias primas: grasas esenciales, fosfolípidos y vitaminas. Si no se consumen suficientes omega-3, vitamina A, vitamina D y vitaminas del grupo B, especialmente folato y B_{12}, y minerales, como yodo, magnesio, hierro y zinc, el cerebro no se desarrollará de forma óptima.

Es decir, que una madre lactante debe suplementar los aceites de pescado omega-3 como mínimo, pero también son necesarios muchos otros nutrientes. Si no hay nutrientes suficientes, las células cerebrales no solo no establecen las conexiones necesarias, sino que la producción y el flujo de neurotransmisores no son óptimos.

Un bajo nivel de vitamina D tanto en la madre como en el recién nacido aumenta en un 54 % la probabilidad de que el niño desarrolle TEA[140].

Bruce Ames, catedrático emérito de Bioquímica y Biología Molecular de la Universidad de California, cree que «la síntesis, la liberación y la función de la serotonina en el cerebro están moduladas por la vitamina D y los dos ácidos grasos omega-3 marinos, el ácido eicosapentaenoico (EPA) y el ácido docosahexaenoico (DHA)». Y añade: «Niveles insuficientes de vitamina D, EPA o DHA, en combinación con factores genéticos y en periodos clave del desarrollo, podrían conducir a una activación y una función disfuncionales de la serotonina y ser uno de los factores que influyen en su desarrollo. Este es un mecanismo subyacente que contribuye a los trastornos neuropsiquiátricos y a la depresión infantil»[141].

Sabemos que la ingesta de folato por parte de la madre predice el rendimiento del niño en pruebas cognitivas a la edad de nueve a diez años[142] y que cuanto mayor sea el nivel de vitamina B del bebé, mayor será su función cognitiva a la edad de 25 años[143].

Alimentar al niño en crecimiento

En el Reino Unido, menos del 5 % de los niños ingieren la cantidad diaria recomendada de omega-3 y pescado[144]. Las concentraciones más bajas de DHA se asocian a una peor capacidad de lectura, memoria, comportamiento oposicionista e inestabilidad emocional[145]. Varios estudios han demostrado que la agresividad aumenta en las personas con niveles bajos de omega-3 (DHA y EPA) y que la administración de más omega-3 reduce dicha agresividad[146].

El pescado y los omega-3 se asocian a una mejor cognición en los niños. Un estudio realizado con 541 escolares chinos descubrió que el consumo de pescado predecía la calidad del sueño y que los escolares que comían más pescado tenían un CI 4,8 puntos más alto que los que no comían nada. La mejora de la calidad del sueño, vinculada al consumo de pescado, también estaba correlacionada con el cociente intelectual[147].

Un estudio realizado en Irlanda del Norte reveló que la mitad de los escolares tenían deficiencia de vitamina D, con un nivel inferior a 50 nmol/l (se recomienda un nivel superior a 75 nmol/l). Otro estudio halló que los niveles bajos de vitamina D en la infancia estaban relacionados con problemas de comportamiento en la adolescencia[148]. ¿Es de extrañar que tantos niños sean neurodivergentes?

Otro nutriente presente en alimentos marinos es la vitamina A. El aceite de hígado de bacalao es una fuente rica en vitaminas A y D, así como en grasas omega-3. La vitamina A es vital para la correcta visión en blanco y negro y el buen funcionamiento de la retina del ojo, de ahí su nombre, retinol, y la idea de comer zanahorias para ver en la oscuridad. La Dra. Mary Megson, pediatra de EE. UU., identificó una debilidad genética particular en varios niños del espectro que afectaría a su capacidad para utilizar la vitamina A. Ella lo asocia a los niños que no te miran a los ojos porque ven mejor en la periferia de su campo visual[149]. Dar una fuente de retinol, como el aceite de hígado de bacalao, mejora la coordinación ocular y la visión, y ayuda a los niños autistas que no establecen contacto visual.

El zinc y el magnesio

Mi profesor, el Dr. Carl Pfeiffer, fue el primero en poner el zinc en el mapa de la salud mental, en los años setenta, gracias a una chica llamada Lisa.

Lisa estaba loca, pero sus padres habían aprendido a mantenerla cuerda mediante el consumo de ostras. Si comía un par de ostras al día, su mente se calmaba.

El Dr. Pfeiffer descubrió que se trataba del zinc. El zinc es esencial para el crecimiento y la reparación celular, por eso está presente en todas las semillas, frutos secos, alubias, lentejas, huevos, carne y pescado, pero nada supera a las ostras. El zinc es uno de los minerales más importantes durante el embarazo, junto con el hierro, y los bebés y los niños, debido a su rápido crecimiento, necesitan más.

Hay que tener en cuenta que las fuentes vegetarianas de zinc, como los frutos secos y las semillas, también contienen fitatos, que inhiben la absorción del zinc, por lo que las personas que siguen una dieta exclusivamente vegetal podrían necesitar más.

El cálculo básico de nuestras necesidades de zinc para favorecer el crecimiento es el siguiente: 7,5 mg al día (una ostra aporta 5,5 mg). Pero ¿es ese realmente el mínimo? ¿Cuál es el óptimo? El valor de referencia de nutrientes es de 10 mg. Muchos niños no lo alcanzan.

Se ha estudiado poco qué ingesta de zinc es necesaria para una salud mental óptima. Unos investigadores de Dakota del Norte administraron suplementos de zinc a 200 escolares de séptimo curso y descubrieron que los que tomaban 20 mg de zinc al día, frente a los que tomaban 10 mg (la CDR) o un placebo, tenían recuerdos más rápidos y precisos y una mayor capacidad de atención al cabo de tres meses[150]. Además, las niñas se comportaban mejor.

Los niños con TDAH suelen tener niveles más bajos de zinc, calcio y magnesio. Algunos tienen niveles bajos de cobre, según una investigación realizada en Nueva Zelanda[151].

Un estudio de niños con TDAH halló niveles elevados de cobre[152]. El cobre, cuya fuente principal son las tuberías de agua de cobre, y el zinc compiten entre sí, de modo que, si el zinc es bajo, los niveles de cobre del cuerpo tienden a aumentar. La relación cobre-zinc era especialmente alta en los niños neurodivergentes en comparación con los neurotípicos y predecía el grado de TDAH[153]. Lo mismo puede decirse de la esquizofrenia, ya que algunos de los diagnosticados tenían niveles bajos de zinc[154] y altos de cobre[155]. Es probable que el nivel de cobre sea más alto en las zonas de aguas más calcáreas y en las zonas con más casas recién construidas y tuberías de cobre. Las manchas azules en bañeras o lavabos indican un alto nivel de cobre en el agua. Los niveles de zinc y magnesio tienden a ser más bajos en personas con depresión.

Anteriormente, hemos visto que el cromo, un mineral esencial para el control del azúcar, puede ayudar a algunas personas con síntomas de depresión. El magnesio, un mineral comúnmente deficiente, tiene un efecto calmante. La deficiencia de zinc está relacionada con trastornos alimentarios, como la esquizofrenia, la depresión y la ansiedad. Tanto el zinc como el magnesio son nutrientes cofactoriales críticos que activan las enzimas que producen grasas cerebrales importantes, como el DHA y el EPA, así como neurotransmisores a partir de los alimentos que ingerimos.

En los años setenta, cuando estudiaba la esquizofrenia, descubrí que había un agente que se volvía malva cuando se añadía a la orina de las personas esquizofrénicas. Se llamaba factor malva y estaba relacionado con la excreción de una sustancia química anormal llamada pirrol. Roba al cuerpo tanto la vitamina B_6 como el zinc, se revierte con suplementos de B_6 y zinc, y es un indicador de estrés oxidativo[156]. Los síntomas clásicos incluyen palidez y retraimiento social, presencia de manchas blancas bajo las uñas, infecciones frecuentes, dificultad para recordar los sueños, falta de deseo sexual y ausencia de menstruación en las mujeres, y poca tolerancia al alcohol[157].

La comprobación del estado del zinc, el cromo y el magnesio de un niño, que se puede hacer con una muestra de pelo o de sangre (véase la sección «Recursos»), es una práctica habitual en la terapia nutricional, pero no tan común en la medicina convencional. Los niveles de magnesio en glóbulos rojos y de zinc en suero son quizá más fiables, pero la toma de muestras de pelo es menos invasiva en los niños. Un pequeño estudio encontró niveles más bajos de cromo en el pelo de los niños con TDAH[158]. Los frutos secos y las semillas tienen un alto contenido en estos tres nutrientes, por lo que corregir las deficiencias con dieta o suplementos es fundamental para los niños neurodivergentes. Las verduras y otras hortalizas son ricas en magnesio. Un ensayo controlado con placebo en el que se administró magnesio junto con vitamina D a niños con TDAH durante ocho semanas mostró una reducción importante de los problemas emocionales, de conducta y con los compañeros, así como una mejora de la socialización en comparación con los niños a los que se administró un placebo[159].

Un estudio polaco de 1997 que examinó el estado del magnesio de 116 niños con TDAH descubrió que la deficiencia de magnesio era mucho más frecuente en ellos que en los niños sin TDAH (el 95 % de los niños con TDAH tenían deficiencia) y también observó una correlación entre los niveles de magnesio en el organismo y la gravedad de los síntomas. Los niños se dividieron en dos grupos. Uno de ellos recibió 200 mg de magnesio al día durante seis meses y el otro no recibió suplementos. El estado del magnesio del grupo que recibió suplementos mejoró y su hiperactividad se redujo significativamente, mientras que el comportamiento hiperactivo empeoró en el grupo de control[160].

La historia de Andrew es un ejemplo clásico de lo eficaz que puede ser el magnesio para ayudar a los niños inquietos e hiperactivos:

Cuando tenía tres años, los padres de Andrew, faltos de sueño, lo llevaron a nuestro Centro de Bioenvejecimiento Cerebral. Era hiperactivo y parecía no dormir nunca. Como era de esperar, estaba de mal humor la mayor parte del tiempo.

Recomendamos a sus padres que le dieran 65 mg de magnesio al día en un polvo de sabor agradable añadido a una bebida antes de acostarse. Dos semanas después, su madre nos llamó para decirnos que Andrew dormía ahora toda la noche y que durante el día se había convertido en un niño encantador.

Los cuatro motores del TDAH

Una nutrición adecuada es fundamental para ayudar a los niños neurodivergentes. Los ensayos con múltiples nutrientes han demostrado mejoras en la irritabilidad, la hiperactividad y los niveles de autolesión[161]. El aumento de la homocisteína y el bajo nivel de vitamina B_{12} o folato en la madre embarazada se asocian con un mayor riesgo de que su hijo desarrolle TEA y peores síntomas[162], creando anomalías de metilación que podrían explicar muchos de los síntomas[163]. La suplementación con vitaminas B que reducen la homocisteína mejora también los síntomas más comunes[164].

Afecciones como el TDAH pueden ser el resultado de cualquiera de estas causas:

- una dieta alta en CG, con demasiado azúcar
- falta de grasas esenciales omega-3
- falta de nutrientes esenciales, como las vitaminas del grupo B, el zinc y el magnesio
- intolerancias alimentarias no identificadas

Los adolescentes con problemas de azúcar en sangre y diagnosticados de síndrome metabólico muestran ya el mismo tipo de deficiencias cognitivas y encogimiento del hipocampo que los adultos con síndrome metabólico predemencia[165]. Así de importante es evitar que los niños se vuelvan golosos.

Los estudios realizados por el Dr. Alex Richardson, de la Universidad de Oxford, en los que se administraron grasas cerebrales vitales a niños con TDAH, han demostrado una mejora en el aprendizaje y en los problemas de comportamiento que definen el trastorno[166]. Su libro *They Are What You Feed Them* ('Son lo que les dais de comer') explica cómo la dieta afecta al comportamiento y al aprendizaje de los niños.

En Nueva Zelanda, la profesora Julia Rucklidge probó los efectos de administrar a niños de 7 a 12 años a los que se había diagnosticado TDAH un suplemento multivitamínico y mineral completo de alta potencia, que incluía abundantes vitaminas del grupo B (B$_6$, 23 mg; folato, 267 mcg; B$_{12}$, 300 mcg; magnesio, 200 mg; y zinc, 16 mg). Un total de 47 niños recibieron el suplemento, y 46, un placebo. Al final del ensayo de 10 semanas, casi cuatro veces más niños (el 32 % frente al 9 %) habían mostrado una mejora clínicamente significativa de su atención. Además, según la evaluación de un clínico y los informes de padres y profesores, los niños que recibieron micronutrientes mostraron mayores mejoras en la regulación emocional, la agresividad y el funcionamiento general en comparación con los que recibieron placebo [167].

Autismo e intestino

Muchos niños del espectro se quejan de problemas intestinales. Algunos, aunque ciertamente no todos, responden bien a las dietas sin gluten ni caseína [168]. Mi consejo más firme es realizarle una prueba de intolerancia alimentaria basada en IgG a un niño antes de embarcarse en una dieta restrictiva.

Pero no solo la leche y el trigo pueden ser un problema, ni las intolerancias alimentarias afectan únicamente a quienes padecen TEA.

Michael, un niño de cinco años que vimos en el Centro Brain Bio, solía ser tan hiperactivo que solo podía ir al colegio a tiempo parcial.

Era incapaz de concentrarse en nada, molestaba en clase y también le costaba relacionarse con otros niños. Tras someterse a un test de intolerancia alimentaria YorkTest 113, Michael descubrió que era intolerante a una serie de alimentos, principalmente a los lácteos, el trigo, las naranjas, las zanahorias, la soja, el pollo y el cerdo.

El personal del colegio de Michael se sorprendió de los cambios en su comportamiento apenas una semana después de hacer los cambios dietéticos. Ahora, Michael podía sentarse quieto y dibujar tranquilamente, lo que pronto hizo que volviera a la escuela a tiempo completo.

Tras unir todas estas piezas, investigadores estadounidenses llevaron a cabo un estudio de 12 meses sobre una intervención nutricional y dietética integral, en el que participaron 67 niños y adultos con trastorno del espectro autista (TEA) de entre 3 y 58 años, y 50 controles neurotípicos de similar edad y sexo. El tratamiento comenzó con un suplemento completo de vitaminas y minerales, y se añadieron secuencialmente otros métodos de tratamiento, como el uso de ácidos grasos esenciales, baños de sales de Epsom, carnitina, enzimas digestivas y una dieta sana, sin gluten, sin caseína y sin soja (HGCSF). Se observó una mejora importante de los indicadores del autismo y de la capacidad intelectual no verbal (CI no verbal) en el grupo de tratamiento en comparación con el grupo sin tratamiento, con una ganancia de 7 puntos en el CI. Esto es equivalente a lo que descubrimos en el primer estudio sobre el cociente intelectual vitamínico en 1987, cuando los adolescentes que recibieron un multivitamínico rico en vitaminas B aumentaron su CI en 7 puntos en comparación con los que recibieron un placebo durante siete meses[169]. Los padres del grupo de estudio sobre los TEA informaron de que los suplementos vitamínicos/minerales, los ácidos grasos esenciales y la dieta HGCSF fueron los que más beneficiaron a sus hijos en cuanto a la mejora de los síntomas del autismo y de la capacidad intelectual no verbal[170].

Hice algo parecido en una escuela del sur de Londres para la BBC. Me habían encomendado la misión de cambiar el comportamiento de los niños más problemáticos en una semana.

De los treinta niños, todos de entre seis y siete años, la profesora dijo que aproximadamente un tercio, diez, eran problemáticos o tenían problemas de aprendizaje o de comportamiento. El peor era Reece. No podía estarse quieto ni prestar atención y siempre estaba metiéndose en líos.

Inscribí a la madre de Reece y a los demás padres en un experimento de una semana en el que no darían a sus hijos dulces, alimentos con azúcar añadido, aditivos o colorantes, ni bebidas con vitaminas y minerales, e intentarían comer más pescado, fruta, verdura, frutos secos y semillas. Para medir el cambio, el profesor pidió a los niños que escribieran una historia el día antes de empezar y otra una semana después. Podéis ver el cambio en una semana en los cuentos de Reece a continuación.

Al mes siguiente, su edad de lectura y escritura aumentó un año. Ahora es capaz de sentarse quieto y concentrarse, y ha pasado de estar entre los últimos de la clase a estar entre los primeros. Sus padres se dieron cuenta de que su estado empeoraba después de comer Monster Munch, que contiene glutamato monosódico. Algunos niños son especialmente sensibles a este potenciador del sabor.

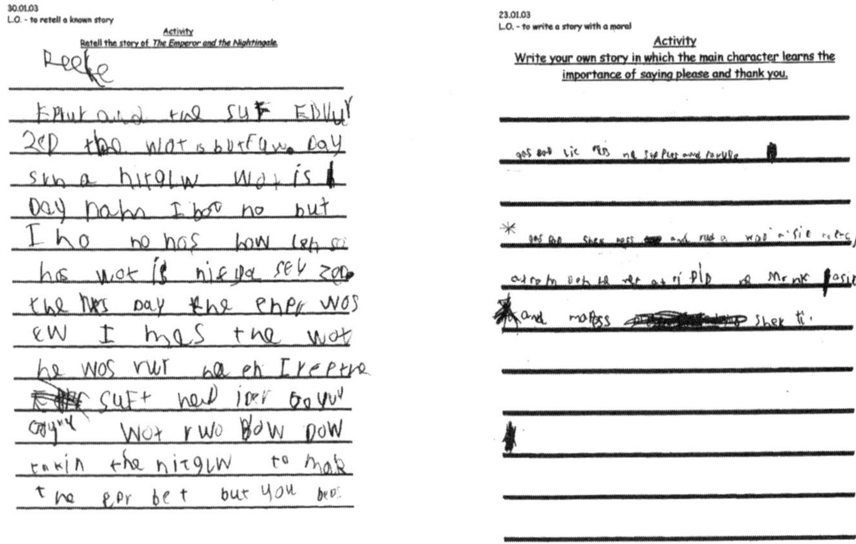

Fig. 29. La escritura de Reece antes y después de la «nutrición óptima».

Richard, de ocho años, es otro ejemplo. Le diagnosticaron TDAH, estaba «fuera de control» y sus padres no sabían qué hacer. Además, Richard llevaba toda la vida estreñido. Gracias a las pruebas bioquímicas realizadas en el Centro Brain Bio, descubrimos que era intolerante a los productos lácteos y a los huevos, y que tenía un nivel de magnesio muy bajo. Al analizar su dieta, vimos también que consumía demasiado azúcar a diario.

> *Le administramos una dieta baja en azúcar, lácteos y huevos, así como suplementos de magnesio y omega-3. Tres meses después, sus padres nos informaron de que su hijo había mejorado considerablemente su actitud y era más sencillo de tratar. El estreñimiento también había desaparecido por completo.*

El Dr. Alessio Fasano, catedrático de Pediatría en la Facultad de Medicina de Harvard y profesor de Nutrición en la Escuela Chan de Salud Pública de Harvard, sostiene que algo falla en el intestino de los niños con TEA, ya que muchos de ellos presentan problemas intestinales, como diarrea, estreñimiento, eructos y flatulencias excesivas, y disbiosis, que se indica por un patrón anormal de bacterias intestinales[171].

Sus hallazgos respaldan la conexión entre el metabolismo, la fisiología gastrointestinal y los rasgos complejos de comportamiento. Así lo confirma un pequeño ensayo en el que se «limpió» el intestino con un antibiótico y se administraron trasplantes fecales «sanos» a 18 niños con TEA[172]. El resultado fue una mejora significativa del estreñimiento, la diarrea, la indigestión y el dolor abdominal, así como de los síntomas conductuales del TEA. Las mejoras persistieron hasta ocho semanas después del tratamiento.

En algunos niños, el trigo y la leche pueden contribuir a estos síntomas. Las investigaciones del profesor Fasano revelan que los niños neurodivergentes presentan niveles elevados de zonulina, lo que puede provocar fugas intestinales[173]. El gluten del trigo, por ejemplo, eleva los niveles de zonulina.

También se ha descubierto que los niños con TEA presentan en la orina proteínas del trigo y la leche similares a los opiáceos, lo que hace que estos alimentos sean especialmente «adictivos». Este fue el descubrimiento de los investigadores de la Unidad de Investigación del Autismo de la Universidad de Sunderland, dirigida por Paul Shattock, y que ahora es conocida como ESPA Research. Gracias a su trabajo, se desarrollaron estrategias de éxito para ayudar a los niños autistas, conocidas hoy como Protocolo de Sunderland[174].

En resumen, para formar cerebros jóvenes sanos y minimizar el riesgo de desarrollar síntomas asociados a la neurodivergencia, incluidos el TDAH y el autismo, es importante que las futuras madres, las embarazadas y las madres lactantes y sus hijos hagan lo siguiente:

- Limitar o evitar los alimentos con azúcar añadido y seguir una dieta baja en CG.
- Evitar los colorantes químicos y los aditivos aromatizantes, como el glutamato monosódico.
- Optimizar la ingesta de omega-3, en forma de fosfolípidos, a partir de alimentos marinos y huevos, y complementarla con omega-3 DHA y EPA.
- Optimizar las vitaminas A y D, con suficiente exposición al sol para favorecer unas buenas reservas corporales de vitamina D.
- Asegurar una metilación saludable con vitaminas B, especialmente vitamina B_{12} en veganos y en quienes siguen una dieta basada principalmente en plantas.
- Comprobar si cargan con intolerancias alimentarias, incluida al gluten, si se presentan síntomas digestivos.

PARTE 4

COMBUSTIBLE CEREBRAL

A continuación, os invito a descubrir la dieta, el estilo de vida, los ejercicios y los suplementos óptimos para desarrollar un cerebro supersano.

23. Una dieta beneficiosa para el cerebro
24. Ejercicios de entrenamiento cerebral
25. Pruebas y suplementos de apoyo al cerebro
26. Cómo convertirse en un ciudadano interesado en y respetuoso con el cerebro

Una dieta beneficiosa para el cerebro

Entonces, ¿cómo se puede determinar cuál es la mejor dieta para proteger el cerebro y prevenir el deterioro cognitivo? En general, hay dos maneras de abordar esta cuestión. Una es examinar los alimentos que reducen o aumentan el riesgo de deterioro cognitivo y la otra es examinar las dietas que lo reducen, aunque estas suelen partir de una suposición sobre qué es una dieta sana o no sana. En cualquier caso, lo que coméis tiene un enorme impacto en la salud de vuestro cerebro. Recordaréis la reducción de hasta el 92 % del riesgo de alzhéimer que se observó en el estudio realizado en Finlandia y Suecia, en el que se comparó el riesgo de desarrollar alzhéimer entre las personas que seguían una dieta «sana» y las que seguían una dieta poco saludable en la mediana edad. Este estudio también analizó la incidencia de la demencia 14 años después [1].

Un estudio publicado en la *British Medical Journal*, en el que se hizo un seguimiento de más de 30.000 personas durante una década, descubrió que las personas con una dieta sana tenían unas siete veces menos probabilidades de sufrir deterioro cognitivo relacionado con la edad o demencia que las que seguían una dieta «media», y unas nueve veces menos probabilidades de desarrollar demencia que las que seguían una dieta inadecuada. Su definición de dieta saludable era una dieta rica en pescado, huevos, frutas, verduras, legumbres, frutos secos y té[2].

Ventajas de una dieta mediterránea

Los alimentos recién mencionados suelen estar presentes en una dieta mediterránea, que, como hemos visto, suele implicar comer más fruta, verdura, legumbres, frutos secos y semillas, así como más pescado y menos carne, y, en ocasiones, algo de vino. Los primeros estudios sobre la dieta mediterránea indicaron que una mayor adherencia a estas recomendaciones reducía el riesgo de alzhéimer en un tercio[3].

El estudio más reciente, llevado a cabo por investigadores del Centro Médico de la Universidad Rush de Chicago, ha demostrado que seguir una dieta de estilo mediterráneo, denominada dieta MIND, con muchas verduras y frutas, puede rejuvenecer el cerebro hasta 18 años[4]. Según los investigadores, «las personas que obtuvieron las puntuaciones más altas por seguir la dieta mediterránea tenían una cantidad media de placas y marañas en el cerebro similar a la de personas 18 años más jóvenes que las que obtuvieron las puntuaciones más bajas».

Un estudio similar realizado en Holanda reveló que «una dieta de mejor calidad está relacionada con un mayor volumen cerebral, de materia gris, de materia blanca y de hipocampo. Un consumo elevado de verduras, fruta, cereales integrales, frutos secos, productos lácteos y pescado, y un consumo reducido de bebidas azucaradas se asociaban a un mayor volumen cerebral»[5].

Así pues, seguir una dieta adecuada para el cerebro podría reducir el riesgo de deterioro cognitivo hasta en un 90 %, detener el encogimiento cerebral y evitar la aparición de signos de envejecimiento, como las placas amiloides y los ovillos neurofibrilares de la proteína tau. Cabe suponer que, si estos alimentos son buenos para los cerebros mayores, también lo serán para los jóvenes.

Los pequeños cambios marcan grandes diferencias

Creedme: añadir aunque sea un alimento «bueno» marca una enorme diferencia. Un estudio de la Universidad de Rush descubrió que elegir alimentos o acciones saludables, como comer las cantidades recomendadas de verduras y frutas, reducía la acumulación de amiloide en el cerebro a un nivel similar al de tener cuatro años menos. En el estudio, los mejores resultados se obtuvieron entre las personas que comían verduras. Quienes se encontraban en el tercio superior de consumo de verduras tenían una patología relacionada con el alzhéimer sustancialmente menor que quienes se encontraban en el tercio inferior.

Según Puja Agarwal, autora del estudio y profesora adjunta de Medicina Interna en el Centro Médico de la Universidad Rush de Chicago, «una simple modificación de la dieta, como añadir más verduras, bayas, cereales integrales, aceite de oliva y pescado, puede retrasar la aparición de la enfermedad de Alzheimer o reducir el riesgo de demencia al envejecer».

Reducir los alimentos nocivos también reporta una importante mejoría. Sustituir solo el 10 % en peso de los alimentos ultraprocesados de la dieta por una proporción equivalente de alimentos no procesados o mínimamente procesados reduce el riesgo de demencia en un sorprendente 19 % [6].

Alimentos para el cerebro

Entonces, ¿cuáles son los alimentos más protectores para el cerebro y la salud cognitiva? En el capítulo 13, analizamos los resultados de uno de los primeros buenos estudios, realizado en Noruega hace más de una década por Eha Nurk y Helga Refsum, y sus colegas [7]. Para recapitular y resumir, descubrieron lo siguiente:

- *Té:* cuanto más bebáis, mejor. El beneficio del té se ha confirmado recientemente en un estudio realizado en Singapur, donde el té verde resultó ser ligeramente mejor que el té negro [8].

Sin embargo, este beneficio no se observó en un estudio del Biobanco del Reino Unido, que informó de que consumir té y café se asociaba con un empeoramiento de la cognición en comparación con quienes no lo hacían [9]. Mi recomendación es beber té, preferiblemente verde, mejor que café, y limitar su consumo a una o dos tazas al día.

- *Chocolate:* con un máximo de 10 g, es decir, unas 3 piezas, y digamos que negro en un 70 %, por tanto con menos azúcar, es más probable que sea el mejor para consumir, ya que el azúcar es un fuerte indicador del deterioro cognitivo. Estudios más recientes han demostrado que el cacao, una fuente rica en flavanoles, mejora la cognición, posiblemente al mejorar la circulación [10].

- *Cereales y patatas:* estabilizad el consumo entre 100 y 150 g al día, lo que equivale a una o dos raciones como máximo. El pan rico en fibra es el alimento con carbohidratos más beneficioso, mientras que el pan blanco aumenta el riesgo de deterioro cognitivo. En general, consumir menos carbohidratos y elegir cereales y alimentos integrales ricos en fibra es una buena idea. El azúcar y los alimentos ultraprocesados son siempre una mala elección (véase el capítulo 11).

- *Fruta y verdura:* cuantas más comáis, mejor, aunque los beneficios tienden a estabilizarse a partir de los 500 g diarios, unas cinco o seis raciones. Entre las frutas y verduras, las zanahorias, las crucíferas, los cítricos y las setas destacan por sus beneficios. Un estudio de la Universidad de Rush demostró que quienes consumían de 1 a 3 raciones de verduras de hoja verde al día, en comparación con quienes comían menos de una a la semana, experimentaban un descenso drásticamente más lento de la función cognitiva, equivalente a ser once años más jóvenes en un periodo de diez años. Las bayas, especialmente los arándanos y las fresas, son particularmente protectoras [11].

- *Pescado:* el alimento más protector. Un estudio noruego encontró un beneficio máximo con unos 100 g al día, es decir, una o dos raciones. Una revisión realizada por M. A. Beydoun y otros investigadores de los Institutos Nacionales de Salud concluyó que comer pescado una o más veces a la semana reducía el riesgo de alzhéimer en un tercio en comparación con quienes consumían pescado menos de una vez a la semana[12]. El pescado azul, rico en grasas omega-3, es el mejor.

- *Aceite de oliva y frutos secos:* estos alimentos muestran beneficios similares a los de la dieta mediterránea[13]. En un estudio, se asignó a los participantes una dieta mediterránea complementada con un litro de aceite de oliva a la semana o 30 g de frutos secos al día (un puñado pequeño), frente a una dieta de control baja en grasas, y se observó una reducción del deterioro cognitivo en los grupos que consumían aceite de oliva o frutos secos[14]. Mi recomendación es optar por un aceite de oliva con un alto contenido en polifenoles (véase la sección «Recursos»).

Algunos alimentos o bebidas podrían tener efectos opuestos. Por ejemplo, existen estudios que sugieren que el consumo de café podría reducir el riesgo de padecer alzhéimer, pero el café aumenta los niveles de homocisteína, que es un fuerte factor de predicción del riesgo. El consumo de alcohol, especialmente de vino tinto, puede reducir el riesgo con moderación, pero los beneficios son limitados. El consumo de vino reduce el riesgo hasta 125 g al día, que equivale a un vaso pequeño. La abstinencia aumenta el riesgo, al igual que el consumo de más de 14 unidades de alcohol a la semana, lo que equivale a una copa mediana de vino al día, según un estudio publicado en la *British Medical Journal*[15].

¿Qué hace que un alimento sea apto para el cerebro?

Los alimentos enumerados anteriormente son fuentes ricas en uno o más de los siguientes nutrientes esenciales:

- vitaminas antioxidantes (C y E)
- flavanoles y otros fitonutrientes
- vitamina D

- grasas omega-3
- folato y otras vitaminas del grupo B
- fosfolípidos y colina

Los componentes clave de la dieta

Teniendo estos aspectos en cuenta, los principales componentes de una dieta diseñada para proteger la salud cerebral y reducir el riesgo de deterioro cognitivo se pueden resumir de la siguiente manera:

Grasas esenciales y fosfolípidos

- Comed un huevo al día, o seis a la semana, preferiblemente de gallinas camperas y ecológicos. Cocidos, revueltos o escaldados, pero evitad freírlos.
- Comed una cucharada de semillas y frutos secos al día: las mejores semillas son las de chía, lino, cáñamo y calabaza (todas ellas ricas en omega-3). Son deliciosas espolvoreadas sobre cereales, sopas y ensaladas. Los mejores frutos secos son las nueces, las pacanas y las nueces de macadamia, pero todos los frutos secos, incluidas las almendras y las avellanas, son buenas fuentes de proteínas y minerales, al igual que los cacahuetes sin sal.
- Comed pescado de agua fría, azul y carnívoro: comed una ración de arenque, caballa, salmón o sardinas dos o tres veces por semana (limitad el atún, a menos que esté identificado como bajo en mercurio, a tres veces al mes). Los veganos necesitan suplementos de omega-3 DHA de algas, así como cápsulas o gránulos de colina o lecitina, ricos en fosfatidilcolina.
- Utilizad aceite de oliva prensado en frío para aliñar ensaladas y otros usos, como rociar las verduras, en lugar de mantequilla. Sustituid la fritura por la cocción al vapor con aceite de oliva, aceite de coco o mantequilla, por ejemplo, para cebollas y ajos, añadiendo después una salsa acuosa, como zumo de limón, tamari y agua, para «cocer al vapor», por ejemplo, verduras, quizá con tofu, pescado o pollo.

Hidratos de carbono de liberación lenta

- Comed alimentos integrales —cereales integrales, lentejas, judías, frutos secos, semillas, fruta fresca y verduras— y evitad todos los alimentos blancos, refinados y excesivamente procesados, así como cualquier alimento con azúcar añadido.
- Merendad fruta fresca, preferiblemente manzanas, peras o bayas, especialmente los arándanos.
- Comed menos gluten. Podéis probar el arroz integral, el centeno, la avena, la quinoa, las lentejas, las alubias o los garbanzos.
- Evitad los zumos de fruta. En su lugar, comed fruta fresca. Tomad de vez en cuando zumo de cerezas Montmorency sin azúcar o zumo de arándanos (a base de concentrado sin azúcar).

Alimentos ricos en antioxidantes y vitaminas

- Aseguraos de que la mitad de vuestra dieta esté cruda o ligeramente cocida al vapor.
- Comed dos o más raciones al día de fruta fresca, incluida una de bayas.
- Comed cuatro raciones al día de verduras de hoja verde oscuro y tubérculos, como brócoli, brócoli de tallo blando, col rizada, espinacas, berros, zanahorias, boniatos, coles de Bruselas, coles verdes, judías o pimientos, así como setas. Elegid productos ecológicos siempre que sea posible.
- Tomad una ración al día de alubias, lentejas, frutos secos o semillas, todos ellos ricos en folato.

Proteínas

- Tomad tres raciones de alimentos ricos en proteínas al día si sois hombres y dos si sois mujeres.
- Elegid buenas fuentes de proteínas vegetales, como las alubias, las lentejas, la quinoa, el tofu o el tempeh (soja) y las verduras «de semillas», como los guisantes, las habas y el maíz.
- Si consumís proteínas animales, elegid carne magra o, preferiblemente, pescado, ecológicos siempre que sea posible.

Alimentos fermentados y fibras beneficiosos para el intestino

* Añadid a vuestra dieta chucrut, kimchi, yogur vivo, kéfir, kombucha, encurtidos fermentados y algo de queso blando sin pasteurizar.
* Añadid semillas de chía a los cereales a base de avena.
* Limitad o evitad completamente el trigo. Comed tortitas de avena en lugar de pan.
* Comed avena y tortitas de avena, legumbres, frutos secos, semillas, fruta entera y verduras, tomando cuatro raciones de verduras al día, crudas o ligeramente cocidas al vapor.
* Comed tupinambo, ajo, puerros y cebollas, ricos en prebióticos, y espárragos, cebada y avena.

Evitar las grasas nocivas

* Reducid al mínimo el consumo de alimentos fritos o procesados, de grasas saturadas quemadas de la carne, y el queso.
* Reducid al mínimo el consumo de alimentos fritos. En su lugar, escalfad, cocinad al vapor o usad la freidora de aire.
* Reducid al mínimo el consumo de aceites vegetales refinados ricos en omega-6 (principalmente, aceite de soja, de maíz y de girasol).

Evitar el azúcar, reducir la cafeína y beber alcohol con moderación

* Evitad añadir azúcar a los platos y evitad los alimentos y bebidas con azúcar añadido. Mantened vuestro consumo de azúcar al mínimo, endulzando los cereales o los postres con fruta.
* Evitad o reducid considerablemente el consumo de bebidas con cafeína. No toméis más de una bebida con cafeína al día. El té es preferible al café.
* Bebed bebidas alcohólicas con poca frecuencia, preferiblemente vino tinto, con un máximo de un vaso pequeño (125 g) al día.
* Comed hasta tres trozos de chocolate negro, con un mínimo del 70% de cacao, o bebed cacao sin azúcar con leche o leche vegetal.

Una cosa es saber lo que hay que hacer y otra muy distinta es hacerlo. Cuando os registréis en COGNITION, os asignaremos pequeñas tareas para realizar los cambios en vuestra dieta que marcarán la diferencia, con recordatorios diseñados para manteneros motivados y en el buen camino. Se necesitan aproximadamente tres semanas para romper un hábito y seis semanas para crear uno nuevo, así que, sea lo que sea lo que decidáis hacer, tenéis que mantenerlo durante al menos un mes.

Tanto si os inscribís en COGNITION como si no, al realizar el test gratuito de función cognitiva en línea en foodforthebrain.org, podréis ver en qué áreas debéis centraros. Por ejemplo, si obtenéis una puntuación en rojo o ámbar en «Grasas cerebrales», centraros en la sección «Consumir grasas esenciales y fosfolípidos». Si vuestro punto débil es «Carbo y CG», centraos en la sección «Consumir carbohidratos de liberación lenta». Si lo que os da problemas son los antioxidantes, centraos en la sección «Consumir alimentos ricos en antioxidantes y vitaminas». Si vuestro punto débil es la salud intestinal, centraos en «Consumir alimentos fermentados y fibras beneficiosas para el intestino».

De la lista de recomendaciones anterior, elegid tres que no estéis siguiendo actualmente y en las que queráis centraros durante el próximo mes. Escribidlas con letras grandes y colocadlas en la nevera. Dentro de un mes, repetid el proceso, pero esta vez elegid tres nuevas áreas en las que enfocaros.

Cetogénicos

A vuestro cerebro le encantan las cetonas, producidas a partir de las grasas y, en concreto, del triglicérido de cadena media C8. Es una forma estupenda de animar a vuestro cerebro a alimentarse. Podéis seguir una dieta 18:6 durante dos o tres días a la semana, o un día o dos sin carbohidratos, o llevar una dieta cetogénica total durante unos cinco días al mes, teniendo en cuenta que se tarda un par de días en entrar completamente en estado de cetosis. Permitidme explicaros estas opciones.

18:6

Este método implica no consumir carbohidratos durante 18 horas o no ingerir ningún tipo de alimento durante el mismo tiempo. Una forma fácil de hacerlo es cenar entre las 18:00 y las 19:00, no desayunar y comer a las 12:00 o 13:00 del día siguiente. El problema es que probablemente os levantaréis con hambre. Si os bebéis un café con leche híbrido (véase la página 367), que incluye una cucharada de aceite C8, obtendréis toda la energía que necesitáis (si lo toleráis bien, podéis tomar una cucharadita el primer día, luego dos y una cucharada el tercer día). Simplemente, añadiendo una cucharada a la leche o a la leche vegetal, como la leche de avena de estilo barista, especialmente si se tiene un espumador, se obtiene una bebida cremosa y deliciosa.

Nigel probó esta opción:

«Me sentía mentalmente menos alerta, un poco confuso, no era el de siempre. Patrick me dio una cucharada de aceite C8 en el café y me sentí notablemente más enérgico, concentrado y agudo, sobre todo después de una noche de insomnio… Los efectos duraron unas cinco horas. Pero eso no es todo: mi café tenía ahora un sabor agradable y cremoso».

También podéis tomar un tentempié sin carbohidratos a media mañana, como galletas de col rizada, alga nori crujiente o aceitunas.

Ayuno de carbohidratos de uno o dos días

Una forma aún más «rápida» de hacer que el hígado produzca cetonas es simplemente no comer carbohidratos durante 24 horas. Por ejemplo, cenar a las 18:00; tomar un café con leche híbrido a la mañana siguiente; luego un aperitivo sin carbohidratos, como aceitunas, algas crujientes o galletas de col rizada a las 10:00; almorzar sin carbohidratos (salmón y col rizada o espinacas salteadas en *ghee* o mantequilla de coco, tal vez con pesto o tahini) a las 14:00; una cucharada de aceite MCT C8 a media tarde (véase la página 426);

y luego una cena sin carbohidratos a las 18:00. Si pensáis continuar con este método dos días, elegid una de mis recetas; si no, elegid una cena baja en carbohidratos. De esta manera, efectivamente no comeréis nada durante 16 horas y no consumiréis carbohidratos durante las 24 horas completas.

Cinco o más días de alimentación baja en carbohidratos y alta en grasas

Aprender a comer menos carbohidratos y más grasas requiere un poco de instrucción y saber qué alimentos y recetas utilizar. Mi libro *The Hybrid Diet* ('La dieta híbrida') explica cómo hacerlo y proporciona recetas para poner en práctica.

Para quienes queráis ir un paso más allá, mi libro *The 5-Day Diet* ('La dieta de los 5 días') ofrece un programa exacto no solo para alcanzar el estado de cetosis, sino también para desencadenar un proceso de autorreparación celular llamado autofagia. Esto ayuda a construir nuevas mitocondrias en las células y puede favorecer la recuperación cerebral. Para ello, hay que seguir una dieta baja en calorías y proteínas, y prácticamente vegana durante cinco días. La razón es que tanto los carbohidratos como el exceso de proteínas, especialmente las procedentes de la carne y la leche, desactivan la autofagia.

A continuación, encontraréis algunos ejemplos que os ayudarán a empezar.

Una rutina matutina con tres opciones de desayuno

Empezar con el pie adecuado marca la pauta para el resto del día. Hemos descubierto que es mejor estar despierto una hora antes de tomar un café (o un té), aunque también es bueno optar por una opción sin cafeína. También es mejor hacer ejercicio antes de comer, ya que, según nuestra programación evolutiva, cazamos y luego comemos. Así pues, lo mejor es empezar el día con algo de ejercicio físico o mental y después tomar el café o el té de la mañana.

Si estáis siguiendo la dieta 18:6, romped el ayuno tomando un café con leche híbrido (véase página 367).

En caso contrario, tomad un desayuno bajo en CG y adecuado para el cerebro, que incluya solo alimentos de la lista de alimentos buenos de las páginas 360 a 362. A continuación os ofrezco tres opciones:

- Get Up & Go con CarboSlow®, leche baja en carbohidratos y bayas.
- Gachas de avena y chía con arándanos o fresas.
- Huevo revuelto o escalfado con salmón ahumado y aguacate.

Get Up & Go with CarboSlow® es un batido para el desayuno rico en vitaminas y minerales, que también contiene glucomanano, una fibra soluble beneficiosa para los intestinos. Combinadlo con leche y algunas bayas (véase la página 367). Tanto los huevos como el salmón son ricos en fosfolípidos.

Platos principales aptos para el cerebro

Hay muchas maneras de que podáis probar y acumular una biblioteca de recetas aptas para el cerebro. Mi libro de cocina *Low-GL Diet Cookbook* ('El libro de recetas de la dieta baja en CG') es un buen punto de partida, sobre todo si reducir los carbohidratos es una indicación o un reto para vosotros. También hay una serie de recetas en mi libro *The Hybrid Diet* ('La dieta híbrida'), que os ofrece opciones cetogénicas si deseáis seguir esta vía. Si sois veganos pero deseáis aplicar el mayor número posible de estos principios sin comer pescado ni huevos, mi libro *Optimum Nutrition for Vegans* ('Nutrición óptima para veganos') contiene cien recetas bajas en CG. También hay un número creciente de recetas aptas para el cerebro en la aplicación Upgrade Your Brain CookApp: foodforthebrain.org/UYBcookapp.

A continuación, en la sección de recetas, he incluido un ejemplo de ensalada, una sopa y un plato caliente, dos de los cuales incluyen el uso de pescado de formas que quizá no hayáis experimentado y que obtienen sistemáticamente el visto bueno de personas a las que no les gusta el pescado, o que rara vez comen sardinas o caballa, ambas ricas en grasas omega-3:

- Ensalada de paté de sardinas
- Ceviche de caballa ahumada
- Sopa primordial

También encontraréis opciones muy bajas en carbohidratos para aquellos que elijan tener un día más cetogénico.

Aperitivos

La regla, en lo que respecta a los tentempiés, es combinar siempre cualquier alimento rico en carbohidratos con otro rico en proteínas. Así se ralentiza la liberación de los azúcares del alimento rico en carbohidratos. Un ejemplo sería este:

- fruta, quizá unos arándanos o una manzana pequeña, con algunos frutos secos, como nueces, pacanas o almendras
- una crudité de verduras, como zanahoria, apio, pimiento o pepino crudos, o una o dos tortitas de avena, con un poco de humus (a base de garbanzos) o taramasalata (a base de huevas de pescado)
- yogur sin azúcar totalmente fermentado (o yogur de coco para quienes eviten los lácteos) con algunas bayas y frutos secos

Recetas para el cerebro

Café con leche híbrido

1 ración

240 ml de leche de almendras baja en carbohidratos y sin
    azúcar
120 ml de café filtrado o pasado (menos cafeína, más
    antioxidantes)
1 cucharada colmada de mantequilla de almendras
    o de cacahuete (lo ideal es la mitad de cada una;
    la de almendras tiene la mitad de
    carbohidratos)

1 cucharada de aceite C8 (*véase la sección «Recursos»*)
1 cucharadita redonda (3 g) de cacao en polvo con
    carbohidratos
½ cucharadita de canela (buena para el azúcar en sangre)

• Mezclad todos los ingredientes en un vaso o taza.

Nota: Para una opción sin cafeína, omitid el café y añadid
más leche de almendras. Añadid una taza de cubitos de
hielo para un café con leche helado.

Get Up & Go with CarboSlow®, leche baja en carbohidratos y bayas

1 ración

1 cucharada (10 g) Get Up & Go with CarboSlow
480 ml de leche de soja o de almendras sin azúcar, o leche
    de vaca entera
Un puñado de arándanos, fresas o frambuesas

• Triturad todos los ingredientes en la batidora.
[8 CG/5g de carbohidratos]

Nota: Añadid una cucharadita de semillas de chía para
obtener más proteínas, omega-3 y fibra.
Si estáis en busca de un día cetogénico, utilizad una leche
vegetal sin carbohidratos. Haced el batido acuoso, no
demasiado espeso, y consumidlo inmediatamente después de
prepararlo. La fibra soluble glucomanano de CarboSlow®
absorbe el líquido rápidamente y lo ideal es que esto ocurra
en el interior de vuestros cuerpos, ya que eso os mantendrá
saciados durante más tiempo.

Gachas de avena y chía con arándanos o fresas

1 ración

25 g de avena
240 ml de agua
120 ml de leche de almendras o de soja sin azúcar y sin
 carbohidratos
2 cucharaditas de semillas de chía
Un puñado de arándanos o fresas

* Coced a fuego lento la avena en el agua y la leche
 durante 5-10 minutos.
* Añadid los demás ingredientes y removed bien.

Nota: En lugar de las bayas se puede utilizar media manzana troceada o guisada, más un poco de canela. En lugar de
las semillas de chía, se pueden utilizar almendras, pacanas o
nueces picadas.
Podéis añadir media cucharadita de xilitol (0,5 CG) si es
necesario.

Huevo revuelto con salmón ahumado y aguacate

1 ración

2 huevos
Aceite de oliva o mantequilla, para freír
1 loncha de salmón ahumado
½ aguacate, pelado y troceado
1 tortita de avena Nairn's

* Cascad los huevos en un bol y revolvedlos bien.
* Calentad un poco de aceite de oliva o mantequilla a
 fuego medio. Añadid los huevos y cocedlos suavemente,
 revolviendo, hasta que estén bien cocidos.

* Servid los huevos revueltos con el salmón ahumado, el aguacate y la tortita de avena.

Nota: Fácil de preparar en una mañana ajetreada. Este desayuno es bajo en CG, pero lleno de grasas para alimentar el cerebro.

Ensalada de paté de sardinas

1 ración

½ lata de sardinas
¼ de cebolla roja pequeña, picada en trozos grandes
Una pizca de cilantro finamente picado
Una pizca de perejil de hoja plana finamente picado
Zumo de un ¼ de limón
4 alcaparras
½ cucharada de vinagre de manzana
1 cucharada de aceite de oliva
Sal y pimienta negra molida
Ensalada de rúcula y hojas tiernas mixtas

* Poned todos los ingredientes excepto la ensalada en una batidora o licuadora y mezcladlos. Servir con la ensalada.

Nota: Si estáis comiendo poco CG, podríais servirlo con un par de tortitas de avena. Si tenéis un día cetogénico, servidlo con una porción de 100 g de kimchi y unas galletas de col rizada.

Kedgeree bajo en carbohidratos

Para 4 personas

60 g de bulgur integral, quinoa o arroz basmati
   integral (para 180 g cocidos; la quinoa tiene el CG
   más bajo y el arroz integral el más alto)
Unos 275 g de filetes de caballa ahumada
2 huevos de corral o ecológicos
100 g de guisantes lágrima congelados
200 g de brócoli o tallos tiernos
2 cucharadas de aceite de oliva suave (no virgen extra),
   aceite de colza virgen o aceite de coco
1 diente de ajo machacado
1 cebolla grande o 2 pequeñas, finamente picadas
½-1 cucharadita de pimentón ahumado molido o cayena
   (según lo picante que os guste)
½-1 cucharadita de comino molido
½-1 cucharadita de cúrcuma molida
Pimienta negra recién molida
1 cucharada de tahini
4 cucharadas de perejil de hoja plana finamente picado
   (para decorar)

- Medid el triple de agua que de bulgur, quinoa o
  arroz basmati integral y llevadla a ebullición.
  Añadid los cereales y cocedlos a fuego lento durante
  8 minutos (bulgur), 13 minutos (quinoa) o 35 minutos
  (arroz integral). Escurrid el agua sobrante si es necesario.
- Coced los huevos en una cazuela con agua hirviendo durante
  6 minutos hasta que las yemas estén firmes, después enfriad
  rápidamente bajo el grifo durante un minuto. Dejadlos enfriar
  completamente antes de pelarlos y cortarlos en cuartos.
- Calentad el aceite de oliva en una cacerola grande a
  fuego medio y cocinad el ajo y la cebolla durante un

minuto más o menos antes de añadir las especias. Dejad que se cocinen suavemente durante unos minutos más, teniendo cuidado de que no se quemen, hasta que las cebollas estén blandas y fragantes.

- Partid la caballa ahumada en trozos pequeños y añadidla a la cacerola, removiéndola.
- Mientras tanto, añadid los guisantes congelados al agua hirviendo y esperad a que el agua vuelva a hervir, entonces añadid el brócoli o los trozos de tallo tierno. Una vez que los guisantes floten en la superficie, retiradlos del fuego y escurridlos.
- Añadid los guisantes y los tallos tiernos o los ramilletes de brócoli a las cebollas y la caballa. Incorporad los granos cocidos hasta que queden uniformemente cubiertos y, a continuación, añadid los huevos duros.
- Añadid el tahini para que quede cremoso y sazonad con abundante pimienta; no necesitaréis sal gracias al pescado ahumado y a la fuerza de las especias. Decorad con el perejil.

Nota: Al utilizar caballa en lugar del tradicional eglefino, y al darle cremosidad al final con el tahini, este *kedgeree* picante resulta a la vez rico en grasas y bajo en CG.

Sopa primordial

1 ración

1 cucharadita de aceite de oliva

½ cebolla roja picada

1 diente de ajo machacado

1 zanahoria, cortada en dados

1 boniato pequeño (o una porción equivalente de calabaza), pelado y cortado en dados

1 cucharadita de raíz de jengibre fresco, pelado y rallado
1 pizca de cúrcuma molida y cayena (opcional, para los que
   gusten del picante)
1 cucharadita de caldo en polvo
¼ pimiento rojo, sin semillas y picado
2½ cucharadas de leche de coco

- Calentad el aceite en una cacerola a fuego medio y cocinad la cebolla y el ajo durante 3-4 minutos hasta que se ablanden.
- Añadid la zanahoria, el boniato, el jengibre, la cúrcuma y el caldo en polvo. Añadid luego agua hirviendo hasta cubrir y llevar a ebullición. Reducid el fuego, tapad y coced a fuego lento durante 10 minutos o hasta que las verduras están blandas.
- Añadid el pimiento rojo y la leche de coco, recalentar si es necesario y, a continuación, haced un puré con la batidora o el robot de cocina hasta que quede suave y espeso.

Upgrade Your Brain CookApp

Para ayudaros a mejorar vuestros cerebros, la organización benéfica foodforthebrain.org tiene una aplicación de cocina que no solo os ofrece 300 recetas aptas para el cerebro, sino que también las puntúa de acuerdo con sus propiedades:

- aptas para una dieta baja en CG, para ayudar a estabilizar vuestro azúcar en la sangre y ayudaros a perder peso
- ricas en grasas cerebrales
- ricas en vitaminas B
- con antioxidantes

En la aplicación, podéis elegir vuestra área de interés y también introducir los alimentos que no consumís si sois intolerantes al gluten o a los lácteos, vegetarianos o veganos. A continuación,

veréis los desayunos, platos principales, postres, sopas o ensaladas que mejor se adaptan a vuestras necesidades cerebrales.

Para más información, visitad foodforthebrain.org/UYBCookApp.

Ejercicios de entrenamiento cerebral

Aunque ya he insistido en la necesidad de utilizar la mente y el cuerpo para poner a prueba al cerebro como parte del ejercicio diario, me gustaría saber cómo lo hacéis vosotros. ¿Cómo os entrenáis para mantener la concentración y evitar el estrés y la ansiedad? Una de las herramientas más prácticas y eficaces que he descubierto es Heart-Math, cuyo funcionamiento describo a continuación. Si en vuestra prueba de funciones cognitivas os salió «Cuerpo activo», «Mente activa» o «Sueño y calma», las técnicas de HeartMath os serán especialmente útiles.

Abordaremos tres áreas de acción —física, intelectual y emocional— capaces de favorecer ampliamente el proceso de optimización de vuestro cerebro.

Aumentad vuestra actividad física

Todo lo que podáis poner en práctica para desarrollar una nueva habilidad física es bueno para vuestro cerebro: aprender taichí o yoga, practicar un nuevo deporte, etc. Cualquier actividad que fortalezca los músculos y mejore la coordinación es buena. Una forma sencilla y práctica es hacer los ejercicios de la página 249.

Aumentad vuestra actividad intelectual

Si creéis que podríais beneficiaros de un poco de entrenamiento cerebral, aquí tenéis algunas opciones. En general, os recomiendo que hagáis 15 minutos de entrenamiento cerebral casi todos los días, preferiblemente por la mañana, al menos cinco días a la semana.

Las opciones más conocidas son hacer un crucigrama diario, sudokus o Wordle. Hay una versión gratuita de esta última en www.nytimes.com/games/wordle/index.html.

Brain HQ y Lumosity son dos aplicaciones que elevan el entrenamiento cerebral a niveles muy altos, sobre todo si las anteriores os resultan fáciles o poco atractivas.

- *Brain HQ* está diseñado para aprovechar la neuroplasticidad, es decir, el proceso mediante el cual el cerebro cambia físicamente a través del aprendizaje, la experiencia y el entrenamiento. Realizar estos cambios físicos en el cerebro es fundamental para mejorar su rendimiento. Cada ejercicio de Brain HQ pone a prueba la velocidad y la precisión con que el cerebro procesa la información. Mediante algoritmos adaptativos inteligentes, se garantiza que cada ejercicio mantenga el reto en el nivel adecuado para impulsar el cambio cerebral: ni demasiado fácil ni demasiado difícil. El resultado es que los ejercicios de Brain HQ reconfiguran el cerebro, mejorando la activación, la sincronización y la conectividad entre las distintas regiones (véase www.brainhq.com).
- *Lumosity* está diseñado para mejorar la memoria, la velocidad de procesamiento y la resolución de problemas, aspectos todos ellos fundamentales para prevenir el deterioro cognitivo. Al principio, se probó en un ensayo con miles de participantes, que se entrenaban con Lumosity cinco días a la semana, 15 minutos cada día, mientras que el grupo de control activo hacía crucigramas en línea. Al cabo de 10 semanas, los usuarios de Lumosity habían mejorado más que el grupo de control en pruebas de memoria de trabajo, memoria a corto plazo, velocidad de procesamiento, resolución de problemas, razonamiento fluido y función cognitiva general (véase www.lumosity.com).

Aumentad vuestra estabilidad emocional y reforzad la resistencia al estrés

Cualquier forma de meditación, incluida la atención plena, es buena, pero se ha investigado y demostrado especialmente que puede ayudar a las personas con deterioro cognitivo. Faltan estudios a largo plazo que demuestren que la meditación reduce el riesgo futuro de deterioro cognitivo, pero todo indica que así será. Os animo a practicarla si ese es vuestro deseo, sobre todo si tenéis la mente hiperactiva o caéis en pensamientos negativos.

Uno de mis libros favoritos sobre este tema es *El placer de meditar*, de Sally Kempton, bastante práctico. Ella me ayudó a escribir el décimo «secreto» de *The Ten Secrets of 100% Healthy People* ('Los diez secretos de la gente completamente sana'), que contiene una serie de ejercicios y meditaciones para encontrar el sentido y el propósito de la vida.

El taichí y el yoga son meditativos e implican un entrenamiento físico, así que marca las dos casillas que nos interesan. Si podéis encontrar una forma de ejercicio físico que también os ayude a focalizaros, será excelente para vuestro cerebro. Puede ser bailar. El mío es el parapente, por ejemplo.

Desarrollar la resistencia al estrés con HeartMath®

Reducir el impacto negativo del estrés es fundamental para vuestra optimización cerebral. Según mi experiencia, por muy bien que una persona siga una dieta o un programa de suplementos recomendados, si sigue estresada es difícil que alcance sus objetivos de salud. Por este motivo, Susanah Lawson, mi colega y coautora de *The Stress Cure* ('La cura del estrés'), y yo decidimos explorar una serie de enfoques para encontrar una forma de ayudar a nuestros lectores a combatir el estrés, desde ejercicios de respiración y visualización guiada hasta asesoramiento para encontrar un «entrenador de vida» y un practicante de la técnica de liberación emocional.

Una de las formas más efectivas fue una sencilla técnica del sistema HeartMath que podía reducir la hormona del estrés, el cortisol, en un 23 % en solo un mes y aumentar la hormona rejuvenecedora DHEA en un 100 %[16] en el mismo tiempo. Nada de lo que habíamos visto hasta entonces podía presumir de un éxito tan espectacular en tan poco tiempo y con un ejercicio tan sencillo, que solo requería cinco minutos al día.

Así que Susannah se subió a un avión y voló a California, la cuna de HeartMath, para saber más, y más tarde se formó como practicante de esta técnica para poder enseñarla a sus clientes en el Reino Unido. Así funciona:

El sistema HeartMath no solo es una forma científicamente validada de reducir el estrés, sino también de transformar los efectos emocionales y fisiológicos negativos que se experimentan cuando se produce un acontecimiento estresante. Esto es crucial, ya que muchas actividades para aliviar el estrés, como escuchar música, darse un baño caliente, un masaje o una copa de vino, por ejemplo, se centran en la relajación después del suceso. Sin embargo, cuando nos relajamos, es probable que ya hayamos experimentado horas de estrés y sus desagradables efectos. La hormona del estrés, por ejemplo, permanece en el organismo durante horas una vez liberada. De modo que la clave parece estar en aprender a interrumpir y transformar nuestra reacción al estrés y, por tanto, detener las consecuencias emocionales y hormonales que le siguen.

Por supuesto, algunas personas afirmarán que son más eficaces bajo presión. Hay quien dice: «Los plazos me motivan». Y, mientras percibáis el estrés de forma positiva y os deis tiempo suficiente para descansar y recuperaros, no tendrá efectos secundarios perjudiciales. El problema surge cuando el estrés os hace sentir agotados y fuera de control.

Probablemente sepáis ya que, si no se controla, el estrés constante no es para nada bueno. ¿Lo padecéis? Echad un vistazo a la siguiente lista y comprobad si alguna de las siguientes situaciones os suena familiar:

- Me cuesta pensar con claridad
- Me siento agobiado por una actitud negativa
- Creo no tener control sobre mi vida
- Ansiedad
- Tensión
- Irritación
- Ira
- Me siento abrumado
- Acumulo preocupaciones e inquietudes
- Frustración
- Resentimiento
- Hostilidad

Si os sentís reflejados en alguna de estas situaciones, es probable que el estrés esté teniendo un impacto negativo en vuestro estado emocional. Esto es importante, porque son nuestros estados emocionales, más que nuestros pensamientos, los que activan e impulsan los cambios fisiológicos que se correlacionan con la respuesta al estrés. Por lo tanto, la clave para disfrutar de una salud mental y una vitalidad óptimas radica en nuestra capacidad para autorregular nuestra respuesta emocional.

En pocas palabras, las emociones que tendemos a etiquetar como «negativas» —por ejemplo, las enumeradas anteriormente— perturban los procesos fisiológicos y emocionales y nos dejan exhaustos, sin energía. Por el contrario, las emociones que etiquetamos como «positivas» facilitan una amplia gama de funciones fisiológicas, renuevan nuestra energía y optimizan los procesos regenerativos naturales de nuestro cuerpo. La investigación que respalda estos hallazgos denomina a esto último «coherencia psicofisiológica», o, más sencillamente, coherencia cardíaca.

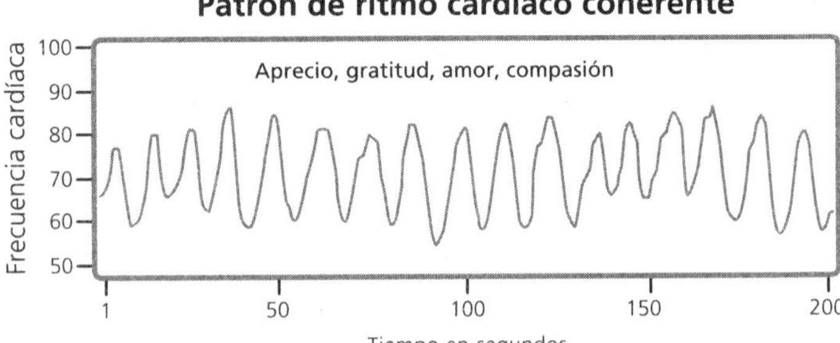

Figs. 30 y 31. Cómo afecta una emoción positiva o «renovadora» al ritmo cardíaco.

Cómo afectan las emociones al ritmo cardíaco

Cuando pensamos en el corazón, probablemente visualizamos un órgano físico, pero también lo asociamos con cualidades emocionales. Curiosamente, una investigación del Instituto de HeartMath ha descubierto que ambos están interrelacionados, es decir, que nuestro estado emocional influye en nuestros patrones físicos de ritmo cardíaco.

El gráfico superior de la figura previa muestra el patrón de ritmo cardíaco típico de un sentimiento positivo, como el aprecio o la gratitud. Esta forma suave se denomina en la jerga científica un patrón «altamente ordenado» o «coherente» y es un signo de buena salud y equilibrio emocional. El gráfico inferior muestra el patrón de ritmo cardíaco irregular y espasmódico característico de emociones estresantes, como la ira, la frustración, la preocupación y la ansiedad. Este patrón se denomina, interesantemente, «incoherente».

Del mismo modo que nuestras emociones influyen en nuestro ritmo cardíaco, el corazón se comunica con el cerebro y el resto del cuerpo. El proceso tiene lugar a través de los sistemas nervioso y hormonal, las interacciones electromagnéticas y otras vías. Una investigación del Instituto de HeartMath ha podido demostrar que las señales que el corazón envía al cerebro pueden influir profundamente en la percepción, las emociones, el comportamiento, el rendimiento y la salud[17]. Lo que también es digno de mención es que, en realidad, hay más conexiones del corazón al cerebro que del cerebro al corazón.

Al estudiar la ciencia del corazón, el Instituto de HeartMath ha descubierto que nuestros ritmos cardíacos influyen en nuestro pensamiento. Cuando nuestro ritmo cardíaco es coherente, podemos acceder a los centros de pensamiento superior de nuestro cerebro, por lo que podemos pensar con más claridad y ser más creativos a la hora de encontrar soluciones a nuestros problemas. Sin embargo, cuando nuestro ritmo cardíaco se vuelve incoherente, impulsado por emociones negativas, este acceso se inhibe y es probable que encontremos dificultades a cada paso. Nuestras reacciones son más lentas y no podemos pensar con tanta claridad.

Diversos estudios han descubierto que las personas que se encuentran en un estado coherente, es decir, cuando su patrón de ritmo cardíaco es coherente, son notablemente capaces de mejorar su pensamiento y su rendimiento, ya sea tomando decisiones o practicando deportes[18].

Con el tiempo, la coherencia también ayuda a reducir la hormona del estrés, el cortisol, que se produce cada vez que experimentamos frustración, ansiedad, ira o desesperación[19], y a aumentar la hormona de la «vitalidad», la DHEA. Lo ideal sería que estas hormonas estuvieran equilibradas, pero, cuando estamos sometidos a situaciones de estrés con frecuencia, el cortisol puede aumentar demasiado y la DHEA disminuir. Este patrón se encuentra en la mayoría de las enfermedades graves y se asocia con un envejecimiento acelerado, la muerte de células cerebrales y el deterioro de la memoria y el aprendizaje, así como con la disminución de la densidad ósea, el deterioro de la función inmune, el aumento de los niveles de azúcar en sangre y la acumulación de grasa alrededor de la cintura y las caderas[20].

Cómo alcanzar la coherencia con las técnicas de HeartMath

La premisa del sistema HeartMath es diferente de muchos otros enfoques para aliviar el estrés, que normalmente se centran en calmar y reducir la frecuencia cardíaca después de que se haya producido el acontecimiento estresante. Con HeartMath, aprenderéis una técnica que puede ayudaros a «restablecer» vuestra reacción fisiológica al estrés mientras se produce el acontecimiento mismo.

Solo un par de respiraciones ajustadas al método HeartMath pueden ayudaros a detener la cascada hormonal que desencadena la liberación de cortisol y manteneros coherentes, es decir, tranquilos y en equilibrio. Estudios han demostrado que, si se practica con regularidad, este ejercicio puede ayudar a prácticamente cualquier persona a sentirse mejor emocionalmente y mejorar su intuición, creatividad y rendimiento cognitivo [21]. Todo esto os ayudará a ser más inteligentes y resistir mejor la presión, que es parte de la razón por la que HeartMath se ha hecho popular entre los altos ejecutivos de empresas, así como entre los militares y los proveedores de atención sanitaria.

Técnica Quick Coherence®

Son tres los pasos necesarios para alcanzar un estado de coherencia cardíaca:

1. Focalización

- Centrad vuestra atención en la zona del corazón, en el centro del pecho.

2. Respiración cardíaca

- Ahora imaginad que vuestra respiración entra y sale de esa zona. Al hacerlo, sincronizaréis la respiración y el ritmo cardíaco. Concentraos en esa zona y procurad respirar de manera uniforme: por ejemplo, inhalad durante cinco o seis segundos y exhalad durante el mismo tiempo (elegid un ritmo que os resulte cómodo y fluya con facilidad).

Tomaos unos minutos para asimilar estas etapas y, a continuación, introduciremos la tercera:

3. Corazón lleno

- Mientras inspiráis y espiráis aliviando la zona del corazón, recordad una emoción positiva e intentad revivirla. Puede ser un momento pasado con alguien a quien améis, un paseo por vuestro lugar favorito, acariciar a una mascota, fantasear con un árbol o un paisaje que admiréis o incluso simplemente sentir agradecimiento por haber comido hoy o por tener zapatos en los pies. Si vuestra mente se distrae, centradla suavemente, otra vez, en la experiencia positiva.

Si los practicáis diariamente durante unos cinco minutos, estos tres pasos pueden ayudaros a sentiros más tranquilos y contentos. Es así de sencillo. Vuestro ritmo cardíaco se volverá coherente y la comunicación entre vuestro cerebro y corazón se optimizará y os ayudará a pensar con más claridad. Lo ideal es encontrar un momento del día en el que podáis sentaros tranquilamente y sin que os molesten, por ejemplo, a primera hora de la mañana, durante la pausa para comer o al llegar a casa del trabajo, e incluir este ejercicio en vuestra rutina diaria. Así será más probable que se convierta en un hábito y que podáis prestarle toda la atención que merece.

Cuando le hayáis cogido el truco a esta técnica de HeartMath, podréis utilizarla siempre que os enfrentéis a un acontecimiento estresante: por ejemplo, cuando empecéis a sentir tensión en medio de un atasco, cuando estéis agobiados en el trabajo o cuando sintáis que estáis a punto de enfrentaros a una complicada situación emocional. Con unas pocas respiraciones centradas en el corazón y su movimiento, lograréis mantener la calma y la coherencia en lugar de estresaros (por eso se llama técnica Quick Coherence, «coherencia rápida»). Y podéis hacerlo con los ojos abiertos, al caminar o hablar, de modo que dispongáis de una herramienta para controlar el estrés en el momento en que os enfrentéis a una situación que pueda desencadenar una reacción negativa o agotadora.

¿En qué medida funciona? Numerosos estudios han demostrado que la práctica regular de las técnicas de HeartMath puede tener efectos muy beneficiosos en la salud emocional y el bienestar, así como en otros indicadores de salud física.

HeartMath: beneficios para la salud emocional y física

La investigación sobre los beneficios de utilizar el sistema HeartMath se ha centrado en públicos muy variados: desde personas jóvenes hasta ancianos, desde profesionales de la medicina hasta militares, desde estudiantes hasta altos ejecutivos, desde personas con problemas de salud mental y física hasta atletas. Lo que los estudios demuestran una y otra vez es que el uso regular de las técnicas HeartMath puede reducir significativamente la depresión, la ansiedad, la ira, la hostilidad, el agotamiento y la fatiga, y aumentar la atención, la satisfacción, la gratitud, la paz y la vitalidad [22, 23, 24, 25, 26].

Un estudio que analizó la aplicación diaria de las técnicas Heart-Math en los niveles hormonales descubrió que, tras solo un mes, el cortisol, la hormona del estrés, se redujo en un 23 %, y la DHEA, la hormona vital antienvejecimiento, aumentó en un 100 % [27]. El laboratorio independiente que midió las muestras hormonales pensó que los sujetos estaban drogados, ya que nunca habían visto tales mejoras en sus diez años de funcionamiento, habiendo procesado más de 30.000 muestras.

Para las personas con problemas de salud adicionales, las investigaciones han demostrado que la práctica de las herramientas y técnicas de HeartMath puede ayudar a regular las anomalías. Por ejemplo, un estudio realizado en el lugar de trabajo de empleados hipertensos reveló que, tras tres meses de practicar las técnicas de HeartMath, la presión arterial bajó una media de 10,6 mm Hg en la sistólica y 6,3 mm Hg en la diastólica. Los participantes también informaron de mejoras en su salud emocional, como una reducción de los síntomas de estrés y depresión, y un aumento de la tranquilidad y la actitud positiva[28].

En un estudio realizado en un hospital con 75 pacientes con fibrilación auricular que practicaron las técnicas de HeartMath durante tres meses, 71 manifestaron mejoras sustanciales en su salud física y emocional, 56 experimentaron mejoras en su capacidad para controlar los ritmos cardíacos y la hipertensión, y 14 pudieron dejar de tomar medicación por completo[29].

Por último, un pequeño estudio con diabéticos enseñó a un grupo de 22 participantes con diabetes tipo 1 y 2 las técnicas de HeartMath y supervisó sus progresos. Seis meses después del taller, los participantes declararon una reducción significativa de la ansiedad, las emociones negativas, la fatiga y el insomnio, junto con una mayor sensación de vitalidad y una mejor calidad de vida. También se observaron cambios en la hemoglobina glucosilada (HbA1c, el marcador del daño causado por el azúcar en la sangre) y el aumento de la práctica de HeartMath se asoció a una reducción de los niveles de HbA1c[30].

Medir la coherencia

Como podéis ver, hacer ejercicio con HeartMath puede ayudaros a reducir el estrés y a mejorar vuestro bienestar. También os ayudará a desarrollar una mayor resiliencia y coherencia cardíaca. Pero ¿cómo medirlo?

Investigaciones posteriores realizadas por el Instituto de HeartMath descubrieron que se puede controlar el estado de coherencia con precisión midiendo no solo la frecuencia cardíaca (el número de latidos), sino también el patrón de actividad entre ellos. A este parámetro se lo denomina variabilidad de la frecuencia cardíaca o VFC. Como resultado, se ha desarrollado una sencilla herramienta llamada, el sensor Inner Balance™ Coherence Plus.

El dispositivo Inner Balance tiene una pinza que se sujeta al lóbulo de la oreja para captar la VFC (los lóbulos de la oreja registran el pulso) y luego transmite estos datos a un dispositivo portátil que indica cuán coherente es uno (también existe una aplicación para teléfonos móviles llamada Inner Balance que se puede descargar gratuitamente). Hay tres zonas: roja para incoherente (el estado en el que nos encontramos la mayoría), azul para medianamente coherente y verde para totalmente coherente. También incorpora un marcapasos respiratorio que os ayuda a regular la respiración e incluye distintos niveles y modos para que podáis adaptar vuestra práctica a medida que le vayáis cogiendo el truco (véase la sección «Recursos» para saber dónde comprarlo).

Pamela era una consultora especializada en gestión de 55 años que acudió a Susannah para que le ayudara a reducir su hipertensión, sus palpitaciones y los síntomas de la menopausia. Una prueba del índice de estrés suprarrenal reveló que se encontraba en la fase II de adaptación al estrés, lo que sugería que llevaba tiempo estimulando sus hormonas del estrés y que sus reservas estaban empezando a agotarse.

Gracias a la técnica HeartMath y a un protocolo nutricional, Pamela descubrió que su tensión arterial había bajado de 180/139 a 167/101 en cuatro semanas (su médico de cabecera también la controlaba) y que le resultaba más fácil sentirse menos enfadada y más positiva la mayor parte del tiempo.

Al cabo de ocho semanas, su tensión arterial había bajado a 140/90 y había dejado de tener palpitaciones. Pronto, informó de una gran mejoría de su estado de ánimo general y de una reducción de los sudores nocturnos propios de la menopausia. Pamela también mostró un progreso significativo en sus niveles de coherencia y afirmó que disfrutaba de su práctica diaria de HeartMath en casa.

Al cabo de doce semanas, volvimos a analizar las hormonas del estrés de Pamela y observamos una enorme mejora: sus resultados la situaban en la categoría «Adaptada». Su tensión arterial se estabilizó en torno a 135/90 y su médico de cabecera quedó especialmente impresionado.

Profundizar en las herramientas de HeartMath

Además de instruir en la gestión del estrés, el Instituto de Heart-Math ha desarrollado prácticas complementarias a la técnica Quick Coherence para transformar actitudes negativas y resolver problemas específicos. Con un profesional cualificado, estas herramientas también pueden utilizarse para tratar problemas como la alimentación emocional, el insomnio, la resolución de conflictos, la ira, el trastorno obsesivo-compulsivo y las adicciones. Asimismo, se han utilizado con éxito las herramientas HeartMath con niños, a quienes puede ayudar a controlar el TDAH, la hiperactividad y la ansiedad (véase la sección «Recursos» para saber cómo encontrar un profesional).

Si deseáis más información y deseáis conocer más a fondo el tema, podéis visitar los sitios web estadounidenses y británicos de HeartMath: www.heartmath.org y heartmath.co.uk, respectivamente. El fundador de HeartMath, Doc Childre, ha escrito un libro estupendo, *Transforming Stress* ('Transformando el estrés'), que ofrece mucha información útil sobre el uso de las herramientas de HeartMath y el desarrollo de la práctica.

Pruebas y suplementos de apoyo al cerebro

A lo largo de este libro, seguramente habréis aprendido que existen cuatro procesos fundamentales que impulsan todo tipo de enfermedades mentales y que, en última instancia, si se desequilibran, conducen al deterioro cognitivo y a la demencia de alzhéimer. Se trata del control de los niveles de azúcar en sangre; la ingesta de grasas cerebrales (como los omega-3, los fosfolípidos y la vitamina D); el nivel de homocisteína, determinado por la ingesta de vitaminas del grupo B y la capacidad para absorberlas; y el potencial antioxidante, que depende de la ingesta de verduras frescas, fruta y hierbas, y de otros factores (no fumar ni vivir en entornos contaminados).

Yo los llamo los cuatro jinetes del apocalipsis de la salud mental. Suena dramático, pero la pérdida de control del azúcar en sangre, con un aumento de la HbA1c, y la falta de omega-3, vitamina D y vitaminas del grupo B (y el consiguiente aumento de la homocisteína) están estrechamente relacionadas con todas las principales formas de enfermedad mental, desde el TDAH hasta el autismo, el alzhéimer, la ansiedad, el trastorno bipolar, la depresión, la esquizofrenia y el párkinson. Si abordáis estos cuatro aspectos fundamentales de la salud cerebral, os garantizo que os sentiréis mucho mejor.

A menudo, la gente me pregunta: «¿Cómo sé si necesito suplementos?». La mejor manera de responder a esta pregunta es preguntar a vuestro cuerpo. Cada uno de estos procesos puede evaluarse para determinar la resistencia del organismo y, por tanto, si os beneficiaréis de los suplementos.

Afortunadamente, es relativamente barato y fácil comprobarlo con un kit de pruebas caseras suministrado por foodforthebrain.org llamado DRIfT (Dementia Risk Index Functional Test, «prueba funcional del índice de riesgo de demencia»). Utiliza una nueva tecnología denominada análisis de manchas de sangre secas. Básicamente, se pincha el dedo con un dispositivo casi indoloro y se presiona. A continuación, se deja caer una gota de sangre en la tarjeta de manchas de sangre seca. Después, se envía la muestra al laboratorio. Esta prueba está disponible a nivel mundial. Food for the Brain recopila los resultados de las pruebas realizadas a miles de personas para redefinir lo que significa tener un nivel «óptimo» de salud cognitiva. A partir de los cientos de miles de personas que han realizado la prueba de función cognitiva, podemos determinar qué niveles sanguíneos de estos marcadores bioquímicos críticos se correlacionan con una mejor función cognitiva.

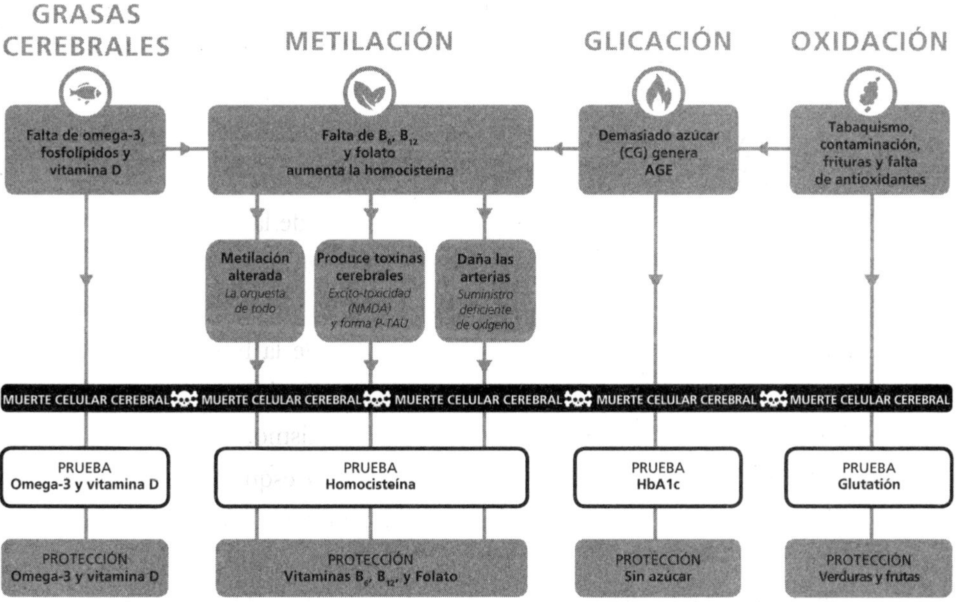

Fig. 32. Los cuatro factores del deterioro cognitivo y cómo evaluarlos.

Como habréis aprendido en la segunda parte, los biomarcadores críticos son los siguientes:

- Índice de omega-3 y vitamina D, para determinar nuestro estado de grasa cerebral.
- Homocisteína, para saber si estamos consumiendo suficientes vitaminas del grupo B. Muchas personas absorben mal la vitamina B_{12} y, en consecuencia, tienen niveles elevados de homocisteína. Por encima de 10 se necesita tratamiento con suplementos, ya que es un indicador de encogimiento acelerado del cerebro.
- HbA1c, para el control de la glucosa (es lo que utilizan los médicos para diagnosticar la diabetes).
- Glutatión, el antioxidante maestro del organismo: el mejor indicador de nuestro potencial antioxidante.

La prueba DRIfT mide los cinco a partir de un único pinchazo de sangre (véase foodforthebrain.org/drift).

Al conocer vuestros niveles de cada uno, os ahorraréis las conjeturas sobre lo que necesitáis y los resultados de los análisis os orientarán acerca de lo que debéis complementar, si corresponde. Vuestro objetivo es que la homocisteína se sitúe por debajo de 10 μmol/L, idealmente cerca de 7 mmol/L. El mejor índice de omega-3 es superior al 8%, aunque en Japón, donde se consume mucho alimento de origen marino, muchas personas tienen un índice de omega-3 del 10%. Para tener una salud cerebral óptima y una HbA1c cercana al 5%, necesitáis una concentración de vitamina D superior a 75 nmol/l (no más de 35 nmol/mol, pero idealmente cerca o por debajo de 30). También queréis que vuestro índice de glutatión esté en verde.

Conviene volver a hacer la prueba al cabo de tres meses para saber si se han corregido todas las carencias. Algunas de estas pruebas miden las sustancias a nivel de «glóbulos rojos». Así que, si habéis tomado las medidas adecuadas, tres meses después deberíais de tener una batería de glóbulos rojos totalmente cargada de nutrientes. Por eso merece la pena esperar tres meses para volver a hacer la prueba.

Cuando alcancéis el rango «óptimo» o verde, os recomiendo que realicéis la prueba una vez al año para aseguraros de que seguís en ese rango.

Food for the Brain combina todas estas pruebas en una puntuación del DRIfT. Cuanto mayor sea la puntuación, peor será vuestro estado. Si vuestra puntuación DRIfT es de cero, gozaréis de la mejor salud cerebral. Si vuestra puntuación es de 15, debéis esforzaros aún más para mejorar vuestro cerebro (para más detalles sobre estas pruebas, véase la sección «Recursos»).

Suplementos: ¿son necesarios?

Me sorprende que todavía haya personas, incluso profesionales de la salud, que sostengan la idea de que «es posible obtener todas las vitaminas necesarias a través de una dieta equilibrada». Esta perspectiva ampliamente aceptada se basa en las ingestas recomendadas por los Gobiernos (CDR, IRN, VRN o VRD), diseñadas para prevenir los síntomas clásicos de deficiencia, como el escorbuto en el caso de la vitamina C. Los niveles sanguíneos de nutrientes que previenen las carencias clásicas se extienden así para implicar que una persona tiene un estado nutricional suficiente si está por encima de estos niveles. Sin embargo, existen abundantes pruebas de que los niveles por encima de los utilizados para definir la «deficiencia» suelen asociarse a signos o síntomas adversos o a un mayor riesgo de enfermedades como la demencia, con lo que estos niveles definen el umbral de la «insuficiencia nutricional».

De hecho, existen cada vez más pruebas procedentes de estudios bien diseñados sobre enfermedades mentales específicas que demuestran que los suplementos que aportan nutrientes en niveles superiores a las CDR básicas retrasan o revierten la enfermedad, o eliminan o mejoran los síntomas, incluido el deterioro cognitivo. También es posible encontrar estudios que demuestran una reducción constante de los síntomas o de patologías cuando los niveles de nutrientes en sangre aumentan por encima de los niveles de corte arbitrarios establecidos para prevenir las carencias clásicas. Por lo tanto, ni las CDR ni los intervalos de referencia normales para los niveles de nutrientes en sangre son «óptimos».

En otras palabras, el concepto de «deficiencia» está desfasado. La deficiencia supone una falta de eficacia. Si la definición de deficiencia de nutrientes y su contrapartida, la suficiencia, se definiera como el nivel de un nutriente que alivia los síntomas de una enfermedad o favorece su prevención, esa definición no solo sería científicamente respaldable, sino que también tendría en cuenta la individualidad bioquímica única que se produce como resultado de la genética, la exposición ambiental, el microbioma y la capacidad de absorción de nutrientes de cada persona.

Aunque la legislación médica y publicitaria prohíbe describir un suplemento nutricional o un alimento como «preventivo, reversible o capaz de tratar una enfermedad», esto no es científicamente correcto. Los nutrientes previenen, revierten y tratan enfermedades.

Mi principio fundamental, y el de la fundación Food for the Brain, es el de la integridad científica, es decir, ser coherente con la ciencia actual y compartir ese creciente acervo de conocimientos para que las personas puedan recuperar, mantener y mejorar su salud mental. Ese es el objetivo de este libro.

Cuatro nutrientes son especialmente relevantes en este sentido:

- *Vitamina D:* ya está comprobado que cualquier persona que viva lejos del ecuador debe tomar suplementos de vitamina D durante varios meses en invierno. En 2016, el Gobierno británico recomendó que todo el mundo tomara suplementos durante el otoño y el invierno. Casi una década antes, en 2007, hice la misma observación, pero fui denunciado ante la Agencia de Normas Publicitarias, cuya norma establece: «Una dieta equilibrada debe proporcionar las vitaminas y minerales que necesita cada día una persona normal y sana...». Recuerdo que, entonces, me dieron ganas de denunciar al Gobierno ante la misma agencia.
- *Vitamina B$_{12}$:* muchas personas, especialmente las mayores de 50 años, simplemente no absorben la vitamina B$_{12}$ lo suficientemente bien como para que los alimentos por sí solos proporcionen un

aporte suficiente. La ignorancia respecto a la vitamina B_{12} se ve agravada en el Reino Unido por el inexacto intervalo de referencia para la vitamina B_{12} en suero, según el cual cualquier cantidad superior a 180 pg/ml es suficiente (200 pg/ml en EE. UU.). Esta situación necesita una revisión urgente. En Europa y Japón, cualquier valor inferior a 500 pg/ml se considera deficiente. Con este criterio, dos de cada cinco personas mayores de 60 años tienen niveles de B_{12} demasiado bajos para detener el encogimiento acelerado del cerebro. El desconocimiento de la vitamina B_{12} y la incapacidad de los médicos para recetarla a las personas con problemas cognitivos están alimentando la epidemia de demencia.

- *Omega-3 DHA:* en el Reino Unido, los médicos no pueden recetar suplementos de omega-3 para cualquier afección, ya sea depresión o demencia, a pesar de todas las pruebas de sus beneficios. Escribí por primera vez sobre el omega-3 en 1981 y, con cada década, las recomendaciones han aumentado gradualmente. Sin embargo, aún no existe un valor de referencia de nutrientes oficial. La pauta actual es tomar 250 mg de EPA y DHA combinados al día, pero esto está muy por debajo del nivel de DHA que confiere la mayor protección frente al deterioro cognitivo.

- *Colina:* a pesar de la clara evidencia de la necesidad de colina para el desarrollo normal del cerebro infantil durante el embarazo, no hay ingesta recomendada. Se puede suponer que los veganos son deficientes a menos que tomen suplementos.

Yo prefiero ser precavido y proporcionar el nivel óptimo más alto sugerido por la investigación para mejorar el estado de ánimo, la memoria y la agudeza mental, y que es coherente con la minimización del riesgo de deterioro cognitivo. ¿Cuántos ciudadanos han desarrollado demencia esperando a que las autoridades sanitarias se pongan al día?

En el siguiente cuadro encontraréis los niveles básicos óptimos de suplementos de algunos de estos nutrientes esenciales que es aconsejable alcanzar con un buen programa diario de suplementos (suponiendo que sigáis una dieta razonablemente buena) para proteger el cerebro.

Luego está el nivel de restauración para corregir desequilibrios si, acaso, sufrís alguno de los problemas descritos en este libro y consideráis necesario un refuerzo significativo del cerebro.

Por último, existe el nivel más alto para maximizar la recuperación si vuestra cognición va cuesta abajo o si habéis sufrido un derrame o una lesión cerebrales. Para saber cómo conseguirlo con combinaciones de suplementos y complementos opcionales en función de vuestras necesidades, consultad la página 396.

Niveles de suplementos

Nutrientes	Suplemento óptimo	Restauración en caso de deterioro cognitivo	Máxima recuperación cerebral
Vitamina A	2500 mcg	5000 mcg	5000 mcg
Vitamina C	1800 mg	3000 mg	6000 mg
Vitamina E	300 mg	600 mg	800 mg
Vitamina D	15 mcg	25-50 mcg	50-75 mcg+
Vitamina B_{12}	10 mcg	250-500 mcg*	500 mcg*
Folato	200 mcg	400-800 mcg*	400-800 mcg*
Vitamina B_6	20 mg	40 mg	40 mg
Magnesio	200 mg	300 mg	400 mg
Zinc	10 mg	15 mg	25 mg
Cromo	35 mcg	200-600 mcg	200-600 mcg
Selenio	35 mcg	100-200 mcg	100-200 mcg
CoQ10	10 mg	90-120 mg	90-120 mg
Glutatión o NAC	25 mg	50-250 mg	250-750 mg
Ácido lipoico	10 mg	100-200 mg	100-500 mg
Omega-3 (DHA, EPA)	1000 mg	2000 mg	Hasta 4000 mg

* Estos niveles altos solo son apropiados si sabéis que vuestros niveles de homocisteína son elevados. Lo ideal es suplementar la forma metilfolato de esta vitamina. No recomiendo suplementar ácido fólico por encima de 200 mcg si tenéis algún riesgo de cáncer colorrectal u otros tipos de cáncer. Vuestra ingesta ideal es la que sitúa la homocisteína por debajo de 7 mcmol/l.

+ La ingesta ideal de vitamina D es la que hace que vuestro nivel en sangre supere los 75 nmol/l (25 ng/ml), aunque entre 100 y 125 nmol/l puede ser óptimo. Para la mayoría de las personas, 50 mcg (2000 UI) al día es demasiado, pero puede ser bueno durante el invierno o durante unos meses para acumular reservas de vitamina D. De lo contrario, no superéis los 25 mcg (1000 UI) diarios.

¿Son peligrosas estas cantidades?

De todos los nutrientes enumerados anteriormente, la vitamina A es la que supuestamente se ha tomado con más precaución, pero solo para las mujeres embarazadas; si estáis leyendo esto y sois hombres o mujeres de más de cincuenta años, esto es irrelevante. Sin embargo, no hay pruebas de que la ingesta de 5000 mcg suponga un problema durante el embarazo. Nuestros antepasados consumían varias veces esta cantidad.

La vitamina D, a niveles muy altos, puede ser tóxica. Si vivís en el hemisferio norte, es poco probable que esto suponga un problema, incluso con las dosis suplementarias más altas; sin embargo, yo aconsejo un máximo de 75 mcg (3000 UI) durante el otoño y el invierno, a menos que el nivel en sangre supere los 75 nmol/l. Si vivís en el hemisferio norte, tenéis la piel oscura y rara vez os exponéis al sol, necesitaréis niveles más altos para mantener un estado saludable de vitamina D. Algunas personas toman 125 mcg (5000 UI) en invierno sin que esto les suponga un problema.

Existe cierta preocupación, aunque no todo el mundo está de acuerdo, sobre las dosis altas de ácido fólico en personas con células precancerosas, especialmente en el colon, indicadas por pólipos. La razón de esta precaución es que, aunque el ácido fólico evita que las células sanas se conviertan en cancerosas, existen pruebas de que las dosis altas favorecen el crecimiento de células precancerosas hasta convertirse en cancerosas. Aún no se sabe si esto ocurre cuando se complementa una combinación de nutrientes que reducen la homocisteína. Dado que los niveles elevados de homocisteína también aumentan el riesgo de cáncer, es difícil saber si el beneficio de complementar dichos nutrientes para reducir los niveles elevados de homocisteína es mayor que el posible riesgo de que una dosis elevada de ácido fólico aumente el riesgo de cáncer en personas con células precancerosas en el colon.

Estas son las únicas precauciones que conozco. Huelga decir que incluso estas precauciones resultan insignificantes frente a los riesgos de no hacer nada o de tomar los medicamentos habituales.

Elaborad vuestro propio programa de suplementos para el cerebro

La pregunta es la siguiente: ¿cómo reunir todos estos elementos en un programa personal de suplementos diarios? Existen suplementos recomendados para todos (véase más abajo), así como varios «complementos» para quienes necesiten ayuda con la memoria, el estado de ánimo, el sueño o los niveles de estrés y ansiedad.

Recomendado para todos

- 2 × comprimidos de multivitaminas y minerales de alta potencia, uno con el desayuno y otro a la hora de comer. (Nota: La mayoría de los multivitamínicos de alta potencia se toman en dos dosis; seguid las instrucciones del envase. Queréis uno que os aporte al menos 150 mg de magnesio).
- 2 × vitamina C 900 mg, idealmente con zinc adicional, tomados uno con el desayuno y otro a la hora de comer. Dado que vuestro multivitamínico os proporcionará algunos, el objetivo aquí, junto con la dieta, es alcanzar los 2000 mg al día. Si sois más jóvenes, 1000 mg pueden ser suficientes.
- 2 × omega-3 y omega-6 esenciales: dosis de 500 mg de omega-3 (EPA + DPA + DHA; 50 mg de GLA), tomadas con el desayuno y al mediodía. A juzgar por investigaciones recientes, puede ser aconsejable duplicar o cuadruplicar la cantidad de omega-3 añadiendo un suplemento de DHA de alta potencia, que es lo que yo hago.
- 1 × «fórmula antioxidante» (con resveratrol, ácido lipoico, glutatión y CoQ10), tomada con la comida o la cena. Esto es muy importante para las personas mayores de 50 años y las que hacen mucho ejercicio, lo que aumenta la necesidad de antioxidantes.
- 1 × «fórmula para el cerebro» con vitaminas del grupo B y fosfolípidos adicionales, tomada con el desayuno. También podéis aumentar vuestra ingesta de fosfatidilcolina tomando dos cápsulas de lecitina de 1200 mg o una cucharada de postre de

gránulos de lecitina. Esto es especialmente importante para los veganos y los que no comen huevos.

Lo anterior es lo que tomo diariamente a mis 65 años.

Complementos opcionales

- *Vitamina D:* si vivís en el hemisferio norte o tenéis una masa ósea disminuida, dependiendo de vuestro nivel de vitamina D en sangre (idealmente, debería estar entre 75 nmol/l y 125 nmol/l), sería conveniente que tomarais una cápsula de 75 mcg (3000 UI) de vitamina D_3 durante los meses de otoño e invierno. Podéis tomar siete veces esta cantidad una vez a la semana. Es tan bueno como la suplementación diaria.

- *Vitaminas del grupo B y suplementos para reducir la homocisteína:* si sufrís de cualquier problema de memoria o riesgo cardiovascular, consultad a vuestro médico y comprobad vuestro nivel de homocisteína. Si vuestro nivel de homocisteína está elevado (por encima de 7, 10 o 15), deberéis tomar la cantidad apropiada de nutrientes para reducir la homocisteína (véase la página 160). A continuación, añadid el número adecuado de complejos de nutrientes reductores de la homocisteína. Si deseáis maximizar la recuperación cerebral tras un ictus o una lesión cerebral, puede que también queráis duplicar el consumo de una fórmula inocua para el cerebro que contenga fosfolípidos y una fórmula antioxidante.

- *Suplementos para mejorar el estado de ánimo:* si tenéis problemas con vuestro estado de ánimo, aumentad la dosis de omega-3 EPA y de cromo hasta el máximo indicado en la tabla anterior. Para ello, deberéis tomar un suplemento de aceite de pescado rico en EPA y otro suplemento que contenga cromo. Algunos suplementos proporcionan combinaciones de vitamina D, zinc, magnesio y cromo, además de los aminoácidos 5-HTP y tirosina, que es un gran todoterreno. Si padecéis una depresión atípica, quizá os convenga probar una dosis más alta de cromo, concretamente 600 μg. La mayoría de los suplementos de cromo proporcionan 200 mcg, por lo que será necesario tomar tres suplementos, dos por la mañana y uno con la comida.

- *Suplementos para combatir la ansiedad y el estrés:* GABA, taurina, glutamina, B$_6$, magnesio, 5-HTP, valeriana, lúpulo y pasiflora. Si os sentís agotados, las hierbas adaptógenas reishi, rhodiola, *ashwagandha*, ginseng americano y chino, y ginseng siberiano también pueden ayudar, junto con el aminoácido tirosina. A menudo se suministran en fórmulas combinadas (véase la sección «Recursos»), aunque la rhodiola (200 mg dos veces al día) y la *ashwagandha* (120 mg dos veces al día) deben suministrarse individualmente, ya que están clasificadas como hierbas medicinales (véase el capítulo 18 para más detalles).

- *Ayuda para dormir:* si tenéis dificultades para dormir, tomad 5-HTP (100 mg) (o melatonina, 3 mg), GABA (1000 mg) y magnesio (200 mg) una hora antes de acostaros. Algunas fórmulas para dormir contienen combinaciones de estos elementos o sus precursores: la taurina y la glutamina. El lúpulo y la pasiflora también son eficaces. Como alternativa, podéis probar la valeriana, que es más soporífera y, al estar clasificada como hierba medicinal, se suministra por separado (para más detalles, véase el capítulo 19).

Cómo convertirse en un ciudadano interesado en y respetuoso con el cerebro

¿Alguna vez habéis tenido la sensación de que el sistema sanitario, tal y como lo conocemos, no funciona y de que es poco probable que recibáis la ayuda que necesitáis cuando la necesitáis? El antiguo modelo de realizar ensayos controlados aleatorizados para comprobar el efecto de un factor frente a un grupo de control o placebo no puede explicar lo que ocurre en la vida real. En cualquier caso, estos estudios seleccionan a personas concretas de edades y circunstancias específicas, por lo que la única forma de saber si el resultado de la investigación sería efectivo en la vida real sería extenderlo a la población general.

De todos modos, si todas las investigaciones que he compartido con vosotros fueran respaldadas por nuestras autoridades sanitarias y recomendadas para su uso en nuestros sistemas de salud, el reto crítico sería entonces cómo motivar a la gente para que hiciera estos cambios en la dieta y el estilo de vida. Eso es lo que estamos haciendo ahora.

En los cuarenta años que llevo en el sector sanitario, he visto muy pocos de estos descubrimientos fundamentales en materia de prevención ponerse en práctica, a pesar de sus evidentes beneficios.

He conocido a muchos científicos brillantes y comprometidos con la causa que se sienten amargamente decepcionados por el hecho de que los resultados de sus investigaciones, que podrían haber salvado muchas vidas, no hayan tenido prácticamente ningún efecto porque las autoridades sanitarias no han hecho lo correcto.

Apostolos Tsiachristas, catedrático asociado de Economía de la Salud de la Universidad de Oxford, calculó el ahorro que se conseguiría si los médicos se limitaran a analizar la homocisteína en personas mayores de 60 años y a recetar vitaminas B baratas.

«Se prevé que supondrá un gran ahorro para la economía británica, de unos 60 millones de libras al año», afirmó.

También se estimó que fomentaría una longevidad saludable, añadiendo 14 años a la esperanza de vida[31].

Sin embargo, el descubrimiento de este sencillo y barato paso de prevención se realizó en 2010 y aún no se ha producido ningún cambio. Los médicos no analizan la homocisteína ni pueden recetar vitaminas del grupo B. ¿Cuántas miles de personas se habrían salvado del terrible destino de la demencia si nuestras autoridades sanitarias hubieran atendido a este sencillo y barato enfoque preventivo? Calculamos que esta estrategia preventiva podría reducir fácilmente a la mitad el número de personas que desarrollan demencia. Las últimas investigaciones llevadas a cabo por un equipo de referencia mundial, en el que se encuentran dos miembros de nuestro Consejo Científico, estiman que «se podrían prevenir entre el 47 y el 73 % de los casos de demencia»[32]. Esto significaría que cada año, solo en el Reino Unido, se diagnosticarían menos de 100.000 casos de demencia. Si se ignora la prevención durante otra década, el sistema sanitario tal y como lo conocemos colapsará.

Otro camino apuesta por poner al individuo en el centro. Muchas personas y organizaciones están trabajando para crear un nuevo sistema sanitario que trabaje directamente con las personas y se base en lo que realmente impulsa la enfermedad. Tiene que basarse en la prevención y, como habréis visto en el capítulo 7, todas las principales enfermedades a las que nos enfrentamos en el siglo XXI se deben en gran medida a los mismos factores que conducen al deterioro cognitivo. Por lo tanto, la cuestión fundamental es averiguar qué combinación de cambios en la dieta y el estilo de vida es la más eficaz para la prevención e impulsar a millones de personas a realizar esos cambios. Este libro forma parte de este movimiento.

Ahora bien, ¿cómo podéis participar? El primer paso es convertirse en un científico ciudadano, que es lo que ocurre cuando os dais de alta en el sitio de Food for the Brain y hacéis la prueba de función cognitiva. Al convertiros en usuarios de COGNITION, pasaréis a formar parte de un grupo de personas con ideas afines comprometidas a educaros y tomar las riendas de vuestra propia salud, con orientación y apoyo.

Entre bastidores, con cerca de medio millón de personas que ya han realizado la prueba de función cognitiva, estamos haciendo un seguimiento anónimo de los cambios individuales y su impacto en la cognición. Incluso las personas que no modifican sus hábitos son importantes. Son, por así decirlo, parte del grupo de control.

De este modo, podemos averiguar qué cambios marcan la mayor diferencia. La cuestión ahora es cómo podemos ser cada vez más eficaces a la hora de animar a la gente a hacer estos cambios. Para ello, nos hemos asociado con un destacado grupo de expertos en cambio de comportamiento en salud digital, encabezado por la Dra. Kristina Curtis, para mejorar continuamente nuestras comunicaciones motivacionales y educativas con el único objetivo de reducir el riesgo de deterioro cognitivo, aunque los «efectos secundarios» reducirán sin duda la tasa de muchas otras enfermedades, desde el cáncer hasta la diabetes. Nuestra investigación está dirigida por el profesor adjunto Tommy Wood, de la Universidad de Washington, y colaboramos con otras organizaciones benéficas comprometidas con la prevención. Cada una de ellas recopila información esencial (anónima) y fomenta medidas positivas de prevención. En conjunto, dispondremos de datos reales de más de un millón de personas que hacen lo que pueden para cuidar su salud.

Una de ellas es el GrassrootsHealth Nutrient Research Institute (www.grassrootshealth.net). Su proyecto Vitamin D*action, que comenzó en 2007, ha rastreado datos de casi 20.000 personas de todo el mundo, midiendo aspectos de la salud, la ingesta de vitamina D y su nivel en sangre. Desde entonces, el proyecto se ha ampliado para incluir datos adicionales, mediciones y un seguimiento de los niveles de omega-3, inflamación, azúcar en sangre, etc.

En Food for the Brain también os animamos a realizaros las pruebas de la vitamina D y los niveles de omega-3, HbA1c y homocisteína, para llevar un seguimiento de la evolución de la biología de vuestro cuerpo. Al combinar fuerzas con otras organizaciones benéficas, como Grassroots, y hacer un seguimiento de los cambios en la función cognitiva de las personas a lo largo del tiempo, podemos, por ejemplo, averiguar qué nivel de vitamina D implica el menor riesgo y reescribir así los libros sobre lo que significa realmente un nivel «óptimo» de vitamina D.

También estamos trabajando con cientos, esperamos que pronto miles, de médicos que animan a sus pacientes a someterse a la prueba de función cognitiva.

Al completar nuestra prueba de función cognitiva y realizar los cambios pertinentes, nos ayudáis, junto con miles de personas más, a investigar, publicar y compartir de nuevo con vosotros, con el fin de descubrir qué funciona realmente para prevenir el deterioro cognitivo y animar a la gente a tomar las riendas de su propia salud, haciendo las modificaciones necesarias para mejorar su bienestar, tanto mental como físico, y prevenir futuras enfermedades.

Esperamos que, para finales de 2025, en colaboración con otras organizaciones benéficas, alrededor de un millón de personas participen como científicos ciudadanos, se sometan a la prueba cada seis meses y sigan el programa COGNITION, que realiza un seguimiento de dichos cambios y de su repercusión en la salud.

Ni nosotros ni las organizaciones con las que trabajamos tenemos ánimo de lucro. Somos organizaciones benéficas que destinamos todos los fondos que recaudamos, procedentes de personas como vosotros, a investigar, mejorar el impacto educativo y llegar a más personas. No tenemos intereses ocultos. Nos financias vosotros, los ciudadanos, y trabajamos en vuestro beneficio.

Todo lo que tenéis que hacer para convertiros en científicos ciudadanos es completar la prueba de función cognitiva. Si deseáis apoyar la iniciativa uniéndoos a Food for the Brain y participando en el viaje de optimización cerebral de COGNITION, ¡gracias! Si seguís nuestros consejos de salud y realizáis la prueba de forma periódica (al menos una vez al año e idealmente cada seis meses), podremos averiguar qué les ocurre a las personas preocupadas por su salud, como vosotros, cuando deciden dar los pasos necesarios para mejorar su cerebro.

Con alegría espero que vayáis un paso más allá y animéis a todos vuestros amigos, familiares y socios, especialmente a los mayores de 40 años, a realizar la prueba en foodforthebrain.org y apoyar esta iniciativa de ciencia ciudadana.

Mi mentor, el Dr. Linus Pauling, galardonado con dos Premios Nobel y cuya foto aparece en la placa de la siguiente página, era un «verdadero genio», según Albert Einstein. Tenía 48 doctorados. Descubrió que la vitamina C, en la dosis adecuada, era extraordinariamente eficaz contra las enfermedades víricas, el cáncer y las cardiopatías. Junto con el Dr. Abram Hoffer, definió un nuevo paradigma de la medicina llamado medicina ortomolecular, que yo llamo nutrición óptima. Ya en los años ochenta dijo: «La nutrición óptima es el futuro de la medicina. Hemos esperado demasiado». Sabía que estábamos cavando nuestra tumba con un cuchillo y un tenedor y que el descubrimiento de la enorme importancia de vitaminas como la C, las del grupo B y también las grasas esenciales omega-3 respaldaba la idea de que la nutrición óptima, basada en una buena dieta y un estilo de vida saludable, era el único camino viable en medicina.

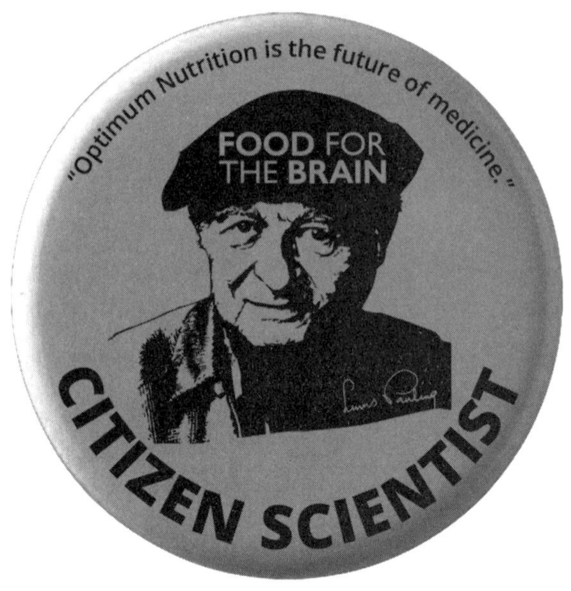

Fig. 33. Ciencia ciudadana.

Y sigue siéndolo. Este libro está dedicado al Dr. Abram Hoffer, que fue el primero en relacionar las vitaminas B con las enfermedades mentales, y al profesor David Smith, cuyas investigaciones revolucionarias sobre la homocisteína y las vitaminas B para prevenir el alzhéimer bien merecen un Premio Nobel, pero han sido ignoradas trágicamente, igual que los descubrimientos de Linus Pauling. Pero nosotros no tenemos por qué seguir haciéndolo. Todos podemos beneficiarnos de la investigación comprometida de estos pioneros humanitarios.

Espero que al leer este libro hayáis comprobado que la salud de vuestro cerebro está en vuestras manos y que la única persona que puede mejorarla sois vosotros.

Os deseo prosperidad y felicidad,
Patrick Holford

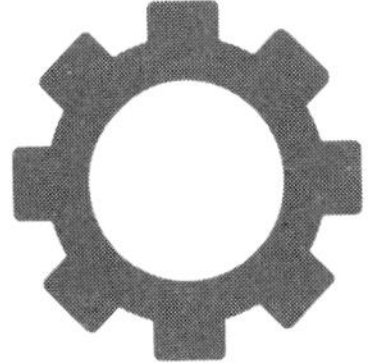

Lecturas recomendadas

Dale Bredesen, *The End of Alzheimer's Program: The practical plan to prevent and reverse cognitive decline at any age* (*El programa contra el alzhéimer: Un plan práctico para prevenir y revertir el deterioro cognitivo a cualquier edad*), Vermilion, 2020.

Malcolm Carruthers, *Testosterone Resistance: Fighting for the men's health hormone* (*Resistencia a la testosterona: La lucha por la hormona de la salud masculina*), XLIBRIS, 2016.

Doc Childre, *La solución HeartMath. El corazón inteligente*, Obelisco, 2022.

Michael A. Crawford y David E. Marsh, *The Shrinking Brain and the Global Mental Health Crisis: Two problems, one solution* (*El encogimiento del cerebro y la crisis mundial de salud mental: Dos problemas, una solución*), Authoritize, 2023.

Ivan Crow, *The Quest for Food: Its role in human evolution and migration* (*La búsqueda de alimentos: Su papel en la evolución humana y las migraciones*), Tempus, 2000.

Georgia Ede, *Cambia tu dieta, cuida tu mente*, Ediciones Urano, 2025.

Johann Hari, *Conexiones perdidas: Causas reales y soluciones inesperadas para la depresión*, Capitán Swing, 2019.

Abram Hoffer, *The Vitamin Cure for Alcoholism: How to protect against and fight alcoholism using nutrition and supplementation* (*La cura vitamínica para el alcoholismo: Cómo protegerse y combatir el alcoholismo mediante la nutrición y los suplementos*), Basic Health Publications, 2009.

Martyn Hooper, *Pernicious Anaemia: The forgotten disease* (*Anemia perniciosa: La enfermedad olvidada*), Hammersmith Health Books, 2012.

Sally Kempton, *El placer de meditar*, Sirio, 2013.

Malcolm Kendrick, *The Cholesterol Con: The truth about what really causes heart disease and how to avoid it* (*El fraude del colesterol: La verdad acerca de las cardiopatías y cómo evitarlas*), John Blake Publishing, 2008.

—*The Clot Thickens: The enduring mystery of heart disease* (*El coágulo se espesa: El persistente misterio de las cardiopatías*), Columbus Publishing, 2021.

Geoffrey y Lucille Leader, *Parkinson's Disease: Reducing symptoms with nutrition and drugs* (*La enfermedad de Parkinson: Reducir los síntomas con dieta y fármacos*), Denor Press, 2017.

Robert Lustig, *Fat Chance: Beating the odds against sugar, processed food, obesity, and disease* (*El azar de la grasa: Vencer al azúcar, los alimentos procesados, la obesidad y las enfermedades*), Hudson Street Press, 2012.

—*Hacking the American Mind: The science behind the corporate take-over of our bodies and brains* (*Hackeando la mente americana: La ciencia detrás del control corporativo de nuestros cuerpos y cerebros*), Avery Publishing Group, 2017.

—*Metabolical: The lure and the lies of processed food, nutrition and modern medicine* (*Metabolismo: El señuelo y las mentiras de la comida procesada, la nutrición y la medicina moderna*), Yellow Kite, 2021.

Patrick McKeown, *Anxiety Free: Stop worrying and quieten your mind, featuring the Buteyko breathing method and mindfulness* (*Libres de ansiedad: Cómo dejar de preocuparse y tranquilizar la mente, con el método de respiración Buteyko y la atención plena*), Buteyko Books, 2010.

Chris Palmer, *Energía cerebral*, Gaia Ediciones, 2023.

David Perlmutter, *Baja el ácido*, Grijalbo, 2022.

Candace Pert, *Molecules of Emotion: Why you feel the way you feel* (*Las moléculas de la emoción: Por qué sentimos lo que sentimos*), Pocket Books, 1999.

Peter Rhys-Evans, *The Waterside Ape: An alternative account of human evolution* (*El simio de la ribera: Un relato alternativo de la evolución humana*), CRC Press, 2019.

Alex Richardson, *They Are What You Feed Them: How food affects your child's behaviour, mood and learning* (*Son lo que les dáis de comer: Cómo afecta la alimentación al comportamiento, el estado de ánimo y el aprendizaje de los niños*), Thorsons, 2010.

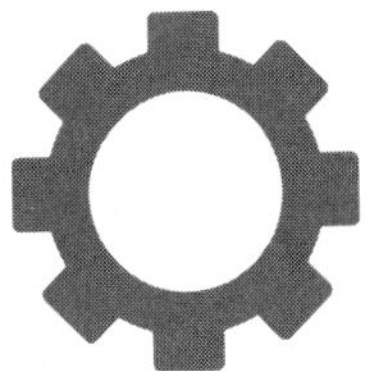

Recursos

Recursos educativos y sanitarios

Chequeo médico (gratuito)
Podéis haceros vuestra propia evaluación personal de salud y nutrición en línea utilizando el chequeo de salud gratuito de Patrick Holford. Con él obtendréis una evaluación personalizada de vuestro estado de salud actual y de lo que más necesitáis cambiar, incluidos un control metabólico para evaluar vuestro riesgo de síndrome metabólico y un chequeo de bioenvejecimiento.

Visitad patrickholford.com y conseguid vuestro chequeo médico gratuito.

Holford Health Club
Cuando os hagáis socios del Holford Health Club, recibiréis un informe de salud de 40 páginas tras completar el chequeo de salud y tendréis acceso ilimitado para atender y apoyar vuestras necesidades a medida que vuestra salud mejore. También podréis elegir un libro gratuito de Patrick Holford de entre seis títulos disponibles, así como informes periódicos de salud y acceso instantáneo a todos los informes anteriores sobre temas de salud importantes; también obtendréis respuestas a vuestras preguntas personales sobre salud por parte de Patrick Holford en el grupo de Facebook para miembros del Holford Health Club. Asimismo, disfrutaréis de un 20 %

de descuento en la mayoría de los seminarios, webinarios y eventos, y de hasta un 30% de descuento en todos los libros y suplementos de HOLFORDirect.com.

Alianza para la Salud Natural Internacional

La Alianza para la Salud Natural Internacional (ANH, por su sigla en inglés) es una organización sin ánimo de lucro fundada en 2002 cuyo objetivo es salvaguardar y promover enfoques naturales y sostenibles para regenerar y gestionar la salud humana en todo el mundo. Su trabajo se centra en apoyar enfoques de la salud y el autocuidado que funcionan en armonía con la naturaleza, y no en contra de ella, utilizando las herramientas de la «buena ciencia» y la «buena ley». A través de campañas, acciones, proyectos de investigación y educación, han inspirado y ayudado a miles de personas, incluidos médicos y otros profesionales de la salud natural, a practicar, acceder o adoptar enfoques naturales, diversos y sostenibles, con el debido respeto a nuestro planeta y sus recursos naturales, de los que dependemos.

Su sitio web, anhinternational.org, cuenta con un amplio repositorio de información útil.

Merece la pena unirse a ellos y apoyarlos. Correo electrónico: info@anhiinternational.org.

Centro Brain Bio

El Centro Brain Bio pone en contacto a profesionales que utilizan el enfoque de este libro. Este centro representa a un colectivo de especialistas en nutrición y salud mental que trabajan con personas de todas las edades y con problemas de comportamiento y salud mental de todo tipo. Nuestros nutricionistas y psiquiatras titulados tienen experiencia en este campo y ofrecen recomendaciones personalizadas sobre nutrición y estilo de vida adaptadas a vuestras necesidades específicas de salud mental.

Por favor, visitad foodforthebrain.org/the-brain-bio-centre/.

Asociación Británica de Nutrición y Medicina del Estilo de Vida

La Asociación Británica de Nutrición y Medicina del Estilo de Vida (BANT, por su sigla en inglés) es el registro oficial de terapeutas nutricionales cualificados del Reino Unido. Podéis buscar un terapeuta por zona y ver sus especialidades, por si necesitáis ayuda con algún problema de salud.

Visitad bant.org.uk.

Respiración Buteyko

Para más información sobre esta práctica respiratoria, visitad www.buteykobreathing.org. También hay varios libros sobre Buteyko, como *Anxiety Free: Stop worrying and quieten your mind, featuring the Buteyko breathing method and mindfulness* ('Libres de ansiedad: Cómo dejar de preocuparse y tranquilizar la mente, con el método de respiración Buteyko y la atención plena'), de Patrick McKeown.

COGNITION®

COGNITION es el programa personalizado e interactivo de optimización cerebral de Food for the Brain para ayudar a todo el mundo a poner a prueba su dieta y estilo de vida con el objetivo de prevenir la demencia, basándose en las recomendaciones de nuestro experto Consejo Científico Asesor. Allí os guiarán paso a paso y obtendréis apoyo interactivo para reducir vuestro índice de riesgo de demencia hasta acercarse a cero, siendo nuestro objetivo situaros por debajo del 10% (en verde) en un plazo de seis meses. ¿Cómo? Empezaréis a recibir instrucciones prácticas, ejercicios sencillos y estímulos, así como recordatorios para realizar cambios graduales en vuestra dieta y estilo de vida, con «compromisos» de apoyo, incluido el acceso a aplicaciones gratuitas y a un foro en línea en el que podréis interactuar con otros usuarios, aprender de ellos y compartir lo que a vosotros os funciona. Por si fuera poco, tendréis a vuestra disposición una biblioteca de recursos para mejorar vuestra salud y podréis elegir recibir recordatorios por correo electrónico o WhatsApp. Asimismo, podréis uniros a nuestro grupo de Facebook y asistir a sesiones de Zoom que os ayudarán a alcanzar vuestros objetivos.

El panel COGNITION os permitirá saber exactamente cómo os va a medida que avanzáis hacia vuestro objetivo de mejorar vuestra dieta y estilo de vida.

Visitad foodforthebrain.org y realizad primero la prueba de función cognitiva para acceder a COGNITION.

COGNITION para niños y adolescentes inteligentes

Este es el programa personalizado e interactivo de Food for the Brain para que los padres evalúen y guíen los hábitos de sus hijos para obtener una salud mental, una felicidad y un equilibrio emocional óptimos. A partir de los 12 años, el «adolescente» puede completar una evaluación y recibir una orientación personalizada.

Consultad foodforthebrain.org/smartkids.

Prueba de función cognitiva

La prueba de función cognitiva es la primera versión digital gratuita y validada de lo que se mide en las clínicas de memoria, probada y recomendada por alrededor de medio millón de personas. Tarda unos 15 minutos en completarse y debe hacerse sin interrupciones y en una pantalla no más pequeña que una tableta o un ordenador, no en un teléfono. A continuación, un cuestionario sobre vuestra alimentación, estilo de vida e historial médico evalúa vuestro índice de riesgo de demencia y os permite saber exactamente qué factores determinan vuestro riesgo futuro.

Visitad foodforthebrain.org.

Técnica de liberación emocional

La EFT, por su sigla en inglés, es una herramienta psicológica y terapéutica que consiste en golpear los meridianos energéticos del cuerpo con afirmaciones positivas para eliminar bloqueos emocionales e incorporar nuevos comportamientos positivos. Parece una locura, pero puede ser sorprendentemente eficaz.

Visitad www.emofree.com para más información.

No existe un organismo central de practicantes de EFT, pero podéis encontrar a algunos de ellos en eftregister.com y en aamet.org.

Desensibilización y reprocesamiento por movimientos oculares

La técnica EMDR, por su sigla en inglés, fue desarrollada por una psicóloga clínica estadounidense llamada Dra. Francine Shapiro en la década de 1980. Es una terapia muy estudiada en la actualidad para tratar traumas psicológicos.

Visitad emdrassociation.org.uk para obtener más información.

Fundación Food for the Brain

La fundación Food for the Brain es una organización benéfica y educativa sin ánimo de lucro, fundada por Patrick Holford, cuyo objetivo es sensibilizar a la sociedad sobre la relación entre el aprendizaje, el comportamiento, la salud mental y la nutrición, y educar a niños, padres, profesores, escuelas, el público en general, la industria de la gastronomía, los profesionales de la salud y los Gobiernos. El sitio web ofrece una prueba gratuita de función cognitiva que dura 15 minutos. En función de la puntuación obtenida, sabréis qué hacer para mejorar vuestra memoria. La organización benéfica y su labor de prevención de la demencia se financian gracias a los amigos de la organización (50 libras al año o 5 libras al mes). Como amigos, podréis acceder a todos los contenidos educativos y recibir actualizaciones periódicas.

Para más información, dirigíos a foodforthebrain.org.

GrassrootsHealth

GrassrootsHealth es una organización de investigación en salud pública sin ánimo de lucro fundada en 2007 que busca promover una mejor salud en todo el mundo a través de la investigación, la educación y la defensa, con un enfoque especial en torno al papel de la vitamina D. Mediante la educación nutricional basada en la evidencia, los recursos y su enfoque de ciencia ciudadana, GrassrootsHealth capacita a las personas para tomar decisiones informadas sobre su salud y a los profesionales sanitarios para trasladar la investigación a la práctica.

Con un grupo de 48 investigadores de alto nivel y de todo el mundo que contribuyen a sus operaciones, GrassrootsHealth ha llevado a cabo el mayor estudio de intervención en salud pública de la historia —el ensayo de campo D*action— para resolver la carencia de vitamina D que amenaza con convertirse en una pandemia. Para participar solo hace falta medir los propios niveles de vitamina D (y otros nutrientes) desde casa, rellenar encuestas de salud que incluyen datos sobre la suplementación, calcular cuánta suplementación podría ser necesaria para alcanzar un nivel objetivo de nutrientes y volver a hacer pruebas para determinar si se ha alcanzado el nivel objetivo.

Más información en grassrootshealth.net o daction.org.

Instituto de Medicina Funcional

Como principal portavoz de la medicina funcional desde hace más de treinta años, el IFM (por su sigla en inglés) promueve la transformación de la asistencia sanitaria para pacientes y profesionales de todo el mundo. Apoya la práctica segura y competente de la medicina funcional a través de programas de educación y certificación de alta calidad, asociaciones entre disciplinas médicas y la defensa de los médicos y pacientes de medicina funcional en todo el mundo. El IFM es una organización sin ánimo de lucro 501(c)(3) y la única organización que ofrece certificación en medicina funcional junto con programas educativos directamente acreditados por el Consejo de Acreditación para la Educación Médica Continua (ACCME, por su sigla en inglés), en línea con los principios de este libro.

Para más información o para encontrar un profesional de la medicina funcional, visitad ifm.org.

Instituto de Nutrición Óptima

El Instituto de Nutrición Óptima (ION, por su sigla en inglés), fundado por Patrick Holford, ofrece titulaciones a tiempo completo y parcial en terapia nutricional para quienes se inician en el mundo de la nutrición. Para médicos, profesionales sanitarios y de la medicina complementaria y alternativa, ION ofrece un diploma de postgrado en Nutrición Funcional Integrativa. Los cursos están homologados por respetadas universidades. Además, el instituto ofrece una serie de cursos de formación continua y cursos cortos con validación.

Visitad ion.ac.uk o dirigíos a Ambassador House, Paradise Rd, Richmond, TW9 1SQ, Reino Unido, tel.: +44 (0)20 8614 7800.

Sociedad Internacional de Medicina Ortomolecular

El objetivo de la Sociedad Internacional de Medicina Ortomolecular (ISOM, por su sigla en inglés) es aumentar la concienciación y promover el avance de la medicina ortomolecular en todo el mundo mediante la creación de programas educativos y eventos para profesionales y el público en general; la conservación y el suministro de información y recursos relacionados con la medicina ortomolecular; y la unión de grupos y organizaciones ortomoleculares existentes y futuros. Es una organización benéfica registrada con sede en Canadá.

Para más información, entrad en isom.ca.

Abstinencia de drogas psiquiátricas

Si buscáis ayuda para dejar la medicación psiquiátrica, podéis visitar leap4pdd.org/resources-for-individuals/. Allí encontraréis recursos e información acerca de la dependencia y la abstinencia de los medicamentos recetados. Aunque esta lista no es exhaustiva, ha sido elaborada por personas con experiencia personal o profesional en el ámbito de la drogodependencia.

También puede resultaros útil este sitio web, iipdw.org/, y mi pódcast «Are you hooked on anti-depressants?» (¿Sois adictos a los antidepresivos?), en patrickholford.podbean.com/e/are-you-hooked-on-anti-depressants/.

Psychiatry Redefined

Dirigida por el reconocido psiquiatra James Greenblatt, Psychiatry Redefined ofrece la formación científica, práctica, cómoda y rentable más completa disponible en psiquiatría integrativa y funcional. Sus cursos en línea, dirigidos por médicos de renombre; el programa de becas; los programas intensivos, y los seminarios y conferencias os ayudarán a abordar y entender las causas fundamentales de las enfermedades mentales, proporcionando a vuestros pacientes una mayor probabilidad de recuperación y bienestar duraderos.

Más información en psychiatryredefined.org.

Instituto Qigong

El Instituto Qigong tiene una lista de profesores, además de mucha información y detalles sobre investigaciones.

Visitad qigonginstitute.org.

Fundación T'ai Chi

Contiene información sobre la oferta de este arte marcial en Norteamérica, el Reino Unido y Europa. Visitad taichifoundation.org.

Union T'ai Chi

La *Union T'ai Chi* ofrece una lista de muchos instructores del Reino Unido en su sitio web: taichiunion.com.

Alimentos y otros productos y servicios

Recetas para el cerebro
Upgrade Your Brain CookApp

Cientos de recetas, completamente ajustadas a los principios de este libro, están disponibles en la aplicación de cocina Upgrade Your Brain, que respalda este libro. En cada receta se indica el nivel de CG, antioxidantes, grasas cerebrales y vitaminas B, para que podáis elaborar menús saludables para el cerebro.

Disponible en foodforthebrain.org/uybcookapp.

Luces de espectro completo

Bloquear la luz azul

En blockbluelight.co.uk/collections/sleep-enhancing-lighting/products/full-spectrum-light-bulb se pueden adquirir bombillas de espectro completo, que se pueden utilizar en cualquier tipo de luminaria, como lámparas de mesa o angulares.

Medición de cetonas y glucosa

Medidor Keto-Mojo GKI (GK+ en Estados Unidos)

Esta herramienta de biorretroalimentación, ampliamente recomendada por los profesionales de la salud, mide la glucosa y las cetonas en sangre con un simple pinchazo en el dedo y permite a los usuarios descargar las lecturas mediante la aplicación gratuita MyMojo-Health. Los usuarios pueden hacer un gráfico con el seguimiento del progreso, ver tendencias y calcular el GKI (índice de glucosa-cetona), así como enviar datos directamente a su entrenador o profesional. La medición de los resultados de glucosa y cetonas mejora la adherencia y, por tanto, los resultados. Recibiréis un 10 % de descuento en los kits iniciales si utilizáis el código FFB10 al pagar. A cambio, Keto-Mojo dona una parte de los beneficios a Food for the Brain para contribuir a su investigación. Keto-Mojo está comprometido con el empoderamiento de las personas a las que ayuda proporcionándoles herramientas y recursos de gran eficacia para cambiar su estilo de vida. Más información en keto-mojo.com.

Ketoscan Lite

Este aparato mide las cetonas en el aliento. Podéis utilizarlo tantas veces como queráis. Tras 300 pruebas, el cartucho deberá reemplazarse. Cuesta 99,99 libras, pero, si utilizáis el código PH20, obtendréis 20 libras de descuento. Es el más fácil de usar y muestra los resultados en el propio dispositivo, por lo que no es necesario vincularlo a una aplicación en el teléfono u ordenador, aunque esto último sigue siendo posible para mantener un registro de las puntuaciones.

Otros productos y servicios

Progesterona bioidéntica

En algunos países se vende como crema de venta libre, pero en el Reino Unido solo se vende con receta médica como cápsula autorizada, Utrogestan, en una concentración fija. No obstante, la aplicación transdérmica presenta algunas ventajas, como la posible reducción de algunos de los efectos secundarios no deseados, y las cremas transdérmicas pueden ser prescritas por un médico y elaboradas por una farmacia especializada (véase más adelante «Specialist Pharmacy»).

Centro para la Salud Masculina

El Centro para la Salud Masculina ofrece asesoramiento experto, diagnóstico y tratamiento para hombres con síndrome de deficiencia de testosterona (T baja), disfunción eréctil (DE)/impotencia o problemas de salud y de próstata. Su equipo médico está especializado en andrología, urología y salud sexual en general. Con treinta años de experiencia, las clínicas de salud masculina del Centro en Londres han ayudado a miles de hombres a recuperar su bienestar y vitalidad, y a volver a tener una vida sexual plena.

Más información en centreformenshealth.co.uk.

CherryActive

CherryActive es un zumo de cereza deliciosamente sano y bajo en CG. Se vende en un formato muy concentrado, por lo que se recomienda mezclar una ración de 30 ml con 250 ml de agua. Cada botella de 946 ml contiene el zumo de más de 3000 cerezas, lo que equivale a la mitad de un árbol.

CherryActive también está disponible como snack de cerezas deshidratadas y en cápsulas. Está disponible en tiendas de dietética y en línea en holfordirect.com y active-edge.co.uk.

Aceite de oliva Drop of Life

Se trata de un aceite de oliva virgen extra saludable, procedente de una variedad de aceituna evolucionada de forma natural, con un nivel de polifenoles excepcionalmente alto y una acidez baja.

Disponible en holfordirect.com.

Get Up & Go with CarboSlow®

Se trata de un delicioso batido para el desayuno que combina alimentos integrales con vitaminas, minerales, grasas esenciales, proteínas y fibra glucomanana supersoluble (para más información, véase la página 365).

No es necesario tomar un multivitamínico y minerales si consumís este batido, ya que proporciona niveles óptimos de todas las vitaminas y minerales.

Disponible en holfordirect.com y en tiendas de dietética.

Clínica Marion Gluck

Una de las principales clínicas hormonales del Reino Unido, cuyos médicos prescriben hormonas bioidénticas, y su academia también forma a médicos sobre cómo prescribirlas.

Visitad mariongluckclinic.com.

HeartMath y el Inner Balance™ Coherence Plus

Este sensor de frecuencia cardíaca y la aplicación que lo acompaña son un enfoque innovador para mejorar el bienestar y el rendimiento a través de la monitorización de los ritmos cardíacos y la autorregulación de los pensamientos, los sentimientos y la fisiología. El sensor se sujeta a la oreja para monitorizar la variabilidad de la frecuencia cardíaca (VFC) y aprender a practicar las técnicas de coherencia de HeartMath para entrar en un estado de alta resiliencia al estrés.

Utilizad el código FFB10 para obtener un descuento del 10% al comprar en la tienda del Reino Unido (www.heartmath.co.uk) o en la de EE. UU. (www.heartmath.org). HeartMath colabora con Food for the Brain para contribuir a su investigación.

Pasaos por los sitios web mencionados para obtener recursos, información sobre eventos, formación, entrenadores HeartMath y otros productos.

Susannah Lawson

Susannah Lawson es instructora y practicante certificada de Heart-Math, y ofrece formación en grupo y *coaching* individual. También es terapeuta nutricional, kinesióloga y profesora de sanación energética sutil.

Podéis poneros en contacto con ella a través de mail@susannah-lawson.co.uk o visitar susannah-lawson.co.uk para más información.

Música Alpha de John Levine – Silence of Peace

Basada en el uso terapéutico secular de escalas y arreglos musicales específicos, la música de John Levine puede ayudaros a alcanzar un estado mental más relajado y tranquilo. *Silence of Peace* es excelente para favorecer un sueño reparador.

Para descargarla, visitad silenceofmusic.com/ y utilizad el código FFB. Aplicaremos vuestro descuento a una donación para la fundación Food for the Brain.

Specialist Pharmacy

Specialist Pharmacy elabora progesterona bioidéntica y otras hormonas en diversas formas de dosificación, incluidas cremas transdérmicas, mediante prescripción privada de un facultativo.

Para más información, visitad specialist-pharmacy.com.

Pruebas

Prueba de esfuerzo suprarrenal

Esta prueba mide los niveles de las hormonas del estrés cortisol y DHEA en la saliva en periodos a lo largo del día.

Genova Diagnostics, un laboratorio de referencia, ofrece una prueba de estrés suprarrenal. La prueba solo puede realizarse a través de un médico, terapeuta nutricional u otro profesional sanitario registrado.

Visitad gdx.net.

Prueba celíaca

Coeliac Screen

Un kit de pruebas caseras fiable que ofrece resultados inmediatos es Coeliac Screen, que puede adquirirse en la mayoría de las farmacias más importantes, incluidas Lloyds, Boots y Superdrug. Podéis adquirirlo en línea en diagnostics.co.uk/coeliacscreenorder.

DRIfT: Dementia Risk Index functional Test

Esta «prueba funcional del índice de riesgo de demencia» consiste en un análisis de sangre casero que se realiza mediante un pinchazo de alfiler e incluye cinco pruebas: homocisteína, para evaluar el estado de las vitaminas B; omega-3 y vitamina D, para evaluar la cantidad de grasa en el cerebro; HbA1c, para evaluar el control del azúcar en sangre; e índice de glutatión, para evaluar el estado antioxidante.

Está disponible en foodforthebrain.org/drift/.

Pruebas de intolerancia alimentaria

La intolerancia alimentaria puede analizarse a partir de una muestra de sangre con un kit de análisis casero.

YorkTest

Si vivís en el Reino Unido, dirigíos a yorktest.com e introducid el código de descuento FFB10 en la cesta para obtener un descuento del 10 %. Si vivís en EE. UU., id a yorktest.com/us e introducid FFB10US en la cesta para obtener vuestro descuento de 10 $.

YorkTest igualará dicho descuento con una donación a Food for the Brain para contribuir a sus investigaciones.

Pruebas genéticas

Los polimorfismos genéticos de los genes ApoE4 y MTHFR pueden analizarse mediante un frotis bucal.

Genova Diagnostics

Genova Diagnostics ofrece estas pruebas previa remisión de un profesional sanitario, como un terapeuta nutricional.

Visitad gdx.net. Disponible en EE. UU. y el Reino Unido.

Índice de glutatión (estado antioxidante)

El glutatión es el antioxidante más importante del organismo. Cuando está totalmente cargado, se denomina «reducido» y, cuando se ha gastado desarmando los oxidantes, se denomina «oxidado». El índice de glutatión calcula la proporción entre el glutatión reducido y el oxidado, lo que permite determinar con precisión vuestro potencial antioxidante. Es la mejor forma de comprobar si se consumen suficientes antioxidantes y polifenoles o si es necesario aumentar su ingesta o tomar suplementos.

Encargadlo en foodforthebrain.org/tests.

HbA1c (medida de la glucosa a largo plazo)

La hemoglobina A1c mide los niveles medios de azúcar en sangre de los últimos meses y representa mejor la salud de dichos niveles que una sola medición de glucosa, ya que los niveles de glucosa varían a lo largo del día. La HbA1c es el compuesto que se forma en la sangre cuando una molécula de hemoglobina de un glóbulo rojo se une a una molécula de glucosa; la molécula resultante también se conoce como hemoglobina glucosilada (glóbulos rojos recubiertos de azúcar o dañados).

Puede servir como indicador de intolerancia a la glucosa, incluso en ausencia de niveles anormales de glucosa en ayunas, lo que indica la necesidad de reducir la ingesta de azúcar, carbohidratos y alcohol.

Se considera que un nivel superior al 6,5 % (48 mmol/mol) es indicativo de diabetes. Por supuesto, vosotros querréis tener un nivel inferior al 5,4 % (36 mmol/mol).

Conseguidlo en foodforthebrain.org/tests.

Prueba de homocisteína

La homocisteína puede medirse a través de la consulta del médico de cabecera, pero pocos médicos lo hacen. Por encima de 11 mcmol/l se asocia con un encogimiento cerebral acelerado, mientras que 7 mcmol/l o menos es probablemente lo óptimo.

Los médicos pueden encargar las pruebas a laboratorios privados, como Genova (www.gdx.net). Foodforthebrain.org ofrece un kit de prueba casero que utiliza un pinchazo de sangre. Para más información, véase foodforthebrain.org/tests.

Prueba del intestino permeable

Esta prueba mide la concentración de zonulina, un marcador de la permeabilidad intestinal, en heces o suero.

Varios laboratorios, como Genova (gdx.net) y Viva Health Laboratories (vivahealthlabs.com), ofrecen esta prueba a través de un médico.

Análisis de minerales

Los niveles de minerales pueden medirse mediante un análisis mineral del tejido capilar.

Control de minerales

Para obtener una interpretación completa, podéis realizar esta prueba a través de un terapeuta nutricional o en Mineral Check.

Visitad www.mineralcheck.com o llamad al 01622 850 850.

Prueba de omega-3

Una prueba de omega-3 mide el EPA y el DHA, los dos ácidos grasos omega-3 más importantes, que se encuentran en los pescados grasos y otras fuentes marinas y que son esenciales para nuestra salud.

El índice de omega-3 mide la cantidad de EPA y DHA en las membranas de los glóbulos rojos (GR). El resultado se expresa como porcentaje del total de ácidos grasos de los glóbulos rojos y es un marcador estable y a largo plazo del estado de omega-3. Los expertos recomiendan un índice de al menos el 8 %.

Food for the Brain Kit de pruebas caseras

Podéis obtenerlo en foodforthebrain.org/tests. Cuando tengáis el resultado de vuestro índice de omega-3, os aconsejaremos qué tenéis que comer o qué suplementos necesitáis para superar la puntuación de 8 %.

Pedidlo en foodforthebrain.org/tests.

Serotonina plaquetaria y otros neurotransmisores

Los niveles de serotonina, acetilcolina, dopamina, adrenalina, noradrenalina y GABA en plaquetas, sangre y orina pueden medirse en Genova Diagnostics y en el Laboratorio Mundial de la Salud, previa remisión de un profesional sanitario, como un especialista en nutrición.

Genova Diagnostics

Genova Diagnostics realiza análisis de metabolitos de neurotransmisores en orina, previa derivación de un profesional sanitario. Visitad gdx.net.

World Health Laboratory

El Laboratorio Mundial de Salud se encuentra en Regulierenring 9, 3981 LA Bunnik, Países Bajos; worldhealthlaboratories.com; teléfono: +31 30 2871492.

Prueba de vitamina D

Una prueba de vitamina D mide la 25(OH)D3, la forma principal de vitamina D circulante en la sangre y la medida comúnmente aceptada del estado de la vitamina D. Los niveles circulantes de 25(OH)D3 reflejan tanto la producción endógena como la suplementación vitamínica. Los niveles óptimos son ciertamente superiores a 32 ng/mL (80 nmol/L) e idealmente superiores a 40 ng/mL (100 nmol/L).

Encargadlo en foodforthebrain.org/tests.

Suplementos

Patrick Holford ha formulado una gama de suplementos para favorecer una salud ideal, con especial atención a la salud cerebral. La columna vertebral de un programa de suplementos es un multivitamínico y mineral completo, con vitamina C adicional y grasas esenciales, tanto omega-3 como 6. Todo ello se incluye en el Pack Nutrición Óptima.

Si tenéis más de 50 años, la versión mejorada, el Pack 100% Salud, aporta antioxidantes adicionales, como el «AGE Antioxidant» (véase más abajo) y el «alimento para el cerebro», una fuente de fosfolípidos.

Fórmulas antioxidantes

Un buen complejo antioxidante completo debe aportar vitamina A (betacaroteno o retinol), vitaminas C y E, zinc, selenio, glutatión o cisteína, antocianidinas de extractos de bayas, ácido lipoico y coenzima Q10 (CoQ10).

Algunos ejemplos son el «AGE Antioxidant» de Holford, la «Antioxidant Formula» de Viridian y el «Advanced Antioxidant Nutrients» de Solgar.

Awake Food

Favorece el estado de alerta y la energía. Contiene vitaminas B clave, que contribuyen al metabolismo energético; tirosina, y tres formas de ginseng.

Disponible en holfordirect.com.

Brahmi

Contiene 300 mg de hoja de brahmi y está disponible en viridian-nutrition.com.

Pack de optimización Brain Food®

Proporciona una dosis diaria de los tres materiales de composición clave para las membranas de las células cerebrales. Incluye Connect, que es una vitamina B_{12} de alta potencia y otras vitaminas B que reducen la homocisteína; omega-3 de alta potencia, que contiene grasas esenciales en potentes proporciones (770 mg de EPA y 510 mg de DHA), y lecitina, que contiene una de las mejores fuentes naturales de fosfolípido fosfatidilcolina, necesario para la salud cerebral.

Disponible en holfordirect.com.

Aceite C8 - Ketofast®

Ketofast es una forma pura de aceite C8, el aceite MCT más eficaz. Cada cucharada proporciona 15 ml de C8 puro derivado del aceite de coco, sin aditivos. Tomad de 1 a 3 cucharadas soperas (45 ml como máximo). Cada botella de 450 ml proporciona 30 raciones de 15 ml, un suministro para un mes.

Chill Food

Chill Food es una mezcla que calma y ayuda a conciliar el sueño. Contiene magnesio, aminoácidos, teanina, 5-HTP y precursores del GABA (glutamina y taurina), así como lúpulo. Se debe tomar antes de acostarse. Para un cambio de rutina, es bueno tomar dos por la noche y luego dos Awake Food por la mañana siguiente.

Disponible en holfordirect.com.

Apoyo digestivo

Incluye probióticos, glutamina y enzimas digestivas. Cualquier enzima digestiva decente debe contener enzimas para digerir proteínas (proteasa), hidratos de carbono (amilasa) y grasas (lipasa). Algunas también contienen amiloglucosidasa, que digiere los glucósidos, presentes en ciertas legumbres y verduras conocidas por sus efectos flatulentos.

Probad Vegan Digestive Enzymes de Solgar o DigestPro de Holford, que contienen estas dos enzimas, probióticos y glutamina.

Algunas personas tienen niveles bajos de clorhidrato de betaína (ácido estomacal). Podéis suplementar esto por sí solo, y, si ayuda a la digestión, este podría vuestro su problema. En ese caso, consumid Betaine plus HCl de Biocare.

Get Up & Go with CarboSlow®

Se trata de un delicioso batido para el desayuno que combina alimentos integrales con vitaminas, minerales, grasas esenciales, proteínas y fibra glucomanana supersoluble (para más información, véase la página 365).

No es necesario tomar un multivitamínico y mineral si consumís este batido, ya que proporciona niveles óptimos de todas las vitaminas y minerales.

Disponible en holfordirect.com y en tiendas de dietética.

Suplementos de apoyo a la homocisteína

Deben incluir TMG, vitamina B_6, riboflavina (vitamina B_2), zinc, ácido fólico (idealmente como MTHF) y vitamina B_{12}, idealmente como metilcobalamina. Algunas opciones son Connect de Holford, Gold Specifics Homocysteine Modulators de Solgar, H Factors de Higher Nature, Methyl Factors de Cytoplan y Homocysteine Support Complex de Viridian.

Melena de león y reishi

Los concentrados orgánicos puros se venden como Mico-Leo y Mico-Rei.

Disponibles en hifasdaterra.com.

Mood Food

Favorece la sensación de bienestar. Contiene vitaminas del grupo B, L-tirosina y 5-HTP, TMG, zinc y cromo. Es de liberación lenta.

Disponible en holfordirect.com.

Omega-3

Las grasas omega-3 más importantes son el DHA y el EPA, y la fuente más rica es el aceite de hígado de bacalao. La grasa omega-6 más importante es el GLA, cuya fuente más rica es el aceite de borraja.

Recomiendo el Essential Omegas de Holford, que proporciona una mezcla altamente concentrada de EPA, DHA y GLA;

Mega-EPA de Biocare, un suplemento de aceite de pescado omega-3 de alta potencia, y Extra High Strength Cod Liver Oil de Seven Seas. Todos estos productos han demostrado sistemáticamente ser los más puros cuando se analizan en busca de residuos de PCB, presentes en casi todos los pescados. El aceite de hígado de bacalao también contiene vitamina A. El DHA Extra de Nordic Natural aporta 480 mg de DHA por cápsula. Minami proporciona una alta dosis de EPA (500 mg), un DHA vegano que aporta 2540 mg de DHA por cápsula y buenos suplementos para niños. El Brain Food Upgrade de Holford aporta 510 mg de DHA en dos cápsulas.

Fosfolípidos y fosfatidilcolina

También contienen B_{12}, B_3 y B_5 (ácido pantoténico), así como ácido fólico y fosfolípidos, tanto fosfatidilcolina como fosfatidilserina, para favorecer el funcionamiento saludable del cerebro. Contienen nutrientes específicos que contribuyen a la función psicológica y al rendimiento mental normal (véase holfordirect.com). Las cápsulas de lecitina también aportan fosfatidilcolina.

Vitamina D

Se presenta en dos formas: D_2, que procede de plantas, y D_3, que se extrae principalmente de la lanolina de la lana de oveja. La D_3 es más eficaz.

Muchas empresas venden productos con vitamina D. El Vegan D_3 de Holford, derivado del liquen, proporciona 3000 UI. Cytoplan tiene un producto vegano de D_3 derivado del liquen que proporciona 2500 UI. Viridian tiene una cápsula y gotas de 2000 UI. Esta es la cantidad que necesitáis para el invierno. Está disponible en www.biocare.co.uk y también en holfordirect.com. Healthaid tiene una gama de productos que llegan hasta los 20.000 UI para una recarga a corto plazo de las reservas de vitamina D con el fin de corregir deficiencias, disponibles en www.healthaid.co.uk.

Proveedores de suplementos

Entre los proveedores de suplementos de renombre en el Reino Unido figuran:

Biocare: biocare.es
Cytoplan: cytoplan.es
Higher Nature: highernature.co.uk
Holford: holfordirect.com
Solgar: solgar-vitamins.co.uk
Viridian: viridian-nutrition.com